Training sozialer Kompetenzen in der Gruppe

Hans Gunia
Simone Saurgnani

Training sozialer Kompetenzen in der Gruppe

Ein Praxisleitfaden

hogrefe

Dipl.-Psych. Hans Gunia, geb. 1956. 1979–1987 Studium der Psychologie in Darmstadt. 1988–2014 Anstellung als Klinischer Psychologe im PKH Riedstadt. Ebenfalls seit 1988 Niederlassung in eigener Praxis als Verhaltenstherapeut in Darmstadt. Lehrtherapeut und Supervisor in Verhaltenstherapie und Dialektisch Behavioraler Therapie (DBT), Mitbegründer des Darmstädter DBT-Netzwerkes und Vorstandsmitglied im Dachverband DBT. 1. Vorsitzender der deutsch-argentinischen Gesellschaft für Verhaltenstherapie.

Dipl.-Psych. Simone Saurgnani, geb. 1968. 1995–2000 Studium der Psychologie in Frankfurt am Main. 2001–2005 Weiterbildung am Ausbildungsprogramm der Universität Frankfurt. 2005–2014 Mitarbeit im Leitungsteam sowie als Diagnostikerin und Forschungstherapeutin an der Verhaltenstherapie-Ambulanz der Universität Frankfurt. Seit 2008 Niederlassung in eigener Praxis als Verhaltenstherapeutin in Darmstadt. Lehrtherapeutin und Supervisorin in Verhaltenstherapie, Gründungsmitglied der Arbeitsgemeinschaft Achtsamkeit Darmstadt.

Bibliografische Information der Deutschen Nationalbibliothek
Die Deutsche Nationalbibliothek verzeichnet diese Publikation in der Deutschen Nationalbibliografie; detaillierte bibliografische Daten sind im Internet über http://dnb.dnb.de abrufbar.

Hogrefe Verlag GmbH & Co. KG
Merkelstraße 3
37085 Göttingen
Deutschland
Tel. +49 551 999 50 0
Fax +49 551 999 50 111
info@hogrefe.de
www.hogrefe.de

Umschlagabbildung: © iStock.com by Getty Images / jacoblund
Satz: Sabine Rosenfeldt, Hogrefe Verlag GmbH & Co. KG, Göttingen
Druck: mediaprint solutions GmbH, Paderborn
Printed in Germany
Auf säurefreiem Papier gedruckt

1. Auflage 2023

(E-Book-ISBN [PDF] 978-3-8409-3007-2; E-Book-ISBN [EPUB] 978-3-8444-3007-3)
ISBN 978-3-8017-3007-9
https://doi.org/10.1026/03007-000

Inhaltsverzeichnis

Vorwort

Seit mehr als 30 Jahren sammeln wir Erfahrungen mit Gruppentrainings, in denen soziale Kompetenz vermittelt wird. Wir haben solche Gruppen ambulant und stationär und für verschiedene Patientengruppen angeboten. Hans Gunia hat solche Trainings auch im Rahmen von VHS-Kursen und Wochenendworkshops durchgeführt. Begleitet hat uns stets die Freude am Arbeiten mit Gruppen.

Unschwer sind in diesem Buch die Einflüsse der Dialektisch-Behavioralen Therapie (DBT), der achtsamkeitsbasierten Therapie und insgesamt der Verfahren der dritten Welle der Verhaltenstherapie zu erkennen, mit der wir uns in den letzten Jahren verstärkt auseinandergesetzt haben und die unsere Art, Therapie und auch Gruppentherapie zu machen, wesentlich bereichert und verändert hat.

Zahlreiche Ideen, Übungen und Hausaufgaben, die in diesem Band vorgestellt werden, haben wir selbst entwickelt. In unser Repertoire sind auch einige Übungen eingegangen, die von Ideen inspiriert wurden, deren Herkunft wir nicht mehr genau eruieren können. An dieser Stelle seien stellvertretend für viele, die unsere Arbeit persönlich an der einen oder anderen Stelle inspiriert oder Ideen beigetragen haben, Martin Bohus, Alan Fruzzetti, Thomas Heidenreich, Michael Huppertz und alle Kollegen der AG Achtsamkeit in Darmstadt, Marsha Linehan, Uwe Minde, Helmut Nold, Dirk Revenstorf und Angelika Wagner-Link, die leider viel zu früh verstorben ist, genannt. Angeregt in unserer Arbeit haben uns darüber hinaus Publikationen von Franz-Josef Feldhege und Günther Krauthan, Friederike Potreck-Rose und Gitta Jacob, Friedemann Schulz von Thun, Rita Ullrich de Muynck und Rüdiger Ullrich.

Wir möchten uns bei allen bedanken, die an unseren Trainings teilgenommen und uns geholfen haben, unseren Ansatz weiter zu verbessern. Wir möchten uns bei unseren Ausbildungskandidaten bedanken, die unsere Ausbildungsworkshops besucht haben und die die vielen Gruppen zum Aufbau sozialer Kompetenzen zusammen mit uns durchgeführt und verbreitet haben. Viele unserer Ausbildungskandidaten und Praktikanten haben als Co-Therapeuten an unseren Gruppentherapien teilgenommen, uns unterstützt und neue Dinge mit uns ausprobiert. Dafür sind wir dankbar und froh. Weiterhin möchten wir uns beim Hogrefe Verlag und dort insbesondere bei Frau Susanne Weidinger für das uns entgegengebrachte Vertrauen und die hervorragende Betreuung bedanken. Herzlich danken möchten wir Carla Buchbinder und Yvonne Dusch für wertvolle Korrekturen und Rückmeldungen. Unsere Praktikantinnen Inga Bachmann, Luisa Brümmel und Sophie Weichert haben uns bei Recherchen und beim Erstellen von Grafiken sehr geholfen. Die Arbeit von Jennifer Sturm war wie immer wertvoll: schnell und kreativ bei der Umsetzung von Ideen in Grafiken, danke!

Dieser Band ist zum größten Teil während der ersten zwei Jahre der Covid-19-Pandemie entstanden – eine Zeit, die für uns und die ganze Welt nach wie vor extrem herausfordernd ist. Gruppentherapien können derzeit nur unter erschwerten Bedingungen stattfinden. Wir können nur ahnen, welche Auswirkungen soziale Distanz, Homeschooling, Online-Studium und -Ausbildung, finanzielle Probleme etc. langfristig auf die psychische Gesundheit und auch auf soziale Kompetenzen haben werden. Wir hoffen, dass dieses Buch dazu beiträgt, dass Kollegen mit Freude und Leichtigkeit Trainings sozialer Kompetenzen in Gruppen durchführen. Wir brauchten sie vor der Pandemie – jetzt und nach der Pandemie sicherlich noch dringender.

Besonderen Dank verdienen unsere Familienangehörigen, engen Freunde und Ehefrau Anette Fecher, ohne deren Verständnis und Unterstützung das Schreiben dieses Buches nicht möglich gewesen wäre.

Darmstadt, März 2022

Hans Gunia und
Simone Saurgnani

1 Einleitung

1.1 Überblick über das Buch

Mit diesem Buch wenden wir uns an Kolleginnen, die bereits Gruppen entweder stationär oder ambulant mit dem Thema *Training sozialer Kompetenz* durchführen oder den Aufbau solcher Gruppen planen. Aus Gründen der leichteren Lesbarkeit benutzen wir in diesem Buch abwechselnd die männliche und die weibliche Form. Selbstverständlich sind ausdrücklich immer alle Personen unabhängig von Ihrer Geschlechtsidentität gemeint.

Zu Beginn des Buches geben wir einen Überblick über die Geschichte des Konzeptes des Trainings sozialer Kompetenz, über Anwendungsbereiche und über vorhandene Evaluationsdaten. Als theoretische Verortung orientieren wir uns an einem Modell von Alan Fruzzetti (Fruzzetti & Shenk 2008), welches dieser ursprünglich zur Erklärung familiärer Konflikte in Familien von Borderline-Betroffenen entwickelt hat. Wir ergänzen dieses Modell, um die Entstehung und Aufrechterhaltung sozialer Defizite und Unsicherheiten erklären zu können (vgl. Kapitel 2).

Nach einem Überblick über Theorie und Forschungslage des Trainings sozialer Kompetenz besprechen wir die Gestaltung der ersten Sitzung, in der wir die Gruppenregeln vermitteln und einen Überblick über das Programm geben (vgl. Kapitel 3). Danach stellen wir Theorie und Praxis der Durchführung von Rollenspielen vor (vgl. Kapitel 4). Anschließend folgt eine ausführlichere Beschreibung der Module „Kommunikation“, „Kennenlernen“, „Bitten äußern/ablehnen“ und „Achtsamkeit“ (vgl. Kapitel 5 bis 8). Die Vorstellung der einzelnen Module folgt jeweils dem gleichen Muster: Nach einer Einleitung wird relevantes Hintergrundwissen dargestellt. Nach allgemeinen Anmerkungen zu den Zielen und zur Didaktik werden die Ziele und Didaktik zu einzelnen Informationsblättern, Übungen und Hausaufgaben erläutert. Die in den Sitzungen durchzuführenden Übungen sind zudem mit Anmerkungen zu Dauer, Schwierigkeit, Ziel und benötigten Arbeitsmaterialien versehen. Es folgen die Informationsblätter, Übungen und Hausaufgaben. Natürlich kann und muss die Vermittlung dieser Materialien an das entsprechende Setting angepasst werden. Das Material ist sehr umfangreich, sodass Sie je nach Klientel und Rahmenbedingungen Schwerpunkte setzen und Materialien auswählen können.

Im Kapitel 9 stellen wir typische Problemsituationen bei der Durchführung von Gruppentherapien vor und diskutieren Lösungsmöglichkeiten.

1.2 Modularer Aufbau

Das Buch ist modular aufgebaut. Je nach Kombination der Module und Auswahl der Übungen können so kleinere oder größere Programme für Gruppentherapien entstehen. So können Sie sich etwa für ein Kommunikationstraining zur Verbesserung von Beziehungen entscheiden und ausschließlich das Modul zur Kommunikation in der Gruppe durcharbeiten (vgl. Kapitel 5). Wenn Übungen aus dem Modul „Selbstsicher um etwas bitten, berechtigte Interessen durchsetzen und Nein sagen" fokussiert werden, können Sie „Abgrenzung und Selbstbehauptung" in den Mittelpunkt setzen usw. (vgl. Kapitel 7). Wir möchten Sie ermuntern, Ihrer Kreativität freien Lauf zu lassen und durch geschicktes Zusammensetzen der Materialien neue Themen zu generieren. Natürlich können Sie die Materialien auch für die Planung und Durchführung von VHS-Kursen und Wochenendworkshops nutzen.

1.3 Setting, Gruppenzusammensetzung und Auswahl der Teilnehmerinnen

Wir empfehlen eine Gruppengröße von etwa acht Teilnehmerinnen und eine Sitzungsdauer von 100 Minuten. Dann ist ausreichend Zeit vorhanden, um Fertigkeiten zu vermitteln und anschließend diese Fertigkeiten in Form von Übungen und Rollenspielen zu üben. Durch einen offenen Stuhlkreis wird das Durchführen von Übungen und Rollenspielen erleichtert. Auch schnelle Platzwechsel in Übungen und Rollenspielen sind in einem offenen Setting schneller möglich.

Personen mit unterschiedlichen Störungsbildern können gemeinsam ein Gruppentraining absolvieren. Allerdings sollten Patientinnen, die an einer Psychose leiden, nicht mehr akut erkrankt sein. Aus unserer Sicht spricht nichts dagegen, Gruppentrainings für einzelne Störungsbilder (Psychosen, depressive Erkrankungen, Sucht usw.) anzubieten. Im Gegensatz zu stationären Settings wird man in der ambulanten Versorgung allerdings selten genügend Teilnehmerinnen aus einer spezifischen Diagnosegruppe haben, um störungsspezifische Gruppen anbieten zu können. Die in diesem Buch dargestellten Materialien können selbstverständlich auch in verhaltenstherapeutische Familientherapien oder Familiengruppen integriert werden (Berger & Gunia, 2019).

Wir empfehlen, mit den Teilnehmerinnen vor Aufnahme in die Gruppe ein vorbereitendes Gespräch zu führen. Außer der Diagnose sollte in diesem Gespräch auch die Passung in eine bestehende Gruppe geprüft werden. Die Gruppen können offen (Einstieg ist zu jedem Zeitpunkt möglich), halboffen (Einstieg ist zu einem Modulwechsel möglich) oder auch geschlossen (gemeinsamer Einstieg aller Teilnehmerinnen) durchgeführt werden.

1.4 Struktur der einzelnen Sitzungen

Gruppensitzungen beginnen mit einem Anfangsblitzlicht. Anschließend werden eventuelle organisatorische Fragen geklärt und die Hausaufgaben besprochen. Danach werden neue Inhalte vermittelt und/oder Rollenspiele und Übungen zum Thema durchgeführt. Passende Hausaufgaben und eine abschließende Übung runden die Sitzung ab.

Wie erwähnt, empfehlen wir eine Sitzungsdauer von 100 Minuten. Bei Bedarf kann in der Mitte eine kurze Pause gemacht werden.

Immer wenn nötig und passend, führen die Gruppenleiterinnen Achtsamkeitsübungen mit der Gruppe durch oder Übungen zum Auflockern der Wahrnehmung bzw. der Konzentration, zum Grounding oder zum Ankommen. Dadurch werden gleich auch Fertigkeiten oder Skills im Umgang mit Gefühlen und körperlichen Bedürfnissen oder schwierigen Zuständen vermittelt. Die Gruppenleiterinnen üben möglichst mit den Patientinnen gemeinsam, legen Wert auf Freiwilligkeit und nehmen zugleich die dialektische Haltung ein, dass es eben meist nur durch *Tun* besser werden kann. Eine hervorragende Auswahl an Körperübungen finden Sie bei Brokuslaus et al. (2021).

1.5 Möglichkeiten der Abrechnung im Rahmen der Richtlinientherapie

Verhaltenstherapeutische Gruppentherapien können im Rahmen der Richtlinientherapie abgerechnet werden. Möglich ist eine ausschließliche Gruppentherapie oder eine Gruppentherapie in Kombination mit einer Einzeltherapie. Gruppen- und Einzeltherapie können darüber hinaus von verschiedenen Therapeutinnen durchgeführt werden. Um die Durchführung von Gruppentherapien zu fördern, entfällt seit 2019 das Gutachterverfahren bei der Beantragung von ausschließlichen Gruppentherapien. Voraussetzung zur Abrechnung von Gruppentherapien ist eine Abrechnungsgenehmigung seitens der jeweils zuständigen Kassenärztlichen Vereinigung. Für interessierte Leserinnen erläutern wir den momentanen Stand der Abrechnungsmöglichkeiten auf Seite 275 im Anhang.

1.6 Zusammenarbeit zwischen Einzel- und Gruppentherapeutinnen

Obwohl es seit einiger Zeit auch im Bereich der Verhaltenstherapie die Möglichkeit gibt, ausschließlich Gruppentherapie ohne begleitende Einzelsitzungen anzubieten und abzurechnen, empfehlen wir die Kombination aus Einzel- und Gruppentherapie, wobei Einzel- und Gruppentherapie, wie oben erwähnt, auch von verschiedenen Therapeutinnen angeboten werden kann. Die Einzeltherapeutin wäre nach unserem Modell für die Motivation der Patientin zur Teilnahme an den Gruppentrainings und der Bearbeitung von Problemen zuständig, die in der Gruppe entstehen. So können Probleme wie häufiges Zuspätkommen, Nichtbeachten der Gruppenregeln, Konflikte mit anderen Teilnehmerinnen etc. gut in der Einzeltherapie besprochen werden. In der Einzeltherapie sollten außerdem die in der Gruppe besprochenen Kompetenzen und Fertigkeiten zur Anwendung kommen.

Die Gruppentherapeutinnen hätten demgegenüber die Aufgabe, soziale Kompetenzen zu vermitteln, zu üben und den Transfer der erlernten Kompetenzen in den Alltag zu fördern.

1.7 Unsere Philosophie

Wie generell in der Verhaltenstherapie üblich, soll eine annehmende, humorvolle und validierende Gruppenatmosphäre hergestellt werden. Es soll darauf geachtet werden, dass die Teilnehmerinnen die Übungen und die Sitzungen mit einem Erfolgserlebnis beenden.

Den Teilnehmerinnen sollen folgende Aspekte vermittelt werden:

- „Wir verlieren nicht den Mut, wenn etwas nicht auf Anhieb gelingt. Veränderung braucht ihre Zeit!“
- „Wir verstärken bzw. loben uns selbst, wenn es uns gelungen ist, eine Strategie oder eine Übung umzusetzen!“
- „Wir bestrafen uns nicht für fehlgeschlagene Versuche, sondern versuchen nach einer genauen Analyse, beim nächsten Anlauf alles besser zu machen!“

1.8 Körperkontakt im Training sozialer Kompetenz

Wie später noch gezeigt wird, wird im Training sozialer Kompetenz auch mit Körperübungen und Körperkontakt gearbeitet. So erhalten Teilnehmerinnen z. B. beim Prompting oder Shadowing (vgl. Kapitel 4.5) zur Motivation manchmal mit den Händen einen kleinen Schubs an den Schultern.

Nun ist Körperkontakt generell in der Psychotherapie nicht erst seit der „MeToo"-Debatte ein hochsensibles Thema. Wir haben nicht selten Teilnehmerinnen mit psychischen Störungen und körperlichen oder sexuellen Traumatisierungen in der Gruppe. Bisweilen können sie sich selbst nicht anfassen und können nachvollziehbarerweise Körperkontakt durch andere Personen noch weniger tolerieren. Dies erfordert von Therapeutinnen eine besondere Vorsicht und Sensibilität im Umgang mit Körperkontakt. Unbedingt beachtet werden müssen daher folgende Regeln:

- Der Körperkontakt darf nie erotisch motiviert sein.
- Therapeutinnen erkundigen sich *vorab* bei den Teilnehmerinnen, ob sie beispielsweise an der Schulter oder an der Hand berührt werden dürfen oder ob ihnen eine Hand auf den Rücken (zwischen die Schulterblätter) gelegt werden darf.
- Die Grenzen der Teilnehmerinnen werden erfragt und toleriert.

Gute Erfahrungen machen wir damit, dass wir bei Übungen voranstellen, dass die Teilnehmerinnen ihre Grenzen beachten dürfen und auch sollen. Bevor wir mit körpernahen Übungen beginnen, geben wir den Teilnehmerinnen die Gelegenheit, sich selbst darüber klar zu werden, wo genau ihre Grenzen liegen, und diese Grenzen auch untereinander in der Gruppe zu kommunizieren. Das gilt selbstverständlich auch dann, wenn Teilnehmerinnen körperliche Einschränkungen, Verletzungen oder Schmerzen haben.

Unter Beachtung der oben genannten Punkte wird Körperkontakt in der Gruppentherapie in folgenden Situationen eingesetzt:

- Bei Ablehntrainings (eine Patientin möchte z.B. aufdringliche Männer abwehren),
- zum Unterstützen von Stärke (eine Hand im Rücken richtet die Haltung der Teilnehmerin auf),
- zur Unterstützung bei Übungen und Rollenspielen (Shaping oder Shadowing),
- zur Reorientierung bei großer Angst und Anspannung (Hände kräftig drücken, ggf. überkreuz),
- zum Spenden von Trost.

Wir machen regelmäßig die Erfahrung, dass Teilnehmerinnen – unter Beachtung der oben angeführten Punkte – Berührungen von Körperregionen wie Hand, Oberarm, Schulter oder oberer Rücken tolerieren können. Auch können Therapeutinnen hier als gute Modelle fungieren, indem sie auf die Grenzen der Teilnehmerinnen achten und fragen: „Ist es in Ordnung, wenn ich ...? Oder lieber nicht?"

2 Training sozialer Kompetenz: Eine theoretische Verortung

Als *Training sozialer Kompetenzen* (TSK) werden verschiedene Verfahren der Verhaltenstherapie bezeichnet, die es ermöglichen sollen, durch mehr oder weniger standardisierte Trainingsmethoden soziale Kompetenzen zu etablieren oder, falls vorhanden, diese zu verbessern. Andere Bezeichnungen sind zum Beispiel: Selbstsicherheitstraining, Assertiveness-Training, Gruppentherapie sozialer Kompetenzen. In den 1970er und 1980er Jahren wurde durchsetzungsfähiges Verhalten (assertive behavior) definiert als ein Verhalten, mit dem eine Person seine eigenen Interessen vertreten kann, ohne Angst zu haben und ohne die Rechte anderer zu verletzen (Alberti & Emmons, 1970). Nach Speed et al. (2018) ist das Ausmaß durchsetzungsfähigen Verhaltens dabei auf einem Kontinuum zu sehen, wo es letztlich zwischen submissivem Verhalten einerseits und aggressivem Verhalten andererseits einzuordnen ist. Speed et al. sehen das Assertiveness-Training deshalb als eine Komponente eines Trainings sozialer Kompetenz, das Individuen hilft, angstbedingte Hemmungen zu reduzieren und sich sozial kompetent zu verhalten.

Anwendung findet das TSK etwa in der Behandlung von depressiven Erkrankungen (z. B. Hautzinger, 2000; Williams, 1986), sozialen Phobien (Pfingsten, 2000; Trower, 1986), Suchterkrankungen (Petry, 2015; Monti, Abrams, Binkoff & Zwick, 1986), Schizophrenien (Kraemer & Möller, 2000; Liberman & Wallace, 1990; Roder, Brenner & Müller, 2019; Shepherd, 1986), in der Familientherapie psychotischer Störungen (Berger & Gunia, 2019), in der Behandlung selbstunsicherer Persönlichkeitsstörungen (Gunia, 2010), in der Behandlung von Borderline-Persönlichkeitsstörungen (Bohus & Wolf-Arehult, 2013), in der Behandlung von Delinquenten (Henderson & Hollin, 1986), in der psychiatrischen Behandlung (Aschen, 1997), in der Behandlung von Paaren (Gordon & Waldo, 1984) und außerdem bei allen Erkrankungen, in denen die soziale Kompetenz beeinträchtigt ist (Liberman et al., 1975; Goldstein, 1973).

Das Training sozialer Kompetenz gilt folglich als verhaltenstherapeutisches Breitbandverfahren, da es in der Behandlung sehr unterschiedlicher psychischer Störungen und auch bei Strafgefangenen eingesetzt wird (einen Überblick geben etwa Speed et al., 2018; Grawe, Donati & Bernauer, 1995). In Einzel- oder Gruppensettings soll mit speziellen Übungen, Rollenspielen, Modelllernen und differenzierten Rückmeldungen sozial kompetentes Verhalten aufgebaut bzw. verbessert werden. Studien finden einen Zusammenhang zwischen niedrigem Selbstwert und sozialer Angst, Angst im Allgemeinen, depressiven Störungen und ängstlich vermeidenden Persönlichkeitsstörungen (Speed et al., 2018). In praktisch allen Überblicks- und Handbüchern der Verhaltenstherapie finden sich Kapitel über Trainings sozialer Kompetenz (Wiedemann & Arissen, 2009; Fliegel, Groeger, Künzel, Schulze & Sorgatz, 1998; Pfingsten, 2000; Ullrich & de Muynck, 2015; Pfingsten, 2018; Wolpe, 1972).

Grawe et al. (1995) analysierten 74 Studien, in denen das TSK entweder allein oder mit kognitiven Techniken kombiniert angeboten wurde. Insgesamt waren 3.400 Patienten in die Studien eingeschlossen. Behandelt wurden in der Mehrheit der Fälle Selbstunsicherheit und soziale Phobien, die aber auch in Kombination mit anderen psychischen Störungen, wie z.B. Depressionen, Psychosen, Alkoholismus, Anpassungsstörungen, Anorexien, körperlichen Behinderungen, Migräne, anderen Phobien und sexuellen Störungen, vorkommen konnten. In Metaanalysen fanden Barth et al. (2013) positive Effekte des Trainings sozialer Kompetenzen bei depressiven Patienten, Benton und Schroeder (1990) bei schizophrenen Patienten und Taylor (1996) bei Patienten mit sozialen Phobien.

Grawe et al. (1995) konnten zeigen, dass das TSK besonders dann eine außerordentlich gute Effizienz hatte, wenn es bei selbstunsicheren Patienten angewendet wurde, oder auch dann, wenn Patienten eine andere Hauptdiagnose hatten, Selbstunsicherheit aber ein wichtiger Teil ihrer Problematik war. Grawe et al. (1995) fanden nicht nur eine Verbesserung sozialer Kompetenzen, sondern darüber hinaus auch eine Verbesserung vegetativer Symptome und eine Verbesserung des allgemeinen Wohlbefindens. Das Training sozialer Kompetenz zeigte auch bei Symptomen wie Migräne, Depressionen, sexuellen Störungen usw. in vielen Untersuchungen bedeutsame Verbesserungen. Grawe et al. entdeckten, dass eine Kombination von TSK mit kognitiven Strategien zu besserer Effizienz führte als TSK alleine (siehe hierzu auch Linehan, Goldfried & Goldfried, 1979). Stationäres TSK schien effizienter zu sein als ambulant angebotenes TSK. TSK schnitt im Vergleich zu anderen Therapieformen gut ab und zeigte sich auch im Vergleich mit anderen kognitiv-verhaltenstherapeutischen Methoden in Bezug auf Verbesserungen im zwischenmenschlichen Bereich als zumindest leicht überlegen. Vergleiche mit kognitiver Therapie fielen meist zugunsten von TSK aus. TSK im Gruppensetting bewirkte bessere Ergebnisse als TSK im Einzelsetting. Hausaufgaben außerhalb der Therapie und im Lebensumfeld der Patienten schienen die Wirksamkeit noch zu steigern. Grawe et al. (1995) kommen insgesamt zu dem Ergebnis, dass mit dem TSK eine außerordentlich wirksame Methode vorliegt, die in einer großen Palette psychischer Störungen nicht nur bedeutsame Verbesserungen der Symptomatik zu erzielen vermag, sondern darüber hinaus mit deutlichen Verbesserungen des Befindens verbunden ist. TSK kann somit als sehr gut empirisch abgesichert und als transdiagnostisches Verfahren gelten.

Das TSK oder Selbstsicherheitstraining geht auf Arbeiten von Andrew Salter (1949) zurück. Salter ging wie Wolpe (1958) davon aus, dass soziale Probleme das Resultat hemmender tieferliegender Persönlichkeitseigenschaften sind. Salter war der Überzeugung, dass soziale Ängste oder soziale Hemmungen gegenkonditioniert werden können, indem man den betroffenen Personen beibringt, Gefühle, Zuneigung, Ablehnung usw. auszudrücken. Er brachte den Betroffenen bei, anderen gegenüber schrittweise Gefühle auszudrücken (siehe auch Davison & Neale, 1979). Salter bezog dabei die mimische und gestische Darstellung von Emotionen genauso mit ein wie das Widersprechen gegenüber einem Gesprächspartner. Er empfahl den gezielten Gebrauch des Pronomens *Ich*, die Anerkennung eigener Leistungen und die Improvisation im Handeln und Kommunizieren. Die Haltung Wolpes (1972) war vor allem mit den Begriffen Durchsetzungsverhalten und Selbstbehauptung verbunden. Er ergänzte das Prinzip der Gegenkonditionierung um operante Strategien. Lazarus (1963) wiederum führte soziale Probleme auf fehlerhaft oder nicht gelerntes Sozialverhalten zurück. Bei Lazarus ging es also um den Abbau von unangemessenem und den Aufbau von angemessenem Verhalten.

Spätere Autoren wie Goldstein (1973), Ullrich de Muynck und Ullrich (1976) sowie Hinsch und Pfingsten (2015) ergänzten diese Ansätze um kognitive Strategien.

Neuere Ansätze (Bohus & Wolf-Arehult, 2013) versuchen das Erreichen von Zielen mit einer Orientierung auf die jeweilige Beziehung und der Selbstachtung auszubalancieren. Je nachdem, wie man diese Orientierungen gewichtet, ist ein differenzierteres Verhalten sinnvoll. Soziale Kompetenz orientiert sich in diesen Ansätzen also nicht nur an der Fähigkeit der Person, sondern auch an den situativen Erfordernissen und Grenzen und der Qualität der angestrebten Beziehung.

Entstehung von sozialer Unsicherheit

Wir gehen bei der Entstehung von sozialer Unsicherheit von einem biosozialen Modell aus. Es gibt Hinweise darauf, dass Menschen schon mit einer Vulnerabilität für soziale Hemmungen geboren werden bzw. soziale Hemmungen sehr früh erwerben (Fiedler & Marwitz, 2016). In der Familiengeschichte können fehlende Modelle und/oder fehlende Verstärker dazu führen, dass soziale Kompetenzen nicht erworben werden. Strafen oder das Ausbleiben von Verstärkern können dazu führen, dass erworbene soziale Kompetenzen nicht angewandt werden. Das Aufwachsen in einem restriktiven sozialen Milieu und/oder erneut fehlende Modelle können dazu führen, dass kein Gespür dafür entsteht, wann welche Fertigkeiten anzuwenden sind und wann nicht. Ein fehlendes Gespür kann bewirken, dass Menschen von ihrer Umgebung als wenig empathisch oder sogar als aggressiv wahrgenommen werden. Auch kognitive Grundannahmen und Bewertungen entwickeln sich lebensgeschichtlich und können je nach Qualität sozialkompetentes Verhalten fördern oder auch hemmen.

Nach unserer Auffassung entwickeln sich Selbstwert/Selbstsicherheit und soziale Kompetenz nie unabhängig von der Außenwelt und bleiben deshalb auch im späteren Leben fragil, wenn wir bestimmten aversiven Umweltbedingungen, wie z. B. Mobbing am Arbeitsplatz oder Übergriffen jeglicher Art, ausgesetzt sind.

Am schlüssigsten erscheint uns deshalb ein verändertes, ursprünglich von Fruzzetti und Shenk (2008) zur Erklärung der Entstehung von zwischenmenschlichen Eskalationen entworfenes Transaktionsmodell. Nach diesem Modell entsteht eine erhöhte emotionale Spannung vor allem durch Bewertungen (im Sinne von Abwertungen), die wiederum aus einer Geschichte fortwährender Invalidierungen (Bestrafungen oder Ignorieren von kompetentem Verhalten in der Lebensgeschichte) resultieren (vgl. Abbildung 1).

Wenn eine betroffene Person z. B. durch ein hypersensitives und/oder gehemmtes limbisches System und bedingt durch eine Lebensgeschichte, in deren Verlauf ihre Gefühle und ihr Verhalten immer wieder ignoriert oder abgewertet wurden, lernt, sich selbst und ihre Umgebung stark zu bewerten (stark abzuwerten), entstehen gemäß diesem Modell in sozialen Situationen bei den Betroffenen Zustände hoher emotionaler Anspannung und/oder Hemmung, die dazu führen, dass funktionales Verhalten oder eine funktionale Gefühlsäußerung, falls überhaupt im Ver-

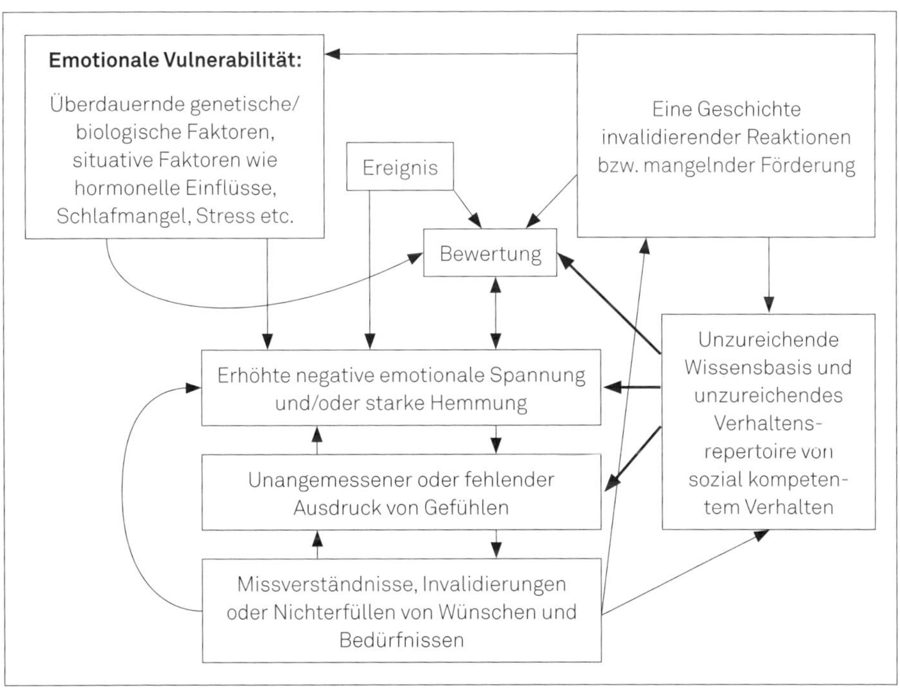

Abbildung 1: Transaktionales Modell zur Entstehung von fehlender sozialer Kompetenz (modifiziert nach Fruzzetti & Shenk, 2008)

haltensrepertoire vorhanden, nicht gezeigt werden kann. In der Wissensbasis, die wiederum durch frühere lebensgeschichtlich bedingte soziale Erfahrungen aufgebaut ist, sind sozial kompetente Strategien und kognitives und emotionales Wissen über soziale Situationen abgelegt. Falls sozial kompetentes Verhalten nicht gezeigt wird, da es entweder im Verhaltensrepertoire nicht vorhanden ist oder durch Bewertungen oder Hemmungen nicht gezeigt werden kann, macht es dies wiederum der sozialen Umwelt schwer, emotional angemessen zu reagieren. Die soziale Umwelt reagiert ihrerseits im Anschluss entweder mit einem Anstieg von Spannung und/oder ignoriert Wünsche und Bedürfnisse, da diese nicht sichtbar geäußert wurden. Diese invalidierende Reaktion des Gegenübers ergänzt wiederum die Geschichte fortwährender invalidierender Reaktionen und so schließt sich der Kreis.

Diesem Modell folgend ist unser Konzept so angelegt, dass wir nicht nur soziale Fertigkeiten vermitteln, sondern durch Informationen über soziale Zusammenhänge und Beziehungen die Wissensbasis der Betroffenen erweitern. Durch Rollenspiele und Übungen in der Gruppe sollen, dem traditionellen Selbstbehauptungsmodell folgend, Hemmungen und Barrieren abgebaut werden. Gleichzeitig denken wir, dass soziale Kompetenz nicht unabhängig von realen Macht- und Abhängigkeitsverhältnissen, gegenseitigen Verpflichtungen, Empathie, Beziehungswünschen, Selbstachtung und kurz- und langfristigen Zielen ist, sodass im Ausüben von Fertigkeiten diesen Parametern Rechnung zu tragen ist und oft ein Mittelweg gefunden werden muss.

Manchmal können wir Ungerechtigkeiten aufgrund „mächtiger“ Umweltfaktoren nicht ändern oder die Veränderung liegt nicht in unserem Einflussbereich. In diesem Fall müssen wir lernen, Dinge radikal zu akzeptieren. Durch den Einbezug von Akzeptanzstrategien als Fertigkeit im Umgang mit nicht Veränderbarem und Achtsamkeit als Voraussetzung für das Erkennen von sozialen Zusammenhängen, eigenen Gefühlen, Bedürfnissen und sozialen Zielen, verknüpfen wir das traditionelle Modell der Behandlung von Selbstunsicherheit mit Ideen und Konzepten der dritten Welle der Verhaltenstherapie.

Wir fokussieren damit nach dem Modell des Selbstwerthauses von Potreck-Rose und Jacob (2021, vgl. Abbildung 2) unmittelbar auf die interpersonalen Dimensionen *Aufbau von sozialer Kompetenz* und *Aufbau eines sozialen Netzes*. Die intrapersonellen Dimensionen *Selbstakzeptanz* und *Selbstvertrauen* sollten durch die erfolgreiche Anwendung der in diesem Buch dargestellten sozialen Fertigkeiten und der damit verbundenen positiven Rückmeldungen der sozialen Umwelt erfolgen. Selbstsicherheit entsteht nach unserem Modell durch gelingende soziale Fertigkeiten, durch adäquates und hilfreiches Wissen über soziale Zusammenhänge und last not least durch positive Rückmeldungen der sozialen Umgebung nach Anwendung sozialkompetenter Fertigkeiten.

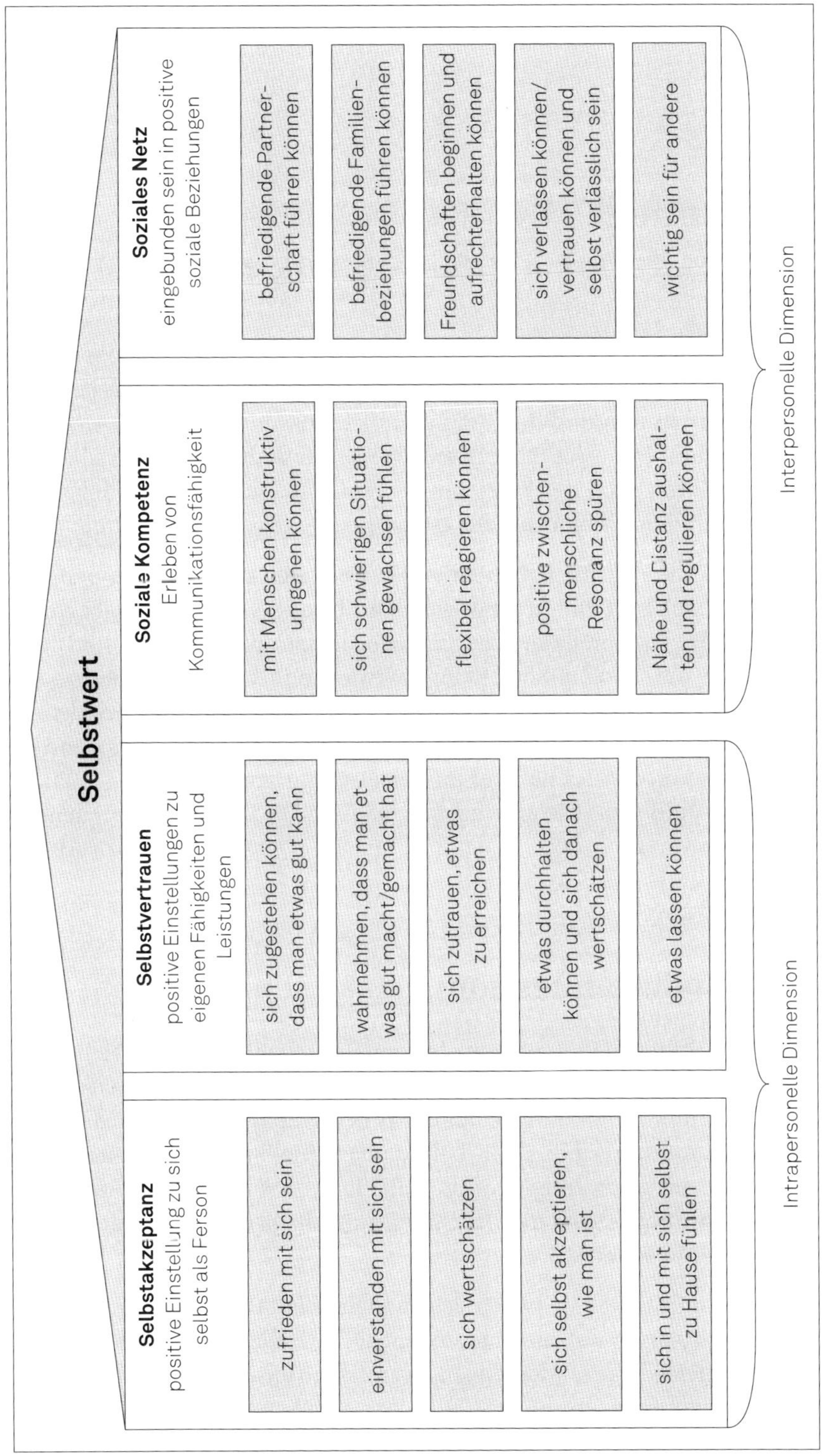

Abbildung 2: Das Selbstwerthaus (in Anlehnung an Potreck-Rose & Jacob, 2021)

3 Einstieg: Die Gruppe in das Training einführen

In der ersten Sitzung wird der Grundstein für eine gelingende Therapie gelegt. Die Teilnehmer lernen sich und das Programm kennen und gewöhnen sich an die Gruppensituation. Die erste Sitzung entscheidet deshalb wesentlich über Commitment und Motivation der Teilnehmer und auch über die Gruppenkohäsion. Aus diesen Gründen widmen wir der ersten Sitzung ein eigenes Kapitel.

In der Regel werden Sie die Patienten vorher in Einzelgesprächen kennengelernt und ihnen bereits eine Orientierung über den Ablauf der Gruppe gegeben haben. Obwohl seit 2021 auch probatorische Sitzungen in der Gruppe erlaubt sind und bei einer Therapie, die ausschließlich (oder überwiegend) aus Gruppensitzungen besteht, kein Bericht an den Gutachter mehr erforderlich ist, empfehlen wir dennoch, vorab mindestens eine bis zwei Einzelsitzungen durchzuführen. Dies ermöglicht dem Gruppenleiter, den Teilnehmer im Einzelsetting kennenzulernen, anamnestische Daten zu erheben, wichtige biografische Punkte zu besprechen, dem Teilnehmer Ängste vor der Gruppe zu nehmen und an seiner Motivation zu arbeiten.

3.1 Grundlegendes zum didaktischen Vorgehen

Gruppenleiter sollten die Inhalte mit einer spielerischen, „leichten“ Haltung vermitteln („Wiederholung ist die Grundlage des Lernens“): Die meisten neuen Verhaltensweisen können nur durch Übung erlernt werden. Das ist manchmal mühsam und kann Angst machen oder andere unangenehme Gefühle auf den Plan rufen. Es kann aber auch Freude machen und lustvoll sein. Psychoedukative und motivationale Strategien sind in diesem Zusammenhang das Vier-Felder-Schema, Analogien und Metaphern.

Als Analogien und Metaphern bieten sich Vergleiche mit Bahnungen an, wie Pfade, die mehrfach gegangen werden müssen, um auf ihnen leichter gehen zu können, aber auch Vergleiche mit Kompetenzen, die man in Teilschritten erwirbt, wie z. B. Tanzen oder Radfahren: erst einen Schritt, dann die Schrittfolge; erst mit Stützrädern fahren, dann frei.

Die Gruppenleiter erläutern unaufgeregt, dass Rollenspiele für das Training sozialer Kompetenzen unabdingbar sind (ausführlichere Informationen dazu vgl. Kapitel 4).

Zu Beginn einer neuen Gruppe stellen sich die Gruppenleiter zunächst selbst vor und begrüßen die Teilnehmer. Damit das gegenseitige Ansprechen leichter fällt, können die Gruppenleiter Namensschilder vorbereiten oder die Teilnehmer bitten, ihren Namen auf ein Stück Kreppband oder ein Namensschild zu schreiben.

Danach gibt es zwei mögliche Vorgehensweisen: Entweder besprechen die Gruppenleiter mit den Teilnehmern die Regeln (für einen Vorschlag zu Absageregeln vgl. Infoblatt 1 auf Seite 26 und für einen Vorschlag zu Gruppenregeln vgl. Infoblatt 2 auf Seite 27 sowie die Online-Materialien) oder sie starten direkt mit einer Übung zum Kennenlernen. Beide Vorgehensweisen haben Vor- und Nachteile; die Gruppenleiter entscheiden je nach Situation und Gruppenzusammensetzung.

Im Anschluss empfehlen wir, das Setting und organisatorische Dinge zu klären. Dazu gehören Ort und Uhrzeit der Gruppensitzungen genauso wie Urlaubsregelungen, bei wem und wie kurzfristig vorher abgesagt werden kann (vgl. Infoblatt 1 auf Seite 26) und ob und wann genau ein Ausfallhonorar in welcher Höhe zu zahlen ist. Die Gruppenregeln (vgl. Infoblatt 2 auf Seite 27) können ausgeteilt und reihum vorgelesen werden. Danach können die Gruppenleiter Fragen der Teilnehmer beantworten. Durch die Regeln verdeutlichen wir unsere Haltung, dass die Teilnehmer die in der Gruppe gelernten Fertigkeiten auch in der Gruppe selbst anwenden. Wir erwarten eine aktive Teilnahme der Teilnehmer genauso wie die Beachtung der Schweigepflicht. Bei Problemen, die in der Gruppe entstehen, kann bei Bedarf auf die Einhaltung der Regeln verwiesen werden.

Je nach gewählter Einstiegsvariante können die Gruppenleiter im Anschluss an die Besprechung der Regeln oder davor eine der beiden Übungen 1 oder 2 anleiten und durchführen (vgl. Übung 1 auf Seite 31 und Übung 2 auf Seite 32 sowie die Online-Materialien). Durch diese Übungen soll das gegenseitige Kennenlernen gefördert und die Hürde verringert werden, sich später in die Gruppe einzubringen.

3.2 Didaktik zum ersten Input über soziale Kompetenzen und Selbstsicherheit

Als inhaltlichen Einstieg in das Gruppentraining empfehlen wir ein Brainstorming darüber, was die Teilnehmer unter sozialer Kompetenz, Selbstsicherheit und Selbstwert verstehen. Die Gruppenleiter sammeln die Punkte am Flipchart oder bitten die Teilnehmer, ihre Punkte selbst an das Flipchart zu schreiben. In der anschließenden Diskussion zeigt sich vermutlich, dass es gar nicht so einfach ist, die Begriffe soziale Kompetenz, Selbstsicherheit, Selbstbewusstsein, Selbstwert usw. zu definieren und voneinander abzugrenzen.

Anhand des Infoblattes 3 (vgl. Seite 33 und Online-Materialien) lassen sich unseres Erachtens gut die verschiedenen Facetten von sozialer Kompetenz darstellen. Nach dem Modell des Selbstwerthauses (Potreck-Rose & Jacob, 2021; vgl. Abbildung 2 auf Seite 21) setzt sich „Selbstwert" aus den vier Säulen *Soziale Kompetenz, Soziales Netz, Selbstakzeptanz* und *Selbstvertrauen* zusammen. Ausgehend von diesem Modell fokussieren wir auf den Aufbau sozialer Kompetenz und dem Aufbau eines sozialen Netzes. Wir gehen davon aus, dass die intrapersonellen Dimensionen *Selbstakzeptanz* und *Selbstvertrauen* durch die erfolgreiche Anwendung der in diesem Buch dargestellten sozialen Fertigkeiten und der damit verbundenen positiven Rückmeldungen der sozialen Umwelt mit aufgebaut werden.

Eine Abbildung des Selbstwerthauses finden Sie auch auf dem Infoblatt 4 (vgl. Seite 29 und Online-Materialien). Die Gruppenleiter können mit den Teilnehmern erarbeiten, dass es eine Dimension *Ich mit mir* und eine Dimension *Ich mit anderen* gibt und dass es für beide Dimensionen unterschiedliche Fertigkeiten

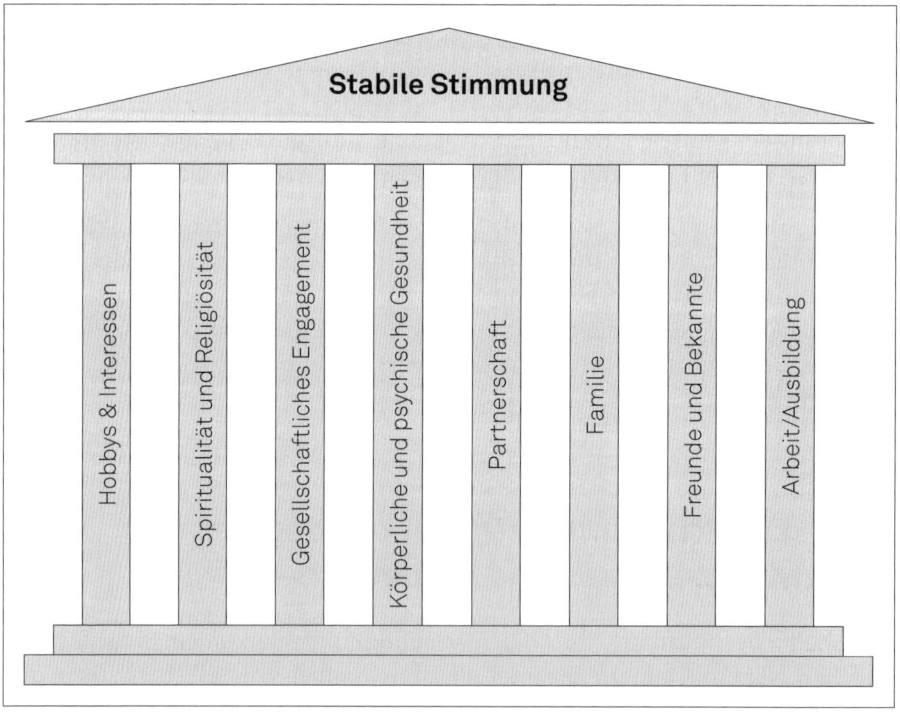

Abbildung 3: Das Säulen-Modell für eine stabile Stimmung (Illustration: Jennifer Sturm)

braucht. Die Gruppenleiter können mit den Teilnehmern zusammentragen, welche Fertigkeiten es zum Beispiel für den Baustein *Freunde haben* braucht (jemanden ansprechen können, Smalltalk führen, verlässlich sein, Deeptalk führen usw.). Anschließend können die Gruppenleiter mit den Teilnehmern diskutieren, wie eine gelungene Anwendung dieser Fertigkeiten den Selbstwert erhöht.

Abbildung 3 vermittelt einen Überblick darüber, in welchen Lebensbereichen wir soziale Kompetenzen benötigen. Die Gruppenleiter teilen Infoblatt 5 (vgl. Seite 30 und Online-Materialien) aus und erarbeiten gemeinsam mit den Teilnehmern das Säulenmodell der stabilen Stimmung. Viele unserer fragilen oder besonders beeinträchtigten Patienten verfügen nur über wenige Säulen und stehen vor der Aufgabe, langsam mehrere Säulen aufzubauen, auszubauen oder zu reparieren. Dafür braucht es soziale Kompetenzen.

Es wird nicht jede Säule benötigt, je mehr Säulen jedoch gut ausgebaut und intakt sind, desto stabiler ist der Mensch aufgestellt. In solchen Konstellationen kann auch mal eine Säule wegbrechen oder „bröckeln", die Statik wird dennoch durch die anderen Säulen abgefangen und ist nicht grundlegend gefährdet. Siehe hierzu auch den Ansatz eines wertebasierten Lebens aus der Akzeptanz- und Commitment-Therapie (z.B. Hayes, Strosahl & Wilson, 2014; Eifert, 2022).

Im Anschluss geben die Gruppenleiter einen Überblick über das Programm der folgenden Sitzungen. Die Gruppenleiter verteilen an die Teilnehmer die Hausaufgabe 1 (vgl. Seite 35 und Online-Materialien), und kündigen an, dass diese in der folgenden Sitzung nachbesprochen wird. Zum Abschluss der ersten Sitzung empfiehlt es sich, eine der Wind-down-Übungen (vgl. Übung 3 auf Seite 33 oder Übung 4 auf Seite 34 und Online-Materialien) anzuleiten und durchzuführen.

Einstieg: Übersicht über die erste Gruppensitzung

- Ankommen, Namensschilder schreiben lassen oder bereits vorbereitete Namensschilder austeilen.
- Die Teilnehmer begrüßen und sich ihnen vorstellen.
- Gemeinsam die Gruppenregeln durchgehen und Fragen beantworten.
- Das Setting besprechen: Termine, Ort, Absageregeln, Ausfallhonorar, Organisatorisches.
- Die Teilnehmer lernen sich durch eine Übung gegenseitig kennen.
- Eine Übung zum Lernen der Namen durchführen.
- Einen ersten Input zum Thema soziale Kompetenzen, Selbstsicherheit und Selbstbewusstsein geben.
- Einen Überblick über das Programm der Gruppensitzungen geben.
- Eine Hausaufgabe geben und Fragen beantworten.
- Eine Abschlussübung (Wind-down-Übung) durchführen.

3.3 Einstieg: Infoblätter, Übungen und Hausaufgaben

Infoblatt 1 **Einstieg**

Absageregeln

Regeln für die Gruppe

Wir sehen die Teilnahme an den Gruppensitzungen für beide Seiten (Therapeuten und Teilnehmer) als verbindlich an:

1. Bitte sagen Sie rechtzeitig ab, wenn Sie nicht an einer Gruppensitzung teilnehmen können. Damit geben Sie dem Praxisteam die Möglichkeit, Sitzungen bei zu wenigen Teilnehmern rechtzeitig abzusagen. Wir möchten damit die frustrierende Situation vermeiden, dass Teilnehmer zur Sitzung kommen und erst dort erfahren, dass der Termin ausfallen muss, weil zu wenige Teilnehmer anwesend sind.
2. Wenn Sie regelmäßig oder häufig fehlen, leidet die Gruppenarbeit und Ihr Lerngewinn. Außerdem können wir diese Sitzungen nicht abrechnen. Bitte haben Sie deshalb Verständnis dafür, dass wir Ihren Gruppenplatz nach dem dreimaligen unentschuldigten Fehlen an eine andere Patientin bzw. einen anderen Patienten vergeben.

Absagen können Sie unter der Telefonnummer: ______________________________

Zusätzliche Informationen/Vereinbarungen:

____

____

____

____

____

____

____

____

Stempel der Praxis

Infoblatt 2 **Einstieg**

Gruppenregeln

Kommunikationsregeln für die Gruppe

Behandeln Sie Informationen vertraulich (Schweigepflicht)!

Alle Teilnehmer verpflichten sich, sämtliche Informationen, die sie in den Gruppensitzungen über andere Teilnehmer erhalten, vertraulich zu behandeln und diese Informationen auf gar keinen Fall außerhalb der Sitzungen mitzuteilen.

Helfen Sie sich gegenseitig!

- Alle Teilnehmer geben sich Mühe, neue Fertigkeiten zu lernen, diese zu üben und im Alltag anzuwenden, dadurch ihr emotionales und zwischenmenschliches Erleben und Verhalten zu verbessern.
- Alle Teilnehmer akzeptieren, dass andere Teilnehmer und auch die Therapeuten Fehler machen können und dass diese genutzt werden können, um gemeinsam zu lernen.
- Ein Ziel in der Gruppentherapie ist es zu lernen, Hilfe/Unterstützung von anderen zu erhalten bzw. anderen zu geben. Dazu gehören folgende Verhaltensweisen:
  - Spielen Sie in einem Rollenspiel mit, wenn eine andere Teilnehmerin bzw. ein anderer Teilnehmer Sie darum bittet.
  - Geben Sie Rückmeldungen in Form von Verbesserungsvorschlägen! Melden Sie also nicht zurück, was schlecht war, sondern beschreiben Sie, was das Gegenüber besser machen kann.
  - Versuchen Sie, mindestens genauso häufig zu loben, wie Sie kritisieren.

Stehen Sie zu dem, was Sie sagen!

Sagen Sie nicht „man", sondern „ich". Wenn Sie „man" oder „wir" sagen, übernehmen Sie nicht die Verantwortung für das, was Sie sagen.

Lassen Sie andere ausreden bzw. unterbrechen Sie andere nicht!

Jede Teilnehmerin bzw. jeder Teilnehmer hat das Recht, eigene Gedanken und Bedürfnisse anzusprechen. Beachten Sie nonverbale Signale bei sich und bei den anderen. Dazu gehört das eigene Herzklopfen genauso wie der betroffene Gesichtsausdruck einer anderen Teilnehmerin bzw. eines anderen Teilnehmers.

Interpretieren Sie das Verhalten anderer nicht, sondern beschreiben Sie, wie Sie auf dieses Verhalten reagieren!

Sagen Sie also nicht „Du sagst das, weil du trotzig bist", sondern „Ich verstehe das, was du eben gesagt hast, so ..." oder „Das, was du eben gesagt hast, hat mich verletzt".

Fragen Sie nach, wenn Ihnen etwas unklar geblieben ist!

Sagen Sie zum Beispiel „Ich habe das, was du eben gesagt hast, so verstanden, dass ... Ist das richtig?"

Zusätzliche Regel(n), die in der Gruppe vereinbart wurden:

____

____

____

____

Infoblatt 3 Einstieg

Grundlagen – Soziale Kompetenz, Selbstsicherheit, Durchsetzungsfähigkeit und Selbstbewusstsein

Was sind soziale Kompetenzen? Was ist Selbstsicherheit?

Es sagt sich leicht: „Du musst selbstbewusster, selbstsicherer, durchsetzungsfähiger sein!" Aber was genau ist soziale Kompetenz, Selbstbewusstsein, Selbstsicherheit, und was bedeutet es, durchsetzungsfähig zu sein? Die Begriffe werden oft als alternative Formulierungen oder Synonyme verwendet und es ist nicht leicht, zu beschreiben, was damit gemeint ist.

Wenn Menschen über zu wenig Selbstsicherheit und soziale Kompetenzen verfügen, kann das entweder schüchtern, unbeholfen oder „ruppig" wirken. Menschen mit viel Mitgefühl und Freundlichkeit, aber wenig Abgrenzungsvermögen wirken oft sehr einladend und freundlich, neigen aber dazu, zu wenig auf ihre Grenzen zu achten und sich zu verausgaben. Zu viel Selbstbewusstsein wiederum wirkt aggressiv oder arrogant und ist nicht sozial kompetent: Es führt in der Regel dazu, dass andere Menschen den Kontakt vermeiden.

- Sozial kompetente Menschen sind in der Lage, zwischenmenschliche Situationen zu verstehen oder zu analysieren und in Richtung ihrer Ziele zu handeln. Dabei berücksichtigen Sie gleichzeitig die Interessen der anderen Beteiligten. Sozial kompetente Menschen können also auf der einen Seite sich selbst und andere mit ihren Bedürfnissen, Verhaltensweisen und Gefühlen wahrnehmen, auf der anderen Seite haben sie Fertigkeiten, mit denen sie ihre Ziele erreichen und auch Kompromisse schließen können.
- Menschen mit einer hohen sozialen Kompetenz können ihre eigenen Gefühle wahrnehmen, benennen und können sie regulieren. Sie sind in der Lage mit Konflikten konstruktiv umzugehen, indem sie mit eigenen unangenehmen Gefühlen, aber auch mit unangenehmen Gefühlen von anderen Menschen umgehen können.
- Nach einer modernen Auffassung können Selbstsicherheit, Selbstwert und Selbstbewusstsein nicht ohne Berücksichtigung der Umgebung und der Situation als Ganzes auskommen: Selbstsicherheit entsteht durch gelingende soziale Kompetenzen in vielen zwischenmenschlichen Situationen und aufgrund von Rückmeldungen durch das soziale Umfeld.

Das Ziel dieses Trainings ist es, Ihnen, wie oben beschrieben, zu ermöglichen, sich in vielen Situationen sozial kompetent zu verhalten, sich selbst besser kennenzulernen und flexibel auf Situationen reagieren zu können. Dafür ist es manchmal wichtig, sich durchsetzen zu können, und manchmal ist es wichtig, sich anzupassen oder einen Kompromiss schließen zu können. Sie sollten sich hinterher immer noch „im Spiegel anschauen" können und zufrieden mit sich sein.

In der Gruppe werden Sie gemeinsam Informationen zu sozialen Kompetenzen erarbeiten, um diese im Anschluss in Partner- und Gruppenübungen im geschützten Rahmen der Gruppensitzungen einzuüben. Damit das Wissen und die neuen Fertigkeiten behalten werden, erhalten Sie Übungsaufgaben, um zwischen den Sitzungen zu üben. So nehmen Sie sozusagen das Neue „mit nach Hause".

Auf Infoblatt 4 finden Sie eine Übersicht über einzelne Bausteine, die einen Einfluss auf Selbstsicherheit haben.

Infoblatt 4 **Einstieg**

Das Selbstwerthaus (in Anlehnung an Potreck-Rose & Jacob, 2021)

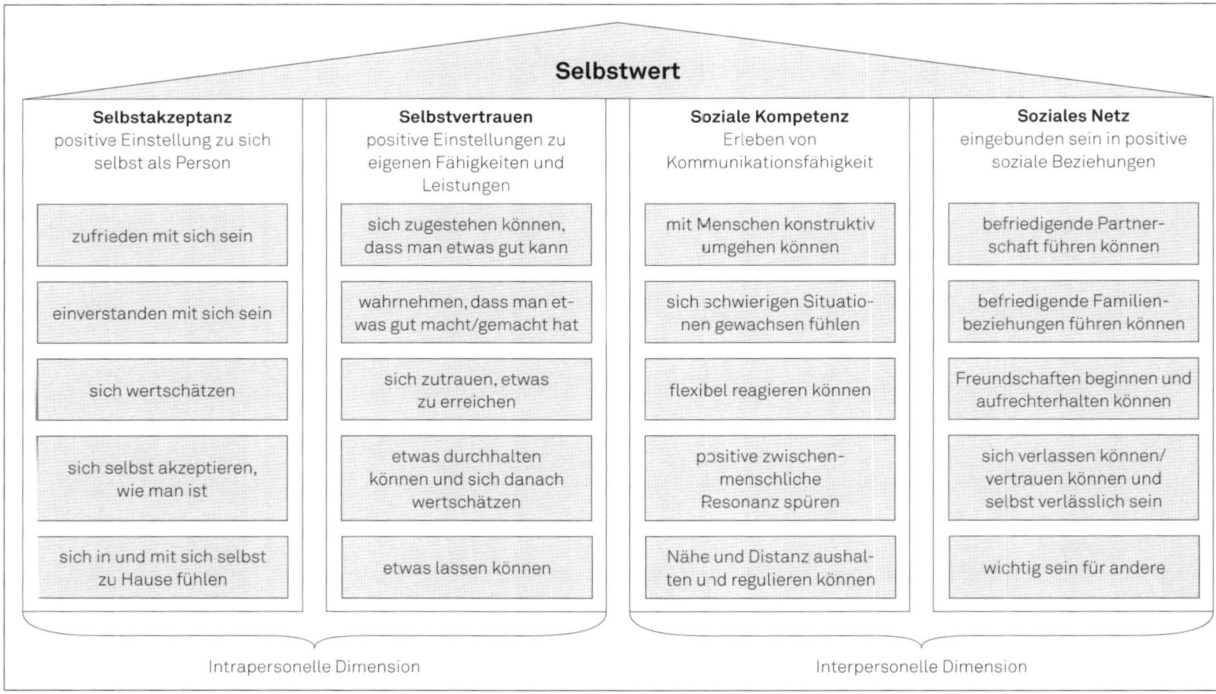

Infoblatt 5 — Einstieg

Das Säulenmodell für eine stabile Stimmung

Eine stabile gesunde Stimmung, Ausgeglichenheit und Zufriedenheit erreichen die meisten Menschen, indem sie in Übereinstimmung mit ihren inneren Werten leben. Für die meisten Menschen ist im Leben eine Auswahl der nachfolgenden Werte wichtig. Man kann einzelne Werte als Säulen für ein Stimmungsdach oder Stimmungshaus betrachten. Wir brauchen dabei nicht jede angegebene Säule, je mehr Säulen jedoch gut ausgebaut und intakt sind, desto stabiler ist der Mensch aufgestellt. So kann auch mal eine Säule wegbrechen, oder „bröckeln", das Dach wird dennoch durch die anderen Säulen abgefangen und ist nicht grundlegend gefährdet. Welche Säulen sind bei Ihnen schon vorhanden? Mit welchen Säulen sind Sie zufrieden? Welche Säulen möchten Sie aufbauen, ausbauen oder reparieren? Für alle Ziele benötigen wir soziale Kompetenzen.

Das Säulen-Modell für eine stabile Stimmung (Illustration: Jennifer Sturm)

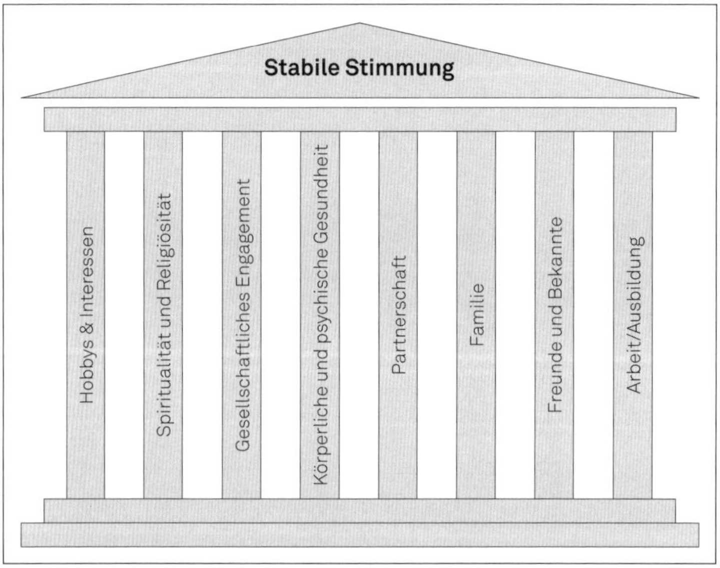

Übung 1 Einstieg

Namen lernen

In dieser Gruppenübung geht es darum, die Namen der Gruppenteilnehmer spielerisch dadurch zu lernen, indem sich die Gruppenleitung und die Teilnehmer gegenseitig den Ball zuwerfen und ihren eigenen Namen nennen. Die Person, die den Ball hat, sagt ihren Namen (z. B. „Ich heiße Sascha"), schaut dann ein anderes Gruppenmitglied an, dem sie den Ball zuwerfen will und wirft den Ball. Diejenige Person, die den Ball erhalten hat, macht das Gleiche und wirft den Ball weiter. Es darf durcheinander angespielt werden, mehrere Wiederholungen sind sinnvoll.

- Ziel: Spielerisch die Namen der anderen Gruppenmitglieder lernen.
- Indikation: In den ersten Sitzungen einer neuen Gruppentherapie.
- Kontraindikation: keine.
- Zeitdauer: 5 bis 10 Minuten, je nach Gruppengröße.
- Benötigte Materialien: Jonglierbälle, sonstige Bälle, Säckchen mit Erbsen/Kirschkernen oder andere Gegenstände, die man gefahrlos werfen kann.
- Gruppenübung
- Variationen: siehe unten.

Variante 1: Die Person, die den Ball hat, wählt ein anderes Gruppenmitglied aus, dessen Namen sie schon kennt, und begrüßt diese Person (z. B. mit „Hallo Hans"). Dann wirft sie ihr den Ball zu. Die andere Person bedankt sich dafür (z. B. mit „Danke Karsten"). Ist der Name des anderen Gruppenmitglieds noch nicht bekannt, darf nachgefragt werden. Es darf durcheinander angespielt werden, mehrere Wiederholungen sind sinnvoll.

Variante 2: Der Ball darf nur einmal von jedem Gruppenmitglied gefangen werden. Wenn die Teilnehmer damit Schwierigkeiten haben, können die Gruppenmitglieder, die schon dran waren, ihre Arme kreuzen. Die Teilnehmer müssen sich die Reihenfolge merken. Am einfachsten ist es, wenn die Gruppenleitung startet und die Runde beendet. Beim zweiten Durchgang und bei weiteren Durchgängen (in denen immer die gleiche Reihenfolge eingehalten wird) soll die Gruppe versuchen, möglichst ohne Fehler so schnell wie möglich zu sein.

Variante 3: Wenn eine der Varianten 1 oder 2 schon gut klappt, kann der Schwierigkeitsgrad durch das Hinzufügen eines zweiten Balles gesteigert werden. Entweder

- wird die gleiche Reihenfolge beibehalten oder
- der zweite Ball initiiert die umgekehrte Reihenfolge oder
- der zweite Ball initiiert eine zweite, andere Reihenfolge.

Der zweite Ball sollte optisch gut vom ersten zu unterscheiden sein.

Übung 2 Einstieg

Ein Interview führen

Jeweils zwei Gruppenteilnehmer bilden in dieser Partnerübung eine Kleingruppe und interviewen die Übungspartnerin bzw. den Übungspartner. Dabei ist Teilnehmer A (z.B. Fred) Interviewer und bekommt fünf Minuten Zeit, um Teilnehmer B (z.B. Klaus) kennenzulernen. Nach fünf Minuten wird gewechselt.

Nach weiteren fünf Minuten stellen sich die Teilnehmer gegenseitig vor: Jede Teilnehmerin bzw. jeder Teilnehmer präsentiert in ca. einer Minute die Person, die sie bzw. er interviewt hat.

Hinweis: Die Teilnehmer dürfen selbst entscheiden, wieviel sie in der Gruppe von sich preisgeben wollen, und dürfen das sorgsam für sich selbst abwägen.

- Ziel: Die anderen Gruppenmitglieder kennenlernen.
- Indikation: In den ersten Sitzungen einer neuen Gruppentherapie.
- Kontraindikation: keine.
- Zeitdauer: 15 Minuten + 1 Minute pro Teilnehmer für die Präsentation und je nach Gruppengröße ein Zeitpuffer von 10 Minuten.
- Partnerübung
- Material: ein Notizblock und Kugelschreiber pro Teilnehmer.

Übung 3 Einstieg

Wind down – Dehnen und Selbstmassage

Die Gruppenleitung lädt zu einer abschließenden Gruppenübung ein, an der wie immer freiwillig teilgenommen werden kann. Diese Übung kann im Sitzen oder Stehen durchgeführt werden.

Exemplarische Anleitung: „Sie können die Augen schließen oder geöffnet lassen, je nachdem, was gerade für Sie passend ist. Wenn Sie die Augen offen lassen, nehmen Sie einen weichen Blick vor sich auf den Boden oder an die gegenüberliegende Wand ein. Nehmen Sie zuerst wahr, welchen Platz Sie gerade einnehmen, ... welche Haltung Ihr Körper eingenommen hat, ... und schauen Sie, ob Sie noch etwas verändern möchten, damit es jetzt passt. ... Begleiten Sie Ihre Atmung für zwei bis drei Atemzüge. ... Nun lade ich Sie ein, die Schultern in eine Richtung zu kreisen, ... in die andere Richtung, ... Atmen nicht vergessen. ... Drehen Sie vorsichtig den Kopf nach rechts, ... es sollte nicht weh tun, sondern leicht dehnen, ... zurück über die Mitte ... und nach links ... und atmen. ... Bewegen Sie das rechte Ohr in Richtung rechte Schulter, als wollten Sie Ihr Ohr auf die Schulter legen, ... wieder zurück über die Mitte ... und das linke Ohr in Richtung linke Schulter ... und wieder zurück. ... Nochmal Schulter kreisen. ... Nun lade ich Sie ein, die Schultern zu massieren, ... den Nacken, ... Atmung nicht vergessen, ... den Kopf ... und wenn Sie mögen – Brillenträger legen die Brille kurz zur Seite –, streichen Sie das Gesicht aus, ... massieren die Ohren ... und spüren in sich hinein, was Sie nun noch bewegen oder dehnen möchten. ... Machen Sie sich langsam bereit, die Übung zu beenden. ... Öffnen Sie die Augen, recken und strecken Sie sich, wenn Ihnen danach ist. ...“

Es bietet sich an, nach solchen Übungen ein kurzes Sharing zu machen.

- Ziel: Entspannung nach der gemeinsamen Arbeit, sich selbst etwas Gutes tun, Selbstfürsorge.
- Indikation: Abschluss oder Pausen bei Gruppenprozessen.
- Kontraindikation: keine (Wichtig: Immer anbieten, dass die Augen offen bleiben können oder die Teilnehmer sich mit dem Gesicht zur Wand drehen können.)
- Zeitdauer: 5 bis 20 Minuten, je nachdem, wie rasch Sie anleiten, und ob Sie Teile auslassen.
- Material: keines
- Gruppenübung

Übung 4 Einstieg

Wind down – Sich abklopfen/ausstreichen/schütteln

Die Gruppenleitung lädt zu einer abschließenden Gruppenübung ein, an der wie immer freiwillig teilgenommen werden kann. Diese Übung kann besser im Stehen durchgeführt werden.

Exemplarische Anleitung (Passen Sie die Anleitung an, je nachdem, ob Sie klopfen, ausstreichen oder schütteln): „Sie können die Augen schließen oder geöffnet lassen, je nachdem, was gerade für Sie passend ist. Wenn Sie die Augen offen lassen, nehmen Sie einen weichen Blick vor sich auf den Boden oder an die gegenüberliegende Wand ein. Nehmen Sie zuerst wahr, welchen Platz Sie gerade einnehmen, ... welche Haltung Ihr Körper eingenommen hat, ... und schauen Sie, ob Sie noch etwas verändern möchten, damit es jetzt passt. ... Begleiten Sie Ihre Atmung für zwei bis drei Atemzüge. ... Nun lade ich Sie ein, die linke Hand mit der rechten Hand abzuklopfen, entweder mit den Fingerspitzen, mit den Handknöcheln oder mit der Faust, experimentieren Sie ruhig, ... beklopfen Sie den linken Arm ... und die rechte Hand, ... den rechten Arm, ... Atmen nicht vergessen. ... Gleiten Sie hinunter zum linken Fuß, ... die Wade, das Knie, ... der Oberschenkel, ... das ganze linke Bein, ... der rechte Fuß, ... das rechte Bein, ... vorsichtig der Bauch, ... der Oberkörper, ... der Rücken, so weit Sie kommen, ... die Schultern, ... Atmen nicht vergessen, ... der Kopf ... und wenn Sie mögen – Brillenträger legen die Brille kurz zur Seite –, beklopfen Sie vorsichtig das Gesicht, ... Stirn, ... Wangen, ... Augen, ... Nase, ... Mund, ... Ohren ... und spüren Sie in sich hinein, was Sie nun noch beklopfen, bewegen oder dehnen möchten. ... Machen Sie sich langsam bereit, die Übung zu beenden. ... Öffnen Sie die Augen, recken und strecken Sie sich, wenn Ihnen danach ist. ...“

Je länger die Teilnehmer sich kennen, desto weniger ist zum Abschluss der Übung ein Sharing notwendig.

- Ziel: Entspannung nach der gemeinsamen Arbeit, sich selbst etwas Gutes tun, Selbstfürsorge.
- Indikation: Abschluss oder Pausen bei Gruppenprozessen.
- Kontraindikation: keine (Wichtig: Immer anbieten, dass die Augen offen bleiben können oder die Teilnehmer sich mit dem Gesicht zur Wand drehen können.)
- Zeitdauer: 5 bis 20 Minuten, je nachdem, wie rasch Sie anleiten, und ob Sie Teile auslassen.
- Material: keines
- Gruppenübung

Hausaufgabe 1 Einstieg

Therapieziele

Mit welchen Säulen sind Sie schon zufrieden oder einverstanden mit sich? Welche Bausteine vom Selbstwerthaus (vgl. Infoblatt 4: Das Selbstwerthaus) sind schon vorhanden?

____

____

____

Bei welchen Säulen sind Sie noch unzufrieden, welche Bausteine vom Selbstwerthaus möchten Sie aufbauen oder ausbauen?

____

____

____

Wer oder was hat in der Vergangenheit beim Aufbau sozialer Kompetenzen geholfen?

____

____

____

Welche Ziele möchten Sie durch die Teilnahme am Gruppentraining erreichen?

____

____

____

Welche Säulen möchten Sie ausbauen, aufbauen oder reparieren?

____

____

____

Was nehmen Sie sich für die Teilnahme am Gruppentraining vor?
(z.B. pünktlich/zuverlässig an den Sitzungen teilzunehmen, Unterlagen dabeizuhaben, Übungsaufgaben zwischen den Sitzungen durchzuführen)

____

____

____

4 Rollenspiele

Rollenspiele gehören in der Verhaltenstherapie sowohl in der Einzel- als auch in der Gruppentherapie zu den grundlegenden und wichtigen Standardmethoden. Sie bieten die Möglichkeit, Situationen und Verhaltensweisen zu modellieren, die im wirklichen Leben nicht oder nur schwer realisierbar sind. Alltagssituationen, Probleme oder Konflikte können im Rollenspiel nachgestellt, nachempfunden und Alternativen ausprobiert oder vorausschauend bearbeitet werden. Das Rollenspiel kann als erkundendes, problemlöseorientiertes Lernen verstanden werden, bei dem „Fehler" als Lernchance angesehen werden. Im Rollenspiel ist es möglich, die erlebte Wirklichkeit nachzustellen und besser zu verstehen, warum wir uns auf eine bestimmte Art und Weise verhalten haben oder warum wir in gewissen Situationen mit bestimmten lebensgeschichtlich entstandenen Verhaltensmustern (re)agieren. In der Übungsphase wiederum ermöglicht uns das Rollenspiel, alternative Denk-, Fühl- und Verhaltensmuster auszuprobieren.

In unserer Lerngeschichte haben sich oft bestimmte Verhaltens- und Denkmuster als Reaktion auf unsere Umwelt geradezu „eingebrannt". Diese festen Verknüpfungen sind nicht leicht zu lösen und bestehen aus komplexen Mustern von Innen- und Außenreizen, innerem Erleben, innerer Verarbeitung und nachfolgenden Verhaltensmustern. Durch wiederholtes Üben von neuen Denk- und Verhaltensweisen im Rollenspiel können neue neuronale Verbindungen aber geformt und gestärkt werden (Schaller, 2006).

Rollenspiele in einem Training sozialer Kompetenzen dienen dem Aufbau neuer Wissens- und Verhaltensfertigkeiten und der Integration dieser erlernten Fertigkeiten in das vorhandene Verhaltensrepertoire. Im Sinne eines Shapings können im Rollenspiel auch komplexere Denk-, Fühl- und Verhaltensweisen in einzelne Teile zerlegt und kleinschrittig geübt werden. Für die Gruppentrainerinnen können Rollenspiele als zusätzliches Diagnostikum dienen.

Rollenspiele haben viele Vorteile und wirken auf sehr unterschiedliche Art und Weise. Dies gilt nicht nur in der Psychotherapie, sondern ebenso für Coaching, Supervision, Intervision, Ausbildungssituationen und Mediation:

- Teilnehmerinnen lernen nicht nur an eigenen Rollenspielen, sondern auch durch Beobachtung und am Modell anderer Rollenspiele. Eine häufige Rückmeldung von Patientinnen, die in der Sitzung nicht selbst an einem Rollenspiel beteiligt waren, ist: „Da habe ich jetzt auch für mich einiges mitnehmen können".

- Einige Umgebungen zum Üben von Fertigkeiten sind, wie oben schon angedeutet, nicht in der Realität herstell- und realisierbar, wenn es etwa beispielsweise darum geht, sich gegenüber der Chefin durchzusetzen.
- Durch das Durchführen und Besprechen der Rollenspiele mit mehreren Teilnehmerinnen in der Gruppe, ist in der Regel eine differenziertere und vollständigere Sichtweise der Situation möglich.
- Rollenspiele in der Gruppe bieten durch die Beteiligung mehrerer Teilnehmerinnen die Chance, dass mehr und konstruktivere Lösungsansätze entwickelt werden können.
- Es gibt „side effects": Teilnehmerinnen lernen am Modell anderer Teilnehmerinnen Verhaltensweisen quasi „nebenbei", um die es im Rollenspiel eigentlich nicht zentral ging. Etwa wenn andere Rollenspielerinnen Verhaltensweisen zeigen, die die Teilnehmerinnen selbst noch nicht in ihrem Verhaltensrepertoire hatten, aber für eigene Problemsituationen gut gebrauchen können.

4.1 Verschiedene Arten von Rollenspielen

Wir unterscheiden formelle, informelle, indirekte und diagnostische Rollenspiele. *Formelle Rollenspiele* sind klar strukturiert, es gibt einen definierten Beginn, einen klaren Auftrag, klare Regieanweisungen seitens der Trainerinnen, ein klares Ende und eine anschließende Auswertung.

> **Beispiel: Formelles Rollenspiel**
>
> Eine Teilnehmerin wünscht, im Rollenspiel zu üben, sich besser gegen Überstundenanordnungen der Chefin abzugrenzen. Die genaue Situation, das zu übende Verhalten und das Verhalten der Chefin werden dabei genau vorbesprochen und definiert. Das Zielverhalten (Überstunden ablehnen, dabei auf Gestik, Mimik, Lautstärke usw. achten) wird im Rollenspiel geübt und anschließend ausgewertet.

Kleine *informelle Rollenspiele* können in verschiedenen Gruppensituationen zur Anwendung kommen. Informelle Rollenspiele dienen der Verfestigung und Generalisierung von bereits in der Gruppe gelernten Verhaltensweisen. Die Trainerin stellt, ohne dies vorher anzukündigen und ohne die Teilnehmerin darauf vorzubereiten, in der Gruppe spontan Situationen her, in der die Patientin mit bereits gelernten Fertigkeiten reagieren soll.

Beispiel: Informelles Rollenspiel

In einer vorhergehenden Gruppensitzung hat eine Teilnehmerin daran gearbeitet, Bitten abzulehnen. Die Trainerin kann sie jetzt während der Sitzung beispielsweise darum bitten, ihr bei etwas zu assistieren oder etwas aus einem anderen Raum zu holen. Die „Aufgabe" der Patientin wäre es, der Bitte der Trainerin nicht nachzukommen, sondern diese Bitte abzulehnen. Patientinnen werden in der Regel nicht auf solche kleinen informellen Rollenspiele vorbereitet.

Indirekte Rollenspiele können zum Einsatz kommen, wenn die Patientinnen sich noch nicht trauen, sich in der Gruppe zu zeigen, oder gerade ablehnend gegenüber einem Rollenspiel sind. Hier arbeiten wir im Konjunktiv. Wir fragen, wie die Patientin reagieren könnte, was sie sagen könnte usw. Dieses Prozedere hilft ihr dann möglicherweise in der realen Situation.

Beispiel: Indirektes Rollenspiel

Eine Teilnehmerin möchte ihren Nachbarn um Hilfe bei der Montage einer Lampe bitten, traut sich aber nicht, ihn zu fragen, und möchte dieses Problem nicht in einem formalen Rollenspiel bearbeiten. Die Teilnehmerin könnte beispielsweise Folgendes gefragt werden: „Wenn Sie das nächste Mal Ihren Nachbarn treffen, wie könnten Sie ihn begrüßen? Was könnten Sie ihn fragen? Wie könnte Ihre Bitte genau aussehen?" Die Teilnehmerin nimmt zwar nicht direkt an einem Rollenspiel teil, äußert aber wenigstens Sätze, die sie sagen könnte.

Diagnostische Rollenspiele dienen dazu, besser zu verstehen, was genau in der Alltagssituation passiert, welche Barrieren und Schwierigkeiten die Klientin hat. Dieses Prozedere ist sinnvoll, wenn sich uns im freien Bericht der Teilnehmerin nicht richtig erschließt, wo genau die Schwierigkeiten der Klientin liegen, oder wenn ein vorangegangenes Rollenspiel nicht zum Erfolg geführt hat und unklar geblieben ist, weswegen. Dazu schildert die Klientin zunächst die Situation und Verhaltensweisen der Interaktionspartnerinnen, damit Mitspielerinnen aus der Gruppe eine Idee haben, wen, was und wie sie genau spielen sollen. Die Teilnehmerin spielt zunächst sich selbst, zeigt Verhalten in einer typischen Situation, wie es üblicherweise abläuft. Sobald das Problem deutlich wird, beendet die Gruppentrainerin das Rollenspiel formal und bedankt sich bei den Rollenspielerinnen. Je nach noch vorhandener Zeit und Aufgabenstellung kann die Gruppentrainerin den Teilnehmerinnen selbst und die Gruppe nach ihren Hypothesen befragen, bzw. ihre eigene Hypothese äußern und überprüfen, ob die Idee stimmt.

Beispiel: Diagnostisches Rollenspiel

Eine Teilnehmerin berichtete beispielsweise, dass sie von Arbeitskolleginnen immer abgelehnt wurde. Wir verstanden die Ablehnung nicht, da sich die Teilnehmerin in der Gruppe immer nett und sympathisch zeigte. Im Rollenspiel erkannten wir, dass sich die Teilnehmerin an Neckereien der Kolleginnen beteiligte, ohne dies allerdings zu wollen und ohne ihre Ablehnung den Kolleginnen zeigen zu können. Ab einem bestimmten Punkt reagierte die Teilnehmerin dann ärgerlich und zornig, was von den Kolleginnen nicht nachvollzogen werden konnte.

Folgende Probleme und Barrieren treten in Rollenspielen häufig auf:

- Es bestehen hartnäckige Grundannahmen bzw. Schemata und daraus resultierende automatische Gedanken (z. B. negative Selbstinstruktionen wie „Ich schaff das eh nicht“, „Ich habe das nicht verdient“, „Ich darf das nicht“ etc.).
- Die Umwelt bzw. das Verhalten der Interaktionspartnerinnen ist problematisch. (Die Interaktionspartnerin hat viel Macht, ist sehr einflussreich.)
- Der Teilnehmerin fehlen wichtige Informationen und es kommt zu Spekulationen, Gedankenlesen oder Denkfehlern.
- Gestik, Mimik, Stimme oder Lautstärke stimmen nicht mit dem Inhalt oder mit dem, was eigentlich intendiert ist, überein.

In diesen Fällen korrigieren die Trainerinnen dysfunktionale Grundannahmen zum Beispiel durch einen sokratischen Dialog oder schlagen positive Selbstaffirmationen vor, korrigieren Gestik, Mimik, Lautstärke, geben Informationen usw.

Beispiel: Umgang mit Barrieren

Eine Patientin möchte eine Prüfungssituation spielen. Sie blockiert im Rollenspiel immer an einer bestimmten Stelle. Ihr versagt die Stimme. Schließlich bricht sie das Rollenspiel frustriert ab. Bei genauem Nachfragen stellt sich heraus, dass sie ruminiert: „Ich schaffe das sowieso nicht. Ich werde ganz sicher durch die Prüfung fallen“. Nach Identifikation dieser negativen Selbstaffirmationen bieten wir der Patientin positive Selbstaffirmationen an, wie z. B. „Ich mache das so gut, wie ich kann. Augen zu und durch.“ usw. Die Angst vor der Macht des Prüfers können wir der Patientin z. B. dadurch nehmen, dass wir im Sinne eines Shapings die Teilnehmerin, die den Prüfer spielt, anleiten, weniger streng, weniger laut usw. zu sein. Auch könnten wir die Patientin auf ein kleines Podest stellen, um sie „mächtiger“ zu machen.

Wenn die Problemanalyse abgeschlossen ist, wird im Weiteren wie bei einem formellen Rollenspiel vorgegangen (siehe oben).

Formelle und diagnostische Rollenspiele unterscheiden sich darüber hinaus durch den Grad der Strukturiertheit. Rollenspiele können variieren von hoch strukturiert, über wenig strukturiert bis frei.

Der Grad der Strukturiertheit hängt von den Diagnosen bzw. der Fragilität ab, die die Teilnehmerinnen mitbringen: Menschen mit Psychosen, schizophrenieformen Störungen, niedrigem IQ und hochangespannte, hochängstliche Menschen profitieren von einem hohen Grad an Strukturiertheit. Die Vorstrukturierung durch die Gruppenleiterin kann hierbei bis hin zur wörtlichen Formulierung einzelner Sätze bzw. der Vorgabe der Wortwahl erfolgen. Auch das Aufschreiben von Sätzen am Flipchart kann für manche Teilnehmerinnen sehr hilfreich sein.

Je erfahrener und robuster die Teilnehmerinnen sind bzw. im Verlauf der Gruppentherapie werden, desto freier können die Rollenspiele durchgeführt werden.

4.2 Schritte beim Durchführen von Rollenspielen

Die Übungssituation bestimmen

Die Übungssituation kann entweder von der Gruppentrainerin vorgegeben werden (z. B. „Heute üben wir, Kleidungsstücke umzutauschen"), von Teilnehmerinnen in die Gruppe eingebracht werden (z. B. „Ich möchte gerne lernen, mich gegenüber meinem Vorgesetzten besser durchzusetzen"), oder es kann von der Trainerin ein diagnostisches Rollenspiel angeregt werden, wenn das symptomatische Verhalten bzw. die Reaktionen anderer noch nicht vollständig verstanden wurde (z. B. Warum wird die Teilnehmerin von ihren Kollegen gemobbt?).

Grobe Schilderung der Situation

Im nächsten Schritt soll die Übungssituation durch die Teilnehmerinnen grob geschildert werden bzw. die Gruppenleiterin beschreibt die Übungssituation kurz, wenn sie selbst das Rollenspiel anregt, z. B.:

„Heute möchte ich mit Ihnen gerne üben, wie man ein Kleidungsstück umtauscht, wenn man zu Hause erst bemerkt, dass das Kleidungsstück einen Mangel hat".

Zudem werden Ort und Zeit des Rollenspieles konkretisiert.

Was möchte die Teilnehmerin genau lernen?

In diesem Schritt wird genauer bestimmt, was gelernt werden soll bzw. was die Teilnehmerin lernen oder üben möchte (z. B. „Ich möchte gerne lernen, dass ich die Bitte meiner Chefin nach Feierabend noch einen Brief zu schreiben, auch mal ablehnen kann.").

Rollenspielerinnen bestimmen (Rollenvergabe)

Im vierten Schritt werden die Rollenspielerinnen bestimmt bzw. werden die Rollen vergeben. Wer spielt z. B. die Chefin, wer die Verkäuferin usw. Die Vergabe der Rollen kann durch die Teilnehmerin erfolgen, die ein Verhalten üben möchte. Die anderen Teilnehmerinnen dürfen sich aber auch für die Übernahme einer bestimmten Rolle selbst anbieten.

Genau bestimmen, was gelernt bzw. geübt werden soll

In diesem Schritt erfolgt eine detailliertere Schilderung des nachfolgenden Rollenspiels und der darin vorkommenden Personen. Die teilnehmenden Rollenspielerinnen werden genau instruiert, wie sie ihre jeweilige Rolle spielen können (laut oder leise, dominant oder sanft, keinen Widerspruch duldend usw.). Durch die Instruktion der Mitspielerinnen können Rollenspiele unterschiedlich schwer gestaltet werden bzw. kann die Schwierigkeit im Sinne eines Shapings schrittweise gesteigert werden. Hochängstliche Teilnehmerinnen können mit einem „leichten" Rollenspiel starten und die Schwierigkeit allmählich steigern. Wenn sie auf keinen Fall bereit sind, ihr ursprüngliches Verhalten in der Gruppe zu zeigen, kann man sie auch im freien Gespräch zunächst die Schwierigkeiten beschreiben lassen, die sie bislang bei der zu übenden Situation hatten. Gemeinsam mit der Gruppe wird im Anschluss analysiert, ob es störende automatische Gedanken bzw. Grundeinstellungen gibt, und/oder ob konkrete Fertigkeiten aufgebaut werden müssen.

Aufgabe der anderen Teilnehmerinnen ist es, das Problem und die Barrieren der Schlüsselteilnehmerin zunächst validierend zu verstehen und ihr im Rollenspiel dabei zu helfen, diese zu korrigieren oder abzubauen. Dabei werden auch Lösungsversuche oder Bewältigungsmechanismen betrachtet, die bereits früher angewandt wurden. Wenn die Gruppe sich gut genug kennt, können auch auslösende und aufrechterhaltende Bedingungen erarbeitet werden. Dies vertieft zum einen das Verständnis und erhöht zum anderen meist nochmals die Veränderungsmotivation. Oft ist es hilfreich, Kernsätze oder Selbstinstruktionen bereits vorher gemeinsam zu erarbeiten, und die Patientinnen diese ein paar Mal wiederholen zu lassen. Die Schlüsselklientin schildert zudem das Verhalten anderer signifikanter Personen, damit die Rollenspielpartnerinnen eine Idee haben, wie sie spielen sollen und was die Schwierigkeiten sind, mit denen die Schlüsselklientin es zu tun hat (vgl. hierzu auch die Seiten 39 und 260 ff.).

Beobachterpositionen vergeben (Aufgaben der restlichen Gruppenmitglieder)

Im nächsten Schritt werden die Beobachterfunktionen vergeben (z. B. „Alle Teilnehmerinnen auf der linken Seite achten bitte auf die Mimik und Gestik, alle Teilnehmerinnen auf der rechten Seite achten bitte auf die Sprache, die Stimme und die Lautstärke."). Der Raum sollte so vorbereitet werden, damit das neue Verhalten (welches ja auch eine innere Haltung oder eine Denkweise sein kann) möglichst erfolgreich und realitätsnah geübt werden kann. Realitätsnähe fördert die emotionale Beteiligung der Rollenspielerinnen, die wir in der Rollenspielsituation als wichtig erachten. Zur Unterstützung können dafür Situationen mit einfachen Mitteln im Raum nachgestellt werden. Stühle, Tische, Vorhänge, alles was im Gruppenraum benutzbar ist, kann zum Markieren und Einrichten der Situation dienen. Die Patientinnen sind dabei oft sehr kreativ und können sich so gut auf das Spiel einlassen.

Bevor das eigentliche Rollenspiel beginnt, erfolgt eine Zusammenfassung der Informationen, und damit eine erste Festigung des geplanten Verhaltens. Es wird gemeinsam zusammengestellt, welche Lösungsmöglichkeiten bzw. Übungsmöglichkeiten erarbeitet wurden. Auch wird nochmals kurz an individuell wichtige Aspekte in Bezug auf Haltung, Mimik, Gestik, Stimmlage, Blickkontakt sowie relevante Sätze erinnert. Wenn die Teilnehmerinnen sich entschieden haben, was und wie sie üben wollen, wird das Rollenspiel offiziell begonnen (z.B. „Sind Sie bereit?" bzw. „Seid ihr bereit?").

Übungsphase

In der Übungsphase erfolgt die Durchführung des Rollenspiels bzw. von Varianten des Spiels. Wenn das Spiel feststeckt oder es in eine ungünstige Richtung läuft, greift die Gruppenleiterin ein und unterstützt die Teilnehmerinnen.

Alle Beteiligten sollten ermuntert werden, für das Rollenspiel ein mittleres und nicht ein schweres Schwierigkeitsniveau zu wählen. Oft haben die Klientinnen dafür ein gutes Gespür. Wenn das Schwierigkeitsniveau zu hoch ist, sollten die Therapeutinnen eingreifen: Entweder geben die Therapeutinnen verbale oder nonverbale Zeichen, die signalisieren „nicht so schwer", damit die Rollenspielpartnerin ihr Spiel modifiziert, oder sie helfen der Protagonistin, indem sie soufflieren oder doppeln. Die Gruppentherapeutinnen sollten immer darauf hinsteuern, dass die Übungssequenz mit einem positiven Ende abgeschlossen wird.

Oft liegen natürlich noch nicht korrigierte dysfunktionale Grundannahmen vor oder zumindest nicht hilfreiche automatische Gedanken. Hier bedarf es ein wenig therapeutischer Leichtigkeit, also nicht lange das komplette Thema kognitive Umstrukturierung durchzugehen (was sowieso nicht geht), sondern kurz und effizient hilfreiche Gedanken zu benennen und eher rasch ins konkrete Üben zu kommen – und auf die Macht der Übung zu vertrauen (vgl. hierzu auch die Seiten 39 und 260ff.).

Wenn Therapeutinnen selbst zögerlich sind, unterstützen sie eher das Vermeidungsverhalten von ängstlichen Patientinnen. Wir raten deshalb davon ab, vorab zu fragen: „Wer möchte ein Rollenspiel machen", sondern empfehlen, entschlossen zu starten und die Rollenspiele zu beginnen. Die Gruppenleiterinnen beginnen das Rollenspiel mit der inneren Haltung: „Alle machen mit". Falls eine Patientin ängstlich fragt „Darf ich heute nur zugucken?", können Therapeutinnen hilfreich sein, indem sie zu einem indirekten Rollenspiel (vgl. Kapitel 4.1) wechseln oder der Patientin anbieten: „Dann machen wir es zusammen, ich stelle mich neben Sie". In der Regel sind die Patientinnen dann dazu bereit, beim Rollenspiel mitzumachen. Natürlich wird keine Patientin gezwungen, am Rollenspiel teilzunehmen. Bei einer massiven Ablehnung empfiehlt es sich, die Ablehnung während der Gruppensitzung eher „en passant", ohne ein Politikum daraus zu machen, anzunehmen, und ressourcenorientiert fortzufahren. Die Ablehnung sollte aber unbedingt in der begleitenden Einzeltherapie oder in der Pause nachbesprochen werden.

Beendigung des Rollenspiels

Damit die Rollen nicht an den jeweiligen Rollenspielerinnen bzw. Mitspielerinnen „kleben bleiben", ist es wichtig, das Rollenspiel auch formal zu beenden und sich für die Mitarbeit zu bedanken. Meist reichen dazu einfache Formulierungen, z. B.:

> „Und hiermit beenden wir das Rollenspiel, räumen gemeinsam unseren Raum wieder auf und richten ihn wieder als Gruppenraum her. Vielen Dank, dass Sie mitgemacht haben!"

Sollte eine weitere kleine Übung notwendig sein, um die Rolle wieder loszuwerden, bieten sich körperliche Übungen an, wie z. B., sich zu recken und zu strecken, gemeinsames Schütteln oder Abstreifen des Körpers (vgl. Infoblatt 4: Winddown – Sich abklopfen/ausstreichen/schütteln in Kapitel 3). Man kann während des Umräumens bzw. Zurückräumens des Mobiliars auch explizit das Fenster aufmachen und den Raum auslüften. Dumpert und Schaller (2017) erwähnen noch die Möglichkeit, pantomimisch die Rolle auszuziehen und an einen imaginären Garderobenhaken zu hängen.

Auswertung des Rollenspiels

Nach jedem Rollenspiel sollte es ein gemeinsames freiwilliges Sharing oder eine Auswertung geben: Die Teilnehmerinnen mussten sich in der Regel überwinden, um etwas von sich preiszugeben. Das gemeinsame Auswerten des Rollenspiels hilft bei der Integration und dem Entspannen („wind down"). Zunächst berichten die Teilnehmerinnen des Rollenspiels über die gemachten Erfahrungen, dabei beginnt in der Regel die Protagonistin. Unterschiedliche Sichtweisen sind für die Teilnehmerinnen oft überraschend und ergänzend. Durch Rollenübernahmen kommt es außerdem oft zu einem für die Rollenspielerinnen überraschenden Verstehen der anderen Position. Für das Sharing sind Rückmelde- oder Feedbackregeln hilfreich, ein ressourcenorientiertes Vorgehen bietet sich an, z. B.:

- Was ist gelungen?/Was hat geklappt?
- Wie habe ich mich in der Rolle gefühlt?
- War etwas anders als sonst?
- Was war interessant?
- Welche Handlungsalternativen sind denkbar?
- Welche alten oder bekannten Verhaltensmuster konnten beobachtet werden?
- Was könnte man besser machen?

Auch die beobachtenden Teilnehmerinnen sollen danach zu Wort kommen können und ihre Beobachtungen bzw. eigenen Gefühle mitteilen können. Die Rückmeldung der beobachtenden Teilnehmerinnen beginnt immer mit einer ressourcenorientierten Rückmeldung („Was hat mir gut gefallen?"), erst danach kommen kritische Rückmeldungen in Form von Verbesserungsvorschlägen. Insgesamt sollte der Schwerpunkt der Rückmeldungen deutlich darauf liegen, was *gelungen* ist. Die Gruppenleitung sollte großen Wert darauf legen, dass keine abwertende Kritik geäußert wird. Die Teilnehmerinnen können so gleich einen validierenden Umgang mit beschreibender, konstruktiver Kritik üben. Da es aus lerntheoretischen Gründen wichtig ist, dafür zu sorgen, dass die Teilnehmerinnen eine positive Lernerfahrung machen, achten die Gruppenleiterinnen darauf, dass die Rollenspiele immer mit einem Erfolgserlebnis abschließen. Wir halten es gleichzeitig für wesentlich, auch den Aspekt der wohlwollenden, konstruktiven Kritik in unserer Übungspraxis mit aufzunehmen.

Abschließend wird gemeinsam beurteilt, ob es einen weiteren Durchgang braucht, ob eine Alternative benötigt wird oder ob noch etwas in korrigierter Form geübt werden sollte (für eine Zusammenfassung zur Durchführung von Rollenspielen vgl. auch Infoblatt 1 auf Seite 51 und Online-Materialien).

4.3 Rollenspiele mit Videofeedback

Wir haben insgesamt sehr positive Erfahrungen mit Rollenspielen mit Videofeedback gemacht. Teilnehmerinnen sehen sich selbst, können eigenes Verhalten besser beurteilen und Lernfortschritte erkennen. Oft sind die Teilnehmerinnen zu Beginn etwas ängstlich, wenn man aber regelmäßig mit Videofeedback arbeitet, gewöhnen sich die Teilnehmerinnen rasch daran. Wir arbeiten mit einer digitalen Kamera (mit und ohne Stativ) mit Speicherkarten, einem Laptop und einem Beamer. Je nach Größe eines vorhandenen Bildschirms kann man auch auf den Beamer verzichten.

Da Rollenspiele mit Videofeedback zeitintensiver sind, bietet sich ein hoch strukturiertes Vorgehen an. Die Rollenspiele laufen genauso wie in Kapitel 4.2 beschrieben ab, das Feedback oder die Rückmeldung kann auf unterschiedliche Weise erfolgen:

1. Es kann zunächst so, wie in Kapitel 4.2 beschrieben, verfahren werden und mit einer Auswertung ohne Video begonnen werden. Anschließend wird das Video angesehen und daraufhin folgt nochmals eine Rückmelderunde.
2. Weiterhin ist es möglich, das Video zu starten und die Schlüsselrollenspielerin aufzufordern, immer dann „Stopp!" zu rufen, sobald sie etwas Gelungenes beobachtet. Wenn die Rollenspielerin das Gelungene selbst nicht wahrnimmt, dürfen die anderen Gruppenmitglieder einspringen und „Stopp!" rufen.
3. Schließlich ist es auch möglich, sich das Video zunächst komplett anzusehen und erst danach die Rückmelderunde durchzuführen.

4.4 Voraussetzungen auf Seiten der Teilnehmerinnen

Bereitschaft zur Rollenübernahme

Die Grundvoraussetzung bei Rollenspielen ist die Bereitschaft und Fähigkeit zur Rollenübernahme. Die Rollenspielerinnen sollten bereit sein, sich in die Rolle hineinzufühlen und entsprechendes Verhalten zu zeigen, auch wenn es nicht ihren eigenen Impulsen entspricht.

Bereitschaft zum Rollentausch

Beim Rollentausch übernehmen die Teilnehmerinnen die Rolle einer anderen Person. Besonders hilfreich ist diese Technik, wenn die Teilnehmerinnen ihr eigenes Verhalten aus einer fremden Perspektive wahrnehmen sollen oder wollen. Oft können Menschen die Wirkung ihres eigenen Verhaltens erst im Rollentausch nachvollziehen. Deshalb halten wir es für wichtig, dass Teilnehmerinnen bereit sind, Rollen zu tauschen, um Situationen, Verhalten und Gefühle auch aus einer anderen Perspektive wahrnehmen und beurteilen zu können.

4.5 Therapeutische Techniken

Doppeln

Die Trainerin (oder auch ein anderes Gruppenmitglied) tritt dabei hinter die Rollenspielerin und spricht für sie Gedanken, Impulse und/oder Gefühle aus, die die

Protagonistin möglicherweise hat. Die Person, die doppelt, verlässt sich dabei auf eigene Ideen und auf ihre Intuition, was zur Rollenspielerin passen könnte. Die Protagonistin darf selbst entscheiden, ob es passt oder eben nicht. Die Technik „Doppeln" kann mit verschiedenen Zielsetzungen angewendet werden.

Wir empfehlen diese aus dem Psychodrama stammende Technik anzuwenden, wenn Patientinnen entweder keinen Zugang zu ihren Gedanken und/oder Gefühlen haben, oder wenn Wünsche und Bedürfnisse noch nicht zugänglich sind. Manchmal trauen sich Patientinnen auch nicht, inneres Erleben auszusprechen. Es kann ebenfalls eingesetzt werden, wenn die Rollenspielerin stockt oder nicht weiterweiß. Hier kann auch mit „Hilfs-Ichs" gearbeitet werden: Wenn die Protagonistin sehr in ihrer Struktur „gefangen" ist und sie es noch nicht allein schafft, ihre neue Rolle zu spielen, kann sie ein bis zwei Personen auswählen, die als Unterstützerinnen aktiv ins Geschehen eingreifen können und ihr zur Seite stehen. Diese Technik wird dann zum Lernen am Modell (vgl. hierzu auch das folgende Beispiel). Durch Doppeln kann auch Empathie zwischen den Teilnehmerinnen erhöht und die Wahrnehmung anderer gefördert werden.

Beispiel: Doppeln

Frau Müller macht ein Rollenspiel und möchte ihren Partner darum bitten, dass er nicht weiter so spät nach Hause kommt und lange arbeitet. Sie ist sehr besorgt, dass die zwei kleinen Kinder zu wenig Kontakt mit ihrem Vater haben, und vermisst gemeinsame Zeit mit ihrem Partner. Im Rollenspiel macht sie ihrem Mann eher indirekte Vorwürfe und „redet um den heißen Brei herum". Die Therapeutin stellt sich hinter sie und spricht das aus, von dem sie denkt, dass Frau Müller es gerade nicht aussprechen kann: Wie viel Angst es ihr macht, dass sie sich so auseinanderleben und ihr Partner sie verlassen könnte.

Soufflieren (Shadowing)

Beim Soufflieren kann ein anderes Gruppenmitglied oder die Trainerin die Protagonistin durch Einflüstern, Vorsagen oder Gesten unterstützen, wenn diese nicht mehr weiterweiß.

Beispiel: Soufflieren

Frau Schmidt macht ein Rollenspiel und möchte ihre Chefin fragen, ob sie früher gehen kann, weil sie einen Arzttermin wahrnehmen möchte. Sie hat Angst, dass die Chefin das nicht erlaubt, schlecht über sie denkt oder den Wunsch frech findet. Frau Schmidt selbst ist nicht sicher, ob sich „das nicht gehört", früher zu gehen. Im Rollenspiel mit einer anderen Teilnehmerin blockiert die Patientin, sie hat Angst, weiß nicht mehr, was sie sagen wollte, und verkrampft. Die Therapeutin schätzt es so ein, dass Soufflieren aus der Distanz nicht ausreicht, und entscheidet sich, sich hinter die Patientin zu stellen, und ihr den Text ins Ohr zu flüstern. Gegebenenfalls könnte man der Patientin an dieser Stelle auch die Hand in den Rücken legen.

Angewendet wird diese Technik, wenn die Patientin blockiert oder erstarrt ist.

Spiegeln

Beim Spiegeln imitieren wir möglichst genau die Stimme, Gestik und Mimik, Körperhaltung und Bewegung der Protagonistin. Wenn wir Rollen tauschen, findet automatisch eine Spiegelung statt. Die Teilnehmerinnen oder Trainerinnen können konfrontativ spiegeln, wenn sie das Verhalten der Schlüsselklientin genau oder etwas überzeichnet nachmachen (um zu zeigen, wie es für andere aussieht bzw. wie es auf andere wirkt).

Eine *Variante* entsteht dann, wenn wir während des Rollenspiels die Protagonistin herausnehmen und ihr Verhalten durch eine andere Teilnehmerin exakt nachspielen lassen. Aus einer distanzierteren Beobachterposition fällt es der Rollenspielerin oft leichter, das eigene Verhalten zu reflektieren und zu verändern.

Die in Kapitel 4.3 beschriebenen Rollenspiele mit Videofeedback sind auch eine Form des Spiegelns.

Angewendet wird diese Strategie, wenn die Rollenspielerin sich entweder selbst von außen wahrnehmen möchte oder wenn wir als Therapeutinnen ein negativ verzerrtes Selbstbild oder eine positiv verzerrte Vorstellung des Verhaltens der Patientin einer Realitätsprüfung unterziehen und damit korrigieren möchten.

Beispiel: Spiegeln

Herr Maier möchte im Rollenspiel eine Fotokamera zurückgeben, für die er einen höheren Preis gezahlt hatte, als in der Werbung angegeben war. Herr Maier wundert sich, dass er im Rollenspiel nicht erfolgreich war, und findet, dass er alle Ratschläge der Mitpatientinnen und der Trainerinnen beherzigt hat. Die Trainerinnen finden aber, dass er seinem Wunsch nach Umtausch mit einer zu leisen Stimme und mit einer gebückten Körperhaltung zu wenig Ausdruck verliehen hat, und möchten ihm das spiegeln.

Beim Spiegeln muss der wichtige Grundsatz beachtet werden, dass Rollenspiele immer mit einem Erfolgserlebnis abschließen sollten. D.h. wenn ein wenig hilfreiches Verhalten gespiegelt wird, sollte anschließend das Rollenspiel noch einmal durchgeführt werden, damit die Patientin am Ende noch ein Erfolgserlebnis hat.

Prompting

Beim Prompting wird durch verbale Hilfestellung oder durch das Vormachen eines Verhaltens das Erlernen einer Verhaltensweise vereinfacht, indem die Aufmerksamkeit auf das gewünschte Verhalten gelenkt wird. Das kann durch Hinweise auf Verhalten, Gedanken oder Emotionen geschehen: Ein Vormachen des Zielverhaltens, eine verbale Aufforderung oder ein sanfter Schubs in die richtige Richtung.

Angewendet wird diese Strategie, wenn die Rollenspielerinnen nicht weiterkommen und die Trainerin einschätzt, dass sie nicht von selbst auf eine funktionale Lösung kommen.

Beispiel: Prompting

Frau Richter möchte im Rollenspiel ihren Nachbarn ansprechen und um Hilfe bitten. Im Rollenspiel begegnet sie ihm im Treppenhaus und ist gerade dabei, an ihm vorbeizulaufen, ohne ihn anzusprechen. Die Therapeutin gibt ihr durch ein deutliches Handzeichen zu verstehen, dass das jetzt ein guter Zeitpunkt ist, ihn jetzt anzusprechen.

Shaping

Beim Shaping werden gezielt adäquate einzelne Verhaltenselemente verstärkt, um so eine stufenweise Annäherung an ein gewünschtes Zielverhalten zu erreichen. Dazu wird das letztendliche Zielverhalten in einzelne Teilverhaltensschritte unterteilt. Die Verstärkung erfolgt auf alle Verhaltenselemente, die es ermöglichen, dem gewünschten Zielverhalten näherkommen.

Beispiel: Shaping

Herr Schulz hat sich zum Ziel gesetzt, eine selbstbewusstere Haltung einzunehmen. Die Gruppentherapeutin verstärkt durch ein verbales „gut“ oder durch Heben des Daumens, wenn der Patient z. B. Blickkontakt hält, eine gerade Haltung einnimmt, sich nicht ständig entschuldigt usw.

Es bietet sich an, Shaping in jeder Sitzung anzuwenden.

Modelllernen

Beim Lernen am Modell lernen wir neues Verhalten durch Abgucken. Wir schauen z. B. anderen zu, die mit einem Problem bereits besser umgehen können, und imitieren dieses Verhalten. Wir lernen stellvertretend am Modell.

In zwischenmenschlichen Situationen wirken wir sympathisch, wenn wir zu eigenen Fehlern stehen können und nicht versuchen, diese zu vertuschen. Besonders wirkungsvoll ist es, wenn Therapeutinnen selbst offen mit eigenen Fehlern und Schwächen umgehen.

> **Beispiel: Modelllernen**
>
> Die Therapeutin hatte versprochen, bestimmte Materialien zur nächsten Gruppe mitzubringen, und hat es vergessen. Sie geht offen damit um und erfindet keine Ausreden: „Ich möchte mich gleich zu Beginn dafür entschuldigen, dass ich meine Hausaufgaben nicht gemacht habe: Ich habe vergessen, die Materialien auszudrucken."

Modelllernen findet eigentlich laufend statt: Zum einen sind Therapeutinnen in der therapeutischen Beziehung Rollenmodelle für Kommunikation, zum anderen lernen Patientinnen vor allem auch von anderen Gruppenmitgliedern. Wenn Therapeutinnen beispielsweise wissen oder vermuten, dass eine der Teilnehmerinnen ein bestimmtes Zielverhalten bereits in ihrem Verhaltensrepertoire hat, können sie die Teilnehmerin im Rollenspiel bitten, dieses Verhalten zu zeigen. Eine andere Möglichkeit besteht darin, mehrere Teilnehmerinnen zu bitten, eigene Varianten vom Zielverhalten (nacheinander) zu spielen, und die Schlüsselpatientin wählt die für sie stimmigste Variante aus und übt sie im Anschluss.

Rollenspiele: Dos and Don'ts

Dos

- Erarbeiten Sie zu Beginn des Rollenspiels ein klares Ziel bzw. ein Verhaltensziel für die Protagonistinnen und Rollenspielteilnehmerinnen.
- Motivieren Sie die Teilnehmerinnen, an den Rollenspielen teilzunehmen. Zeigen Sie sich entschlossen.
- Betonen Sie, dass jeder aus der Gruppe selbst bestimmt, wieviel er von sich preisgeben will.
- Behalten Sie die Gruppe im Blick.
- Wenn Teilnehmerinnen sehr lange im Mittelpunkt stehen, halten Sie engen Kontakt zur Teilnehmerin und fragen gegebenenfalls, ob es ihr recht ist oder sie den Mittelpunkt lieber verlassen möchte.
- Planen Sie genug Zeit für die Auswertungsphase ein.
- Wenn eine Teilnehmerin im Rollenspiel blockiert oder nicht mehr weiterweiß, benennen Sie das offen, analysieren Sie das Problem oder schlagen (in Abhängigkeit der zur Verfügung stehenden Zeit) Problemlösungen vor. *Beispiel:* Eine Teilnehmerin schafft es trotz vorheriger Übung im Rollenspiel nicht, das Zielverhalten, mit den Kolleginnen zusammen zum Mittagessen zu gehen, umzusetzen. Im Rollenspiel bleibt sie trotz Soufflieren und Prompten blockiert. In der Problemanalyse sollte herausgearbeitet werden, wo die

Barrieren liegen, und durch leichtere Teilübungen (Shaping) und weiteres Prompten und Soufflieren dafür gesorgt werden, dass die Situation dennoch mit einem Erfolgserlebnis endet.

Don'ts

- Stellen Sie in der Auswertungsphase nicht die allgemeine Frage „Wie ging es Ihnen/dir?" Viele selbstunsichere oder kritische Patientinnen beginnen nach einer solchen Frage meist mit den vielen Punkten, die ihnen an ihrem Spiel oder ihrer Arbeit nicht gefallen haben. Oder sie betonen ganz offen, wie schlecht sie waren, und stellen vor allem ihre Fehler heraus. Stellen Sie stattdessen z. B. die Frage „Was haben Sie/hast du gut gemacht?" oder alternativ „Was ist Ihnen/dir gelungen?"
- Vermeiden Sie einen Mangel an Struktur.
- Lassen Sie nicht zielführendes Verhalten nicht zu lange laufen.

4.6 Kontraindikationen von Rollenspielen

Wenn wir mit extrem selbstunsicheren oder sozial ängstlichen Menschen arbeiten, ist es hilfreich, sich die Forschungsergebnisse diesbezüglich zu vergegenwärtigen: Bei einem Teil der Klientinnen scheint Gruppentherapie zunächst kontraindiziert oder zumindest nicht förderlich zu sein (Stangier, Heidenreich, Peitz, Lauterbach & Clark, 2003). Wenn die Angst nicht innerhalb von circa vier Sitzungen deutlich abnimmt, finden auch keine Lernprozesse statt. Bei einem Teil der Patientinnen, die an sozialen Ängsten leiden, besteht einfach ein Defizit an sozialen Fertigkeiten. Hilfreich ist hier ein gestuftes Vorgehen: Zunächst im Einzelsetting mit den Patientinnen Fertigkeiten erarbeiten und einüben, und die gruppentherapeutische Arbeit vorbereiten. Dann im Anschluss eine Kombinationsbehandlung bestehend aus Einzel- und Gruppentherapie durchführen.

4.7 Rollenspiele: Infoblatt

Infoblatt 1 **Rollenspiele**

Flashcard zur Durchführung von Rollenspielen

Schritte beim Durchführen von Rollenspielen:

- Die Übungssituation bestimmen.
- Situation grob schildern.
- Ort und Zeit des Rollenspiels festlegen.
- Was möchte die Teilnehmerin genau lernen?
- Rollenspielerinnen bestimmen (Rollenvergabe).
- Genau bestimmen, was gelernt bzw. geübt werden soll (verhaltensnah).
- Beobachterpositionen vergeben (Aufgaben der restlichen Gruppe).
- Bevor das Rollenspiel beginnt, nochmals Informationen zusammenfassen:
  - Welche Lösungsmöglichkeiten- bzw. Übungsmöglichkeiten wurden gemeinsam erarbeitet?
  - Kurze Erinnerung an individuell günstige Haltung, Mimik, Gestik, Stimmlage und Blickkontakt.
  - An relevante Sätze erinnern (Sätze wiederholen).
- Das Rollenspiel offiziell beginnen: „Sind Sie bereit?" bzw. „Seid ihr bereit?"
- Übungsphase, ggf. soufflieren, prompten, doppeln, spiegeln etc.
- Beendigung des Rollenspiels
- Auswertung des Rollenspiels

Für das Sharing sind Rückmelde- oder Feedbackregeln hilfreich. Dabei sollte ressourcenorientiert vorgegangen werden (zunächst Protagonistin, dann Mitspielerinnen):

- Was ist gelungen bzw. was hat geklappt?
- Wie habe ich mich in der Rolle gefühlt?
- War etwas anders als sonst?
- Was war interessant?
- Welche Handlungsalternativen sind denkbar?
- Welche alten oder bekannten Verhaltensmuster konnten beobachtet werden?
- Verbesserungsvorschlag: Was könnte man beim nächsten Mal besser machen?

Anschließend teilen die beobachtenden Teilnehmerinnen ihre Wahrnehmungen mit:

- Eigene Beobachtungen beschreiben bzw. eigene Gefühle äußern in Form einer ressourcenorientierten Rückmeldung (Was hat mir gut gefallen?) und erst danach kritische Rückmeldungen in Form von Verbesserungsvorschlägen geben.

Wichtig: Sorgen Sie für eine positive Lernerfahrung!

Beurteilen Sie gemeinsam, ob es einen weiteren Durchgang braucht, ob eine alternative Durchführung sinnvoll wäre oder ob noch etwas korrigiert bzw. geübt werden sollte.

5 Kommunikation, Pflege und Verbesserung der Qualität von Beziehungen

5.1 Einführung

Die Inhalte dieses Kapitels sind sehr umfangreich und zentral für das Training sozialer Kompetenz (TSK), da sie essenzielle Grundlagen für den Umgang mit sich selbst und anderen Menschen beschreiben. Es beinhaltet die Pflege von Beziehungen, die Bedeutung von Blickkontakt, verbale und nonverbale Kommunikation, Ausdruck von angenehmen und unangenehmen Gefühlen, Zuhören, Kritik äußern, Kritik annehmen können, Smalltalk und freie Kommunikation.

Mit sich und anderen zurechtzukommen ist wichtig, um gelingende soziale Netzwerke, soziale Gruppen und Beziehungen aufzubauen und zu pflegen. Diese gelten als wichtige gesundheitsfördernde und gesundheitserhaltende Faktoren (Berger & Gunia, 2019; McFarlane, 2002). Studien zeigen, dass soziale Netzwerke nicht nur psychisches Leid vermindern, sondern auch gesund halten und diese Wirkung sogar bei somatischen Erkrankungen haben (Berkman & Syme, 1979; House, Landis & Umberson, 1988; Holt-Lunstad, Smith & Layton, 2010).

In Familien und sozialen Netzen scheint das angemessene Äußern und Erkennen von Gefühlen sehr wichtig zu sein. Wenn die Beteiligten Schwierigkeiten mit funktionaler Kommunikation haben, können Konflikte zwischen Freundinnen und Familienmitgliedern manchmal schnell eskalieren. Insbesondere führen Abwertungen zu einem Aufbau von emotionaler Spannung, was häufig in einen inadäquaten Ausdruck eigener Gefühle mündet und bewirkt, dass das Gegenüber darauf invalidierend reagiert. Dadurch entsteht nicht selten ein Circulus vitiosus aus erhöhter emotionaler Spannung, Abwertungen, erneuter Steigerung der emotionalen Spannung, inadäquatem Ausdruck von Gefühlen, nicht wertschätzenden Reaktionen des Gegenübers, Erhöhung der eigenen emotionalen Spannung usw. (Fruzzetti, 2006).

Und wenn soziale Netzwerke so wesentlich für die psychische und körperliche Gesundheit sind, dann müssen wir uns im TSK selbstverständlich darum kümmern, wie man soziale Netzwerke aufbauen und pflegen kann. Insgesamt haben viele Menschen mit den unterschiedlichsten psychischen Störungen Probleme mit dem Wahrnehmen und Benennen ihrer Gedanken und Gefühle sowie mit deren Regulation – insbesondere in Beziehungen – und sie profitieren von einem Aufbau dieser Fertigkeiten. Nicht nur in der Therapie von Borderline-Persönlichkeitsstörungen wird insbesondere dem Training des Ausdrucks von Emotionen und Gefühlsregulation hohe Priorität eingeräumt (Bohus & Wolf-Arehult, 2013), sondern auch in der Therapie von schizophrenen und affektiven Störungen sowie von Störungen der emotionalen Überkontrolliertheit geht es um das angemessene Ausdrücken von Bedürfnissen und Gefühlen (Berger & Gunia, 2019; Schramm, 2019; Lynch, 2018; Guhn, Köhler & Brakemeier, 2019).

5.2 Didaktisches Vorgehen und Einsatz der Hausaufgaben sowie der Info- und Übungsblätter

Übergeordnetes Ziel: Ziel dieses Moduls ist, den Teilnehmerinnen durch Informationen, Übungen und Hausaufgaben Wissens- und Verhaltensstrategien zu vermitteln, die es ihnen ermöglichen, Kontakte, Bekanntschaften und Freundschaften zu beginnen, zu pflegen, aufrechtzuerhalten und zu verbessern. Durch Rollenspiele, die im Gruppensetting durchgeführt werden, sollen die Verhaltensstrategien schrittweise aufgebaut und verfeinert werden. Therapeutische Hausaufgaben sollen helfen, korrigierende Erfahrungen im sozialen Umfeld zu machen und die gelernten Strategien zu generalisieren und zu stabilisieren.

5.2.1 Grundlagen der Kommunikation

Im deutschsprachigen Raum wird – unserer Ansicht nach zurecht – in Psychotherapie und Beratung sehr oft Bezug auf die Theorien und Ideen von Friedemann Schulz von Thun (2010) genommen. Er gilt als wichtiger Wegbereiter der modernen Kommunikationstheorie, der vier wesentliche Aspekte der menschlichen Kommunikation herausgearbeitet hat: Die Sachebene, die Beziehungsebene, die Appellebene und die Selbstoffenbarungsebene. Diese Ebenen stellt Schulz von Thun in seinen Büchern als „vier Ohren" dar. Für die Grundlagen der Kommunikation erarbeiten wir deshalb mit den Patientinnen zunächst Wissen über die vier Seiten einer Nachricht anhand des Vier-Ohren-Modells von Schulz von Thun (z. B. 2010).

Im Anschluss vermitteln wir den Teilnehmerinnen Fertigkeiten, mit denen sie einschätzen können, ob der richtige Zeitpunkt für eine Kommunikation gegeben ist. Darüber hinaus lernen die Teilnehmerinnen, Gestik, Körperhaltung und Mimik mit dem Inhalt von gesendeten Botschaften zu synchronisieren.

Infoblatt 1: Das Kommunikationsmodell nach Schulz von Thun (2010)

Ziel: Die Teilnehmerinnen sollen das Kommunikationsmodell von Schulz von Thun verstehen und anwenden lernen.

Didaktik: Die Gruppentherapeutinnen teilen Infoblatt 1 aus (vgl. Seite 76 und Online-Materialien) oder erarbeiten das Modell gemeinsam mit den Teilnehmerinnen: Wir haben gute Erfahrungen damit gemacht, das Vier-Ohren-Modell bzw. die „vier Schnäbel" am Flipchart zu entwickeln. Hierzu können ggfs. auch die Abbildungen aus der Originalliteratur genutzt werden (Schulz von Thun, 2010). Nach diesem Modell werden die vier Ebenen der Kommunikation, je nachdem ob die sendende Person oder die Empfängerin der Botschaft gemeint ist, als „Schnäbel" und Ohren dargestellt. Aufgrund biografischer und/oder lerngeschichtlicher Faktoren haben manche Empfängerinnen einen Wahrnehmungsbias dahingehend, Botschaften verstärkt als Aufforderungen oder Angriffe wahrzunehmen, ohne dass dies von der sendenden Person so beabsichtigt war. Die Schnäbel oder Ohren werden aus diesem Grund in der Veranschaulichung unterschiedlich groß ausgestaltet. Dadurch sind Verzerrungen und Störungen in der Kommunikation gut darstellbar. Die Gruppentherapeutinnen verdeutlichen im Anschluss anhand eigener Beispiele oder anhand von Beispielen der Teilnehmerinnen die vier Ebenen der menschlichen Kommunikation und möglichen Wahrnehmungsverzerrungen. Für die Darstellung der Zusammenhänge am Flipchart kann sich an Abbildung 4 orientiert werden.

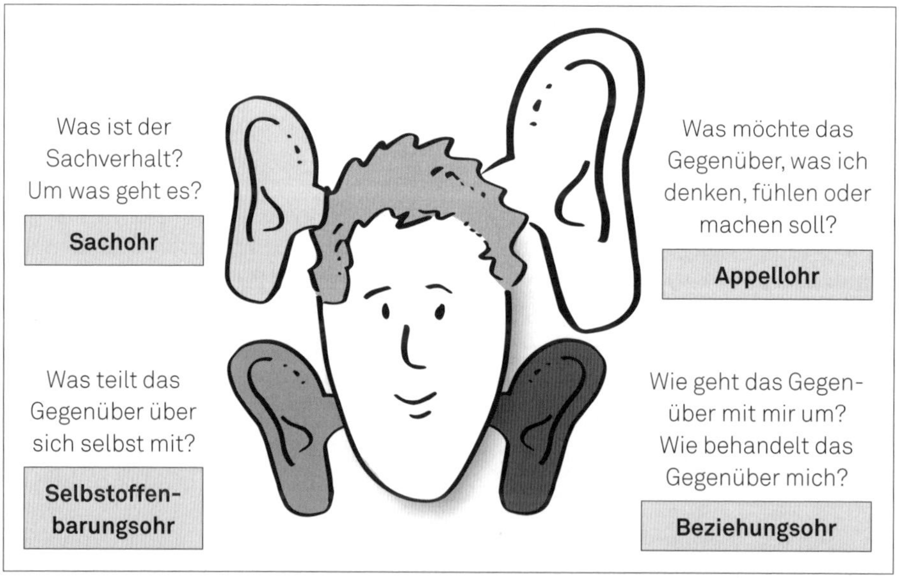

Abbildung 4: Der „vierohrige" Empfänger (in Anlehnung an Schulz von Thun, 2010; Illustration: Jennifer Sturm)

In Abbildung 4 ist das Appellohr stärker ausgebildet als die anderen Ohren. Wie wir im folgenden Beispiel sehen, hat die Empfängerin die Tendenz, Botschaften (z.B. „Die Briefumschläge sind alle.") als Aufforderung zu verstehen (vgl. hierzu Abbildung 5).

Als Übung für zu Hause wird die Hausaufgabe 1 (vgl. Seite 122 und Online-Materialien) gegeben und in der nächsten Sitzung nachbesprochen. Es geht darum, sich mit den vier Ebenen der Kommunikation vertraut zu machen.

5.2.2 Feinheiten und Kommunikationsfallen

Auf Senderseite ist es wichtig, sich der vier Ebenen der Kommunikation bewusst zu sein und die Botschaft klar und eindeutig zu vermitteln. Dafür ist es notwendig, Gestik, Mimik und Körperhaltung mit dem Inhalt der gesendeten Botschaft zu synchronisieren.

Auf der Empfängerseite ist es wichtig, die vier Ebenen der Kommunikation wahrzunehmen und sich darüber bewusst zu sein, dass man unter Umständen eine Wahrnehmungsverzerrung (Bias) hat. So fühlen sich Borderline-Patientinnen bei-

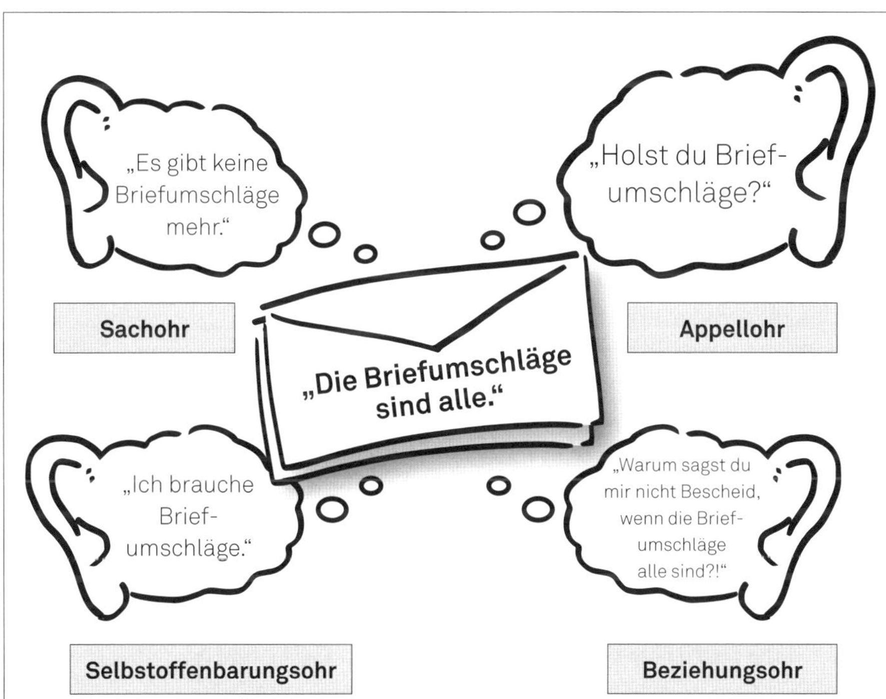

Abbildung 5: Vergrößertes Appellohr dargestellt an einem konkreten Beispiel (Illustration: Jennifer Sturm)

spielsweise oft abgelehnt, selbst wenn sie objektiv gesehen genauso fair behandelt werden wie alle anderen (Staebler, Helbing, Rosenbach & Renneberg, 2011). Menschen mit sozialer Phobie oder anderen Selbstwertproblemen leiden ebenfalls unter einer verzerrten Selbst- und Fremdwahrnehmung (z. B. Clark & Ehlers, 2002). Kommunikationsfallen die durch negative Selbstkonzepte, negative Meinungen und Bilder, die Senderin und Empfängerin voneinander haben, zustande kommen, werden in Kapitel 5.2.7 und 5.2.8 vertieft behandelt.

Infoblatt 2: Das Kommunikationsmodell nach Schulz von Thun (2010) – Fortführung

Ziele: Die Teilnehmerinnen sollen verstehen, an *welcher* Stelle der Kommunikation sich *welche* Fehler oder Kommunikationsbarrieren einschleichen können und wie man diese Fehler verhindern kann.

Didaktik: Die Gruppentherapeutinnen teilen Infoblatt 2 (vgl. Seite 78 und Online-Materialien) aus, und/oder entwerfen das Modell am Flipchart. Anhand des Modells tragen sie gemeinsam mit den Teilnehmerinnen mögliche Fehlerquellen zusammen.

Beispiele für mögliche Fehlerquellen auf Seiten der *sendenden Person:*
- Die Nachrichten werden inkongruent gesendet (der Inhalt stimmt nicht mit Gestik, Mimik, Körperhaltung usw. überein).
- Die Nachrichten sind ungenau „verschlüsselt", d. h. „verrauscht" (undeutlich formuliert oder gesprochen, widersprüchlich oder umständlich formuliert).

Beispiele für mögliche Fehlerquellen auf Seiten der *Empfängerin:*
- Die Empfängerin hat einen Entschlüsselungsbias (z. B. könnte sie bevorzugt auf dem Beziehungsohr empfangen und Nachrichten ungerechtfertigterweise häufig als Vorwurf interpretieren).
- Sie ist unkonzentriert.
- Sie fasst eine voreilige Meinung über die sendende Person.

Die Gruppenleiterinnen diskutieren mit den Teilnehmerinnen mögliche Fehlerquellen und fragen nach Beispielen der Teilnehmerinnen.

Als Übung für zu Hause wird die Hausaufgabe 2 (vgl. Seite 123 und Online-Materialien) gegeben und in der nächsten Sitzung nachbesprochen. Es geht darum, anhand eines Beispiels zu überprüfen, ob die Interpretation der vier Ebenen stimmig ist.

5.2.3 Die richtige Vorbereitung für ein Gespräch

Für ein gutes Gespräch oder eine gute Kommunikation ist es entscheidend, einen passenden Zeitpunkt zu finden. Wichtig ist aber nicht nur ein guter Zeitpunkt, sondern auch eine gute inhaltliche und emotionale Vorbereitung auf das Gespräch.

Infoblatt 3: Die richtigen Bedingungen für ein Gespräch schaffen

Ziele: Die Teilnehmerinnen sollen lernen, einzuschätzen, ob der gewählte Zeitpunkt für ein Gespräch günstig ist, ob die Gesprächspartnerin offen für ein Gespräch ist und Kapazitäten dafür hat. Außerdem sollen die Teilnehmerinnen lernen, sich inhaltlich und auch emotional auf ein Gespräch vorzubereiten.

Didaktik: Hier gibt es zwei Möglichkeiten des Vorgehens: (1) Die Gruppenleiterinnen tragen mit den Teilnehmerinnen wichtige Bedingungen am Flipchart zusammen und prüfen im Anschluss anhand des Infoblatts 3 (vgl. Seite 80 und Online-Materialien) gemeinsam, ob alle Bedingungen gefunden wurden (oder noch wichtige Punkte fehlen). (2) Alternativ teilen die Gruppenleiterinnen Infoblatt 3 aus und erarbeiten die Checkliste anhand der Beispiele der Teilnehmerinnen. Es kann hilfreich sein, in dieser Sitzung auch auf die Voraussetzungen für eine Kontaktaufnahme beim Kennenlernen zu verweisen (vgl. hierzu Infoblatt 5 des Moduls Kennenlernen auf Seite 162 und Online-Materialien).

Als Übung für zu Hause wird die Hausaufgabe 3 (vgl. Seite 124 und Online-Materialien) gegeben und in der nächsten Sitzung nachbesprochen. Die Teilnehmerinnen sollen üben, sich anhand einer Checkliste auf ein Gespräch vorzubereiten.

5.2.4 Blickkontakt

Wenn wir mit anderen Menschen sprechen, sehen wir sie an. Dadurch erfassen wir beim Gegenüber Gesichtszüge, Mimik und das Aussehen und bekommen darüber hinaus mehr oder weniger offene Hinweise auf die Gestimmtheit, die Absichten und die Persönlichkeit. Wir bevorzugen beim Blickkontakt eine bestimmte Dauer. Die Länge des direkten Blickkontaktes sagt auch etwas darüber aus, wie nah die Beziehung ist (oder war). Dauert der Blick zu lange, wird er schnell als aufdringlich oder bedrohlich empfunden. Ist er dagegen zu kurz, macht das entweder misstrauisch oder wirkt verunsichernd. Wir sind auch irritiert, wenn jemand schnell woanders hinsieht, und interpretieren dies als unsicher, desinteressiert, gelangweilt oder arrogant. Britische Forscher haben genauer untersucht, was eine optimale Dauer von Blickkontakt ist (Binetti, Harrison, Coutrot, Johnston & Mareschal, 2016). Ein „richtiger" oder optimaler Blickkontakt funktioniert auf komplexe und dynamische Art und Weise: Beim Sprechen zwischen zwei oder mehreren Menschen findet ein ausbalancierter Wechsel von direktem Anschauen und Wegschauen statt. Wie lange der direkte Blickkontakt dabei anhält, gibt Auskunft über unser Interesse und unsere Einstellung zum Gegenüber. Als Faustregel ergab sich aus obigem Experiment: Gut drei Sekunden sind optimal.

Infoblatt 4: Blickkontakt

Ziel: Die Teilnehmerinnen sollen lernen, dass man durch Blickkontakt Interesse oder auch Desinteresse ausdrücken und so das Gespräch steuern kann. Die Teilnehmerinnen erhalten grundlegende Informationen über Blickkontakt und lernen, Blickkontakt aufzunehmen und diesen im Gespräch zu halten, ohne ihr Gegenüber anzustarren.

Didaktik: Die Gruppenleiterinnen teilen Infoblatt 4 (vgl. Seite 81 und Online-Materialien) aus oder erarbeiten zunächst die Bedeutung von Blickkontakt anhand von Beispielen und Beiträgen der Teilnehmerinnen am Flipchart. Wir empfehlen zudem, in dieser Sitzung die Übung 2 zum Aufbau von Blickkontakt aus dem Modul Kennenlernen (vgl. Seite 172 und Online-Materialien) durchzuführen. Der Einsatz von Blickkontakt wird anhand eigener Beispiele der Teilnehmerinnen in Rollenspielen geübt und verfeinert.

Als Übung für zu Hause wird die Hausaufgabe 4 (vgl. Seite 125 und Online-Materialien) gegeben und in der nächsten Sitzung nachbesprochen. Die Teilnehmerinnen sollen üben, Blickkontakt aufzunehmen.

5.2.5 Gestik, Mimik und Körperhaltung

In einem Gespräch empfangen wir nicht nur verbale Hinweise, sondern wir lesen auch die Gestik, Mimik, Körperhaltung des Gegenübers. Durch non- oder paraverbale Parameter können wir Inhalte gewichten und/oder einer Botschaft Nachdruck verschaffen. Stimmen verbale und non- bzw. paraverbale Parameter nicht überein, kann das zu Kommunikationsschwierigkeiten führen.

Infoblatt 5: Gestik, Mimik und Körperhaltung

Ziel: Die Teilnehmerinnen sollen lernen, im Gespräch ihre Gefühle durch Körperhaltung, Gestik und Mimik zu unterstreichen und verbale und nonverbale Kommunikation zu synchronisieren.

Didaktik: Die Gruppenleiterinnen teilen Infoblatt 5 (vgl. Seite 82 und Online-Materialien) aus und/oder sammeln Diskussionsbeiträge der Teilnehmerinnen und erarbeiten die Merkmale passender Gestik, Mimik und Körperhaltung am Flipchart. Um Gestik, Mimik und Körperhaltung zu üben und zu verfeinern, schlagen wir Übung 1 (vgl. Seite 110 und Online-Materialien) und Rollenspiele mit eigenen Beispielen der Teilnehmerinnen vor.

Als Übung für zu Hause wird die Hausaufgabe 5 (vgl. Seite 126 und Online-Materialien) gegeben und in der nächsten Sitzung nachbesprochen. Die Teilnehmerinnen sollen auf Ihre Gestik, Mimik und Körperhaltung achten.

5.2.6 Was sind Gefühle und wofür sind sie gut?

Wie wir in der Einleitung dieses Moduls bereits beschrieben haben, wird in der Therapie ganz unterschiedlicher Störungen dem Training des Ausdrucks von Emotionen und der Gefühlsregulation hohe Priorität eingeräumt (Berger & Gunia, 2019; Bohus & Wolf-Arehult, 2013; Guhn et al., 2019; Lynch, 2018; Schramm, 2019). Gefühle informieren uns nicht nur über die Situation, in der wir uns gerade befinden, sondern motivieren uns zum Handeln, geben uns die Richtung des Handelns vor, melden uns Erfolg und Misserfolg unseres Verhaltens zurück und helfen uns, uns im sozialen Raum zu orientieren.

Infoblatt 6: Wofür sind Gefühle gut und welche verschiedenen Gefühle gibt es?

Ziel: Die Teilnehmerinnen sollen Bedeutsamkeit und Funktion von Gefühlen verstehen. Sie sollen dazu motiviert werden, Gefühle besser wahrzunehmen und zu regulieren. Zudem sollen sie lernen, zu verstehen, dass auch unangenehme Gefühle eine wichtige Funktion haben.

Didaktik: Die Gruppenleiterinnen tragen mit der Gruppe zusammen, welche Funktion Gefühle haben, und sammeln die Ideen am Flipchart. Da Teilnehmerinnen Gefühle oft nicht spontan benennen können, schlagen wir vor, im Gruppenraum sichtbar eine Sammlung von Gefühlen anzulegen, die im weiteren Verlauf fortwährend ergänzt werden kann. Das erleichtert den Teilnehmerinnen das Wiedererkennen und Benennen von Gefühlen. Im Anschluss teilen die Gruppenleiterinnen Infoblatt 6 (vgl. Seite 83 und Online-Materialien) aus und lassen den Teilnehmerinnen entweder allein etwas Zeit für die Durchführung der kleinen Übung oder lösen sie gemeinsam in der Gruppe.

Als Transferaufgaben werden die Hausaufgabe 5 (vgl. Seite 126 und Online-Materialien) und die Hausaufgabe 6 (vgl. Seite 127 und Online-Materialien) mitgegeben. Es geht darum, erneut auf Gestik, Mimik und Körperhaltung zu achten und jeden Tag ein Gefühl wahrzunehmen.

5.2.7 Wie Konflikte durch inadäquates Ausdrücken von Gefühlen eskalieren können

Wie in der Einleitung beschrieben, gehen wir bei der Entstehung von Selbstunsicherheit von einem biopsychosozialen Entstehungsmodell aus (vgl. Seite 19). Die Gruppenleiterinnen informieren über das Zusammenwirken verschiedener Faktoren.

Eine Vulnerabilität für selbstunsicheres Verhalten entsteht unserer Ansicht nach durch das Zusammenwirken biologischer Faktoren (z.B. Vererbung oder frühe physische Einflussfaktoren) und lebensgeschichtlicher Parameter (z. B. mangelnde Modelle für selbstsicheres Verhalten, mangelnde Förderung, Überbehütung oder Invalidierungen naher und/oder prägender Bezugspersonen). Diese Faktoren führen dazu, dass die Wissensbasis über soziale Situationen und Kompetenzen nur unzureichend ausgebildet wird. Hierdurch werden dysfunktionale selbstunsichere Grundannahmen oder auch sog. „Brücken" ausgeformt (z. B. „Ich kann es eh nicht.", „Ich bin nichts wert.", „Wenn sie mich erst richtig kennenlernen, werden sie mich ablehnen."). Diese Grundannahmen werden in zwischenmenschlichen Situationen aktiviert und aktivieren wiederum Selbst- und Fremdabwertungen, was dann in einer auslösenden Situation zu einer erhöhten emotionalen Spannung oder einer starken Hemmung führt. In der Folge kommt es zu einem unangemessenen oder (bei Hemmung) zu einem fehlenden Ausdruck von Gefühlen und Bedürfnissen. Hierauf wiederum reagiert die Umwelt vermutlich mit Unverständnis, es entstehen Missverständnisse oder Ablehnung, Invalidierungen oder Ablehnung der Wünsche und Bedürfnisse. Wie in einem Teufelskreis beeinflussen sich diese Faktoren jeweils gegenseitig negativ und schaukeln sich gegenseitig auf.

Wird nun eine Botschaft von der Empfängerin mit einer wie im Modell geschilderten Lerngeschichte als Angriff gewertet, kommt es bei ihr entweder zu einer erhöhten Spannung, die zu einer starken Ärger-Reaktion führen kann. Oder aber die Betroffene ist beispielsweise aus Angst, nicht mehr gemocht zu werden, emotional so stark gehemmt, dass es von außen gesehen zu keiner klar erkennbaren emotionalen Reaktion kommt. Beide Verhaltensweisen führen zu einer Kränkung des Gegenübers, welches nun wiederum seinerseits ungünstig reagiert. Dadurch kommt es zu einem emotionalen Aufschaukelungsprozess, der durch die Wiederholung gleichartiger Konflikte die emotionale Vulnerabilität der Betroffenen weiter erhöht. Andererseits leiden auch Kommunikationspartnerinnen unter diesen Konflikten, da sie das Verhalten der Betroffenen oft nicht nachvollziehen können und unter den manchmal schwer verstehbaren oder nicht gezeigten Emotionen leiden. Nach unserer Auffassung fehlen auf der Seite der sozial ängstlichen Menschen und gelegentlich auch auf der Seite der Kommunikationspartnerinnen sowohl Informationen über diesen Sachverhalt als auch geeignete Kommunikationsstrategien. Beides beeinflusst die Bewertung des Ereignisses, die Intensität und Qualität des ausgedrückten Gefühls und auch die Reaktion des Kommunikationspartners, was sich negativ auf den Aufschaukelungsprozess auswirkt. Dieser Zusammenhang wurde auch in Abbildung 1 auf Seite 19 dargestellt.

Infoblatt 7: Eskalation von Konflikten durch inadäquates Ausdrücken von Gefühlen

Ziel: Die Teilnehmerinnen sollen verstehen lernen, dass durch folgende Einflussfaktoren Missverständnisse oder Irritationen beim Gegenüber entstehen können:

- Eine zu hohe eigene Anspannung in der Gesprächssituation.
- Bewertungen im Sinne von Abwertungen.

- Nicht zur Situation passende Gefühle.
- In der Intensität zu stark ausgedrückte Gefühle.

Teilnehmerinnen sollen darüber hinaus verstehen lernen, dass das Gegenüber dadurch auch in Anspannung geraten und abwertend reagieren kann.

Didaktik: Die Gruppenleiterinnen teilen Infoblatt 7 (vgl. Seite 85 und Online-Materialien) aus und stellen das Modell von Fruzzetti vor. Wir schlagen vor, dass die Gruppenleiterinnen das Modell anhand von kurzen Fallvignetten illustrieren und verständlich machen. Zwei Beispiele finden sich auch auf dem Infoblatt. Die Gruppenleiterinnen arbeiten anhand eigener und von den Teilnehmerinnen eingebrachter Beispiele die zentrale Rolle von Bewertungen heraus.

Beispiel: Fallvignette Unpünktlichkeit

Ein Ehepaar verabredet sich zum Abendessen. Die Ehefrau bereitet das Essen vor, legt eine Tischdecke auf, zieht sich schön an, legt Musik auf usw. Der Ehemann verspätet sich um eine halbe Stunde (weil die U-Bahn in einem Tunnel halten musste). Die Ehefrau empfängt ihn, ohne nach dem Grund seiner Verspätung zu fragen, ärgerlich und beschimpft ihn: „Du bist unmöglich! Immer muss ich warten. Kannst du denn nicht mal pünktlich kommen." Der Ehemann fühlt sich unverstanden und reagiert seinerseits trotzig und ärgerlich: „Kannst du denn nicht erst mal fragen, was passiert ist?" Der Ehemann zieht sich hungrig in seinen Hobbyraum zurück.

Hintergrund der Reaktion der Ehefrau ist, dass sie in ihrer Jugend immer auf ihre Eltern warten musste, die sie später als verabredet von der Schule abgeholt hatten oder später als angekündigt nach Hause gekommen waren. Dadurch entstand bei ihr die Grundannahme „Immer bin ich die Blöde, die warten muss: Ich bin nicht wichtig". Der Ehemann wiederum hatte, um pünktlich nach Hause zu kommen, die Bitte seines Chefs um Überstunden abgelehnt, er hatte sogar Blumen für seine Ehefrau gekauft. Und dann blieb die U-Bahn im Tunnel stehen und er hatte keinen Handyempfang ...

Die Gruppenleiterinnen übertragen entweder ein Beispiel aus der Gruppe oder die dargestellte Fallvignette in das Modell.

Als Übung für zu Hause wird die Hausaufgabe 7 (vgl. Seite 128 und Online-Materialien) gegeben und in der nächsten Sitzung nachbesprochen. Es geht darum, einen Konflikt zu analysieren.

5.2.8 Primäre und sekundäre Gefühle

Wir unterscheiden in Anlehnung an Bohus und Wolf-Arehult (2013) primäre von sekundären Gefühlen. Primäre Gefühle sind Gefühle, die in ihrer Qualität zu einer gegebenen Situation passen. Sekundäre Gefühle sind durch lebensgeschichtlich entstandene Grundannahmen veränderte Gefühle, die nicht zur Situation passen. In der Fallvignette oben wäre z. B. die Sorge um den Ehemann und die Angst, dass ihm etwas passiert ist, das primäre Gefühl. In diesem Beispiel wird das primäre Gefühl durch die Grundannahme „Immer bin ich die Blöde, die warten muss: Ich bin nicht wichtig" in das sekundäre Gefühl Ärger transferiert.

Infoblatt 8: Primäre und sekundäre Gefühle, Infoblatt 9: Grundannahmen oder Glaubenssätze sowie Infoblatt 10: Strategien im Umgang mit nicht hilfreichen Grundannahmen oder Glaubenssätzen

Ziel: Die Teilnehmerinnen sollen primäre und sekundäre Gefühle erkennen und unterscheiden lernen.

Didaktik: Die Gruppenleiterinnen teilen das Infoblatt 8 (vgl. Seite 87 und Online-Materialien), das Infoblatt 9 (vgl. Seite 88 und Online-Materialien) sowie das Infoblatt 10 (vgl. Seite 89 und Online-Materialien) aus und erarbeiten zunächst das Modell der Entstehung sekundärer Gefühle anhand von Beispielen. Dazu können eigene Beispiele, Beispiele der Teilnehmerinnen oder das Beispiel von Infoblatt 7 benutzt werden. Die Ehefrau aus dem Beispiel auf dem Infoblatt 7 könnte ja z. B. in ihrer Jugend die Erfahrung gemacht haben, dass sie oft auf ihre Eltern warten musste, dass ihre Eltern sie oft vergessen hatten, von der Schule abzuholen usw. Dadurch könnte eine „Brücke" (oder ein Glaubenssatz) entstanden sein (z. B. „Immer werde ich vergessen." oder „Ich bin nicht wichtig."), die im aktuellen Beispiel das primäre Gefühl, also die Sorge um den Ehemann, in das sekundäre Gefühl Ärger transferiert.

Das Infoblatt 9 enthält einige bekannte Glaubenssätze, die Menschen mit Selbstwertproblemen haben können. Vertiefen Sie anhand des Infoblatts 9 im gemeinsamen Gespräch in der Gruppe das Verständnis für die Entstehung von Glaubenssätzen: Es bedarf ein wenig Geschick, die Grundannahmen der jeweiligen Patientinnen in einer Gruppe herauszuarbeiten. Es ist hilfreich, zu große Scham in der Gruppe zu umschiffen, und gerne ein etwas einfacheres Beispiel vorzubringen. Wir haben gute Erfahrungen damit gemacht, hier auch mit Selbstöffnung zu arbeiten, also beispielsweise davon zu berichten, dass man als angehende Therapeutin oft noch sehr aufgeregt war und befürchtet hat, den Vortrag nicht gut halten zu können oder Konflikte in Gruppensituationen nicht gut lösen zu können. Wenn Teilnehmerinnen parallel in Einzeltherapie sind, kann es hilfreich sein, an diese zu verweisen oder sich dort Unterstützung zu holen.

Die Gruppenleiterinnen vermitteln, dass Grundannahmen (Glaubenssätze/Brücken) über biografische Erfahrungen gelernt und ausgebildet wurden, und früher einmal sinnvoll waren, heute als dysfunktionale Glaubenssätze jedoch meist hinderlich sind. Für die Flexibilisierung und Bearbeitung der dysfunktionalen Grundannahmen greifen Sie auf Ihnen bekannte Methoden zurück oder verwenden unsere Vorschläge: Disputation mittels kognitiver Strategien (z. B. Pro-Contra-Liste) oder Anwendung von metakognitiven Techniken, wie z. B. die Gedanken vorbeiziehen zu lassen. Diese Strategie der dritten Welle der Verhaltenstherapie nennt man in der Dialektisch-Behavioralen Therapie (DBT) auch „Satellitenposition einnehmen“, in der achtsamkeitsorientierten Therapie der Depression „Decentering“ oder in der Akzeptanz- und Commitment-Therapie (ACT) „Defusion“.

Im Fokus dieser Techniken stehen im Gegensatz zur kognitiven Therapie nicht mehr die Inhalte der Gedanken und damit nicht das Umformulieren derselben, sondern die Akzeptanz der Gedanken und das Vorbeiziehen-Lassen dieser mentalen Ereignisse. Eine bekannte Übung ist „Blätter im Fluss“. Die Übung verdeutlicht sehr gut, wie das „Nicht-Anhaften“ oder „Loslassen“ gemeint ist: nämlich, eine offene Haltung jedem mentalen und körperlichen Ereignis gegenüber aufzubauen, ohne etwas analysieren oder bearbeiten zu wollen. Eine stark an John P. Forsyth und Georg Eifert (2010) angelehnte Übung finden Sie als Audiodatei auf der Homepage von Simone Saurgnani (www.praxis-saurgnani.de) sowie als Übung 2 (vgl. Seite 111 und Online-Materialien). Alternativ finden Sie auf www.metakognitivetherapie.de eine gesprochene Version des Aufmerksamkeitstrainings (ATT), das sich ebenfalls sehr gut für diese Zwecke eignet.

Da die Vermittlung dieser Fertigkeiten komplex ist, kann diese Einheit auch auf mehrere Sitzungen aufgeteilt werden. Als Übung für zu Hause werden die Hausaufgabe 8 (vgl. Seite 129 und Online-Materialien) und die Hausaufgabe 9 (vgl. Seite 130 und Online-Materialien) gegeben und in der nächsten Sitzung nachbesprochen. Die Teilnehmerinnen sollen primäre und sekundäre Gefühle am Beispiel eines Konflikts unterscheiden lernen sowie eigene Glaubenssätze untersuchen.

5.2.9 Erkennen und Ausdrücken von Gefühlen

Neben der Unterscheidung von primären und sekundären Gefühlen, ist es für Patientinnen auch wichtig, das Erkennen und Ausdrücken von Gefühlen zu erlernen. Für die Ehefrau in der Fallvignette auf Seite 61 hätte es z. B. hilfreich sein können, zu überprüfen, ob ihr Gefühl zur Situation passt, ob es in der Intensität stimmt und ob es zu langfristigen Zielen (Erhalt der Ehe) passt. Die Infoblätter 11 und 12 sollen dazu eine Hilfestellung geben. Diese Arbeitsblätter orientieren sich im Wesentlichen an den Skills VEINAHA und Hilfsskill aus dem Skillsmanual von Bohus und Wolf-Arehult (2013). Bezüglich weiterführender Ideen und Übungen verweisen wir gerne auf dieses Manual.

Infoblatt 11: Sechs Schritte im Erkennen und Äußern von Gefühlen sowie Infoblatt 12: Entscheidungsbaum Gefühle

Ziel: Die Teilnehmerinnen sollen günstige Situationen für das Ausdrücken von Gefühlen erkennen können. Sie sollen feststellen können, ob ein Gefühl in der Intensität passt, und sollen einschätzen lernen, mit welchen kurz- und langfristigen Konsequenzen unter Umständen zu rechnen ist. Die Teilnehmerinnen sollen lernen, wie sie die Qualität oder die Intensität eines Gefühls durch entgegengesetztes Handeln, Denken oder Wahrnehmen regulieren können. Sie sollen ihre Kenntnisse über primäre und sekundäre Gefühle vertiefen.

Didaktik: Die Gruppentherapeutinnen teilen das Infoblatt 11 (vgl. Seite 91 und Online-Materialien) und das Infoblatt 12 (vgl. Seite 92 und Online-Materialien) aus und diskutieren die sechs Schritte anhand von Beispielen der Teilnehmerinnen. Anhand eigener Beispiele der Teilnehmerinnen werden die Strategien in Rollenspielen in der Gruppe geübt. Das Erkennen und das Äußern von Gefühlen sind relativ komplexe Fertigkeiten, die unter Umständen zunächst Angst oder Überforderung auslösen. Die Gruppenleiterinnen vermitteln Zuversicht: Eigentlich üben doch alle Teilnehmerinnen täglich genau diese Fertigkeiten aus. Erarbeiten Sie das Thema anhand von kleinen alltäglichen Beispielen, die vermutlich alle kennen: So hat vermutlich jeder Mensch es schon einmal erlebt, morgens nach dem Klingeln des Weckers nicht aufstehen zu wollen, nicht zur Arbeit oder in die Schule gehen zu wollen. Dennoch finden wir einen Weg, mit diesen unangenehmen Empfindungen umzugehen, stehen auf und machen uns an unser Tageswerk.

Als Übung für zu Hause wird die Hausaufgabe 10 (vgl. Seite 131 und Online-Materialien) sowie die Hausaufgabe 11 (vgl. Seite 132 und Online-Materialien) gegeben und in der nächsten Sitzung nachbesprochen. Es geht darum, das Ausdrücken von Gefühlen zu üben.

5.2.10 Bedürfnisse und Gefühle durch Ich-Botschaften äußern

Ich-Botschaften sind deutliche Aussagen darüber, wie sich die sendende Person im gegenwärtigen Augenblick fühlt oder was ihr im Moment wichtig ist. Sie enthalten eine Selbstöffnung. „Saubere“ Ich-Botschaften nach Gordon (2012) sind für den Empfänger nicht bedrohlich, weil sie weder Wertung, Schuldzuweisung noch Anordnungen enthalten. Ursprünglich hatte Gordon (2012) diese Strategien in seinem Buch *Familienkonferenz* für die Kommunikation zwischen Eltern und ihren Kindern entwickelt. Allerdings sind alle Ideen sehr gut ebenso auf die Kommunikation in anderen sozialen Kontexten übertragbar. Ein Beispiel für eine solche Ich-Botschaft ist: „Ich hatte einen langen Tag und kann mich nicht mehr auf ein schwieriges Thema konzentrieren“ (Botschaft über das eigene Befinden).

Bei Wenn-dann-Aussagen ist es wichtig, eventuelle Konsequenzen für die sendende Person und deren Gefühle/Bedürfnisse auszudrücken (z.B. „Wenn du mit mir sprichst und parallel auf deinem Handy Nachrichten liest, habe ich Angst, dass du wichtige Teile unseres Gesprächs nicht mitbekommst und mir das später mehr Arbeit macht. Außerdem kränkt es mich, weil du mir keine ungeteilte Aufmerksamkeit schenkst."). Ich-Botschaften lenken also den Fokus auf eigene Gefühle und Bedürfnisse, und nicht auf den Gesprächspartner. Es ist ein bedeutsamer Unterschied, wenn ich jemandem mitteile, was ich selbst bei seinem Verhalten empfinde, anstatt ihn zu beschuldigen, mich verletzt zu haben.

Gerade bei selbstunsicheren Menschen werden hier Ängste und Befürchtungen aktiviert, abgelehnt, nicht gemocht oder invalidiert zu werden. Aufgrund ihrer Biografie (und leider auch oft aufgrund ihrer aktuellen häuslichen oder partnerschaftlichen Situation) sind diese Befürchtungen nachvollziehbar. Wenn wir Beziehungen mit Aufrichtigkeit, Offenheit und Vertrautheit anstreben, müssen wir uns zeigen, wie wir (im Moment) sind. Und einer von zwei Beteiligten muss damit im Gespräch anfangen.

Die sendende Person einer „aufrichtigen" Ich-Botschaft gibt sich zu erkennen, öffnet sich, wird authentisch. „Er sagt dem anderen, dass er ein Mensch ist, fähig, verletzt, in Verlegenheit gebracht, geängstigt, enttäuscht, böse oder entmutigt usw." zu werden (Gordon 2012, S. 150).

Die Haltung ist oft ungewohnt, da wir dafür sowohl gegenüber unseren eigenen Gefühlen und Bedürfnissen offen sein müssen als auch gegenüber den Gefühlen und Bedürfnissen des Kommunikationspartners.

Infoblatt 13: Ich-Botschaften

Ziel: Die Teilnehmerinnen sollen die Form von Ich-Botschaften kennenlernen. Sie sollen Ich-Botschaften formulieren lernen und deren Nutzen erkennen können.

Didaktik: Die Gruppentherapeutinnen verteilen Infoblatt 13 (vgl. Seite 93 und Online-Materialien) und stellen die Ich-Botschaften vor. Sie zeigen anhand von Beispielen und Anekdoten, dass der Lohn bei Ich-Botschaften im Allgemeinen das Risiko wert ist. Sie zeigen, dass die sendende Person einer ehrlichen Ich-Botschaft zwar „das Risiko eingeht", dass das Gegenüber sie authentisch sehen und wahrnehmen kann, wie sie in Wirklichkeit ist, dass sich diese Art der Selbstoffenbarung allerdings lohnt.

Die Gruppentherapeutinnen verdeutlichen, dass Ich-Botschaften sich zunächst noch künstlich anfühlen können, sie im Alltag aber extrem hilfreich sind. Sie verdeutlichen, dass Ich-Botschaften mit steigender Übung und im Maß, wie sie sich in den eigenen Sprachduktus einfügen, flüssiger werden und weniger künstlich wirken.

Führen Sie zudem in der Gruppe die Übung 3 (vgl. Seite 113 und Online-Materialien) und die Übung 4 (vgl. Seite 114 und Online-Materialien) durch.

Als Übung für zu Hause wird die Hausaufgabe 12 (vgl. Seite 133 und Online-Materialien) gegeben und in der nächsten Sitzung nachbesprochen. Die Teilnehmerinnen sollen üben, Ich-Botschaften zu senden.

Infoblatt 14: Möglichkeiten des Einsatzes von Ich-Botschaften

Ziel: Die Teilnehmerinnen sollen Möglichkeiten der Anwendung von Ich-Botschaften kennenlernen. Sie sollen lernen, sich zu überwinden im Alltag unangenehme Gefühle, Wünsche oder Bedürfnisse mithilfe von Ich-Botschaften auszudrücken.

Didaktik: Die Gruppentherapeutinnen diskutieren anhand des Infoblattes 14 (vgl. Seite 94 und Online-Materialien) die Möglichkeiten, Ich-Botschaften im Alltag einzusetzen. Das kann anhand eigener Beispiele oder anhand von Beispielen der Teilnehmerinnen geschehen. Beispiele, die von den Teilnehmerinnen eingebracht werden, werden in Rollenspielen geübt und verfeinert.

Als Übung für zu Hause kann zur Vertiefung des Themas Ich-Botschaften die Hausaufgabe 12 (vgl. Seite 133 und Online-Materialien) erneut gegeben und in der nächsten Sitzung nachbesprochen werden.

Infoblatt 15: Was sollte bei der Anwendung von Ich-Botschaften beachtet werden?

Ziel: Die Teilnehmerinnen sollen typische Fehler bei der Formulierung von Ich-Botschaften kennenlernen und vermeiden lernen.

Didaktik: Die Gruppentherapeutinnen demonstrieren anhand des Infoblattes 15 (vgl. Seite 95 und Online-Materialien) typische Fehler bei der Formulierung von Ich-Botschaften oder leiten diese Fehler aus den Beispielen und Situationen der Teilnehmerinnen ab.

Als Übung für zu Hause wird die Hausaufgabe 12 (vgl. Seite 133 und Online-Materialien) erneut gegeben und in der nächsten Sitzung nachbesprochen.

Infoblatt 16: Verkleidete Ich-Botschaften (Du-Botschaften)

Ziel: Die Teilnehmerinnen sollen versteckte Du-Botschaften erkennen und umformulieren lernen.

Didaktik: Die Gruppentherapeutinnen vermitteln anhand der Beispiele des Infoblattes 16 (vgl. Seite 96 und Online-Materialien) oder anhand von Beispielen der Teilnehmerinnen typische Du-Botschaften und formulieren gemeinsam mit den Teilnehmerinnen diese Du-Botschaften in Ich-Botschaften um.

Als Übung für zu Hause wird die Hausaufgabe 12 (vgl. Seite 133 und Online-Materialien) erneut gegeben und in der nächsten Sitzung nachbesprochen.

Infoblatt 17: Durch Ich-Botschaften positive Gefühle ausdrücken

Ziel: Häufig ist auch das Äußern von angenehmen Gefühlen oder positiven Aspekten schambesetzt oder es fehlen die Fertigkeiten, angemessen positive Aspekte zu äußern. Die Teilnehmerinnen sollen positive Aspekte von Situationen und Verhaltensweisen erkennen und kommunizieren lernen. Sie sollen lernen, Komplimente und angenehme Gefühle durch Ich-Botschaften zu kommunizieren.

Didaktik: Die Gruppentherapeutinnen vermitteln anhand des Infoblattes 17 (vgl. Seite 97 und Online-Materialien) oder anhand von Beispielen der Teilnehmerinnen, wie man positive Aspekte der Situation und wie man positive Gefühle durch Ich-Botschaften mitteilen kann.

Als Übung für zu Hause wird die Hausaufgabe 13 (vgl. Seite 134 und Online-Materialien) gegeben und in der nächsten Sitzung nachbesprochen. Durch Ich-Botschaften sollen positive Gefühle ausgedrückt werden.

Infoblatt 18: Kommunikationskiller

Ziel: Die Teilnehmerinnen sollen typische Kommunikationskiller kennenlernen.

Didaktik: Das Infoblatt 18 (vgl. Seite 98 und Online-Materialien) stellt verschiedene Kommunikationsstrategien und Kommunikationskiller dar. Im Rahmen zwischenmenschlicher Kommunikation können einige der auf dem Infoblatt 18 dargestellten „Fehler" natürlich auch einmal angemessen und richtig, also dann keine Fehler sein. Die Kommunikationsstrategien können in bestimmten sozialen Kontexten sinnvoll und üblich sein: Eine Armee ist z. B. ohne Befehle nicht denkbar, die Polizei muss androhen oder ermahnen können, die Pastorin predigt und moralisiert, in der Psychotherapie werden Ratschläge gegeben und Vorschläge gemacht. Anhand des Infoblattes 18 und anhand von Beispielen der Teilnehmerinnen diskutieren die Gruppenleiterinnen, wann und in welchem Kontext die „,Fehler" auf dem Infoblatt 18 keine Fehler, sondern sinnvoll sind, und wann sie Beziehungen beschädigen können und daher vermieden werden sollten.

Als Übung für zu Hause wird erneut die Hausaufgabe 12 (vgl. Seite 133 und Online-Materialien) gegeben und in der nächsten Sitzung nachbesprochen. Die Teil nehmerinnen sollen weiterhin üben, Ich-Botschaften zu senden.

5.2.11 Validieren

Beziehungen lassen sich pflegen, indem man das Gegenüber, dessen Verhalten, dessen Gefühle, Wünsche oder Bedürfnisse validiert. Validieren bedeutet, die andere Person oder das, was die andere Person macht, sagt, denkt oder fühlt nachzuvollziehen, ernst zu nehmen und zu respektieren, selbst dann, wenn man anderer Meinung ist. Validieren bedeutet also nicht, die Meinung der anderen Person zu übernehmen oder gut zu finden. Validieren ist ein aktiver Vorgang, der von außen wahrnehmbar ist (Bohus & Wolf-Arehult, 2013).

Hilfreich beim Validieren sind auch die Regeln des aktiven Zuhörens (Berger & Gunia 2019, vgl. Infoblatt 21 im Modul Kommunikation). Das aktive Zuhören wurde von Rogers (1985) im Rahmen der Gesprächspsychotherapie entwickelt, ist zum größeren Teil mit Validierung identisch bzw. lässt sich hervorragend in das Thema Validierung integrieren.

Infoblatt 19: Wie kann man validieren und Infoblatt 20: Was kann man validieren

Ziel: Ziel ist, die Teilnehmerinnen zu befähigen, sich in andere Personen hineinversetzen zu können, die Welt aus der Sicht des Gegenübers sehen zu lernen und diese Sicht zu spiegeln, ohne diese Sicht unbedingt gut finden oder übernehmen zu müssen.

Didaktik: Um die Teilnehmerinnen für die Sicht des Gegenübers zu sensibilisieren, führen die Therapeutinnen anhand des Infoblattes 19 (vgl. Seite 99 und Online-Materialien) und des Infoblattes 20 (vgl. Seite 100 und Online-Materialien) in das Thema Validierung ein. Um die Teilnehmerinnen für das Erkennen von Gefühlen und Bedürfnissen zu sensibilisieren, leiten die Gruppentherapeutinnen zudem die Übung 5 (vgl. Seite 115 und Online-Materialien) und die Übung 6 (vgl. Seite 116 und Online-Materialien) an.

Als Übung für zu Hause werden die Hausaufgabe 14 (vgl. Seite 135 und Online-Materialien) und die Hausaufgabe 15 (vgl. Seite 136 und Online-Materialien) gegeben und in der nächsten Sitzung nachbesprochen. Die Teilnehmerinnen sollen üben, zu validieren.

Infoblatt 21: Aktives Zuhören

Ziel: Die Teilnehmerinnen sollen mit den Regeln des aktiven Zuhörens vertraut gemacht und befähigt werden, diese anzuwenden.

Didaktik: Die Gruppentherapeutinnen stellen die Regeln des aktiven Zuhörens anhand des Infoblattes 21 (vgl. Seite 101 und Online-Materialien) vor. Alternativ kann eine Gruppenleiterin auch ein Gespräch mit der Co-Therapeutin oder mit einer Teilnehmerin führen und sich von den anderen Teilnehmerinnen dabei „erwischen" lassen, dass sie Fehler macht. Anhand der Fehler können die Regeln des aktiven Zuhörens am Flipchart abgeleitet werden. Sollten Sie sich dafür entscheiden, diese Übung mit einer Teilnehmerin zu durchzuführen, empfehlen wir, die Teilnehmerin vorher darauf hinzuweisen, dass unter Umständen unangenehme

Gefühle entstehen können. Anschließend kann die Übung 7 in der Kleingruppe angeleitet und nachbesprochen werden.

Als Übung für zu Hause wird die Hausaufgabe 16 (vgl. Seite 137 und Online-Materialien) gegeben und in der nächsten Sitzung nachbesprochen. Es geht darum, aktives Zuhören zu üben.

5.2.12 Umgang mit Kritik

Das Validieren und/oder aktive Zuhören kann auch im Umgang mit Kritik eingesetzt werden. Falls man sich von anderen Menschen verbal angegriffen fühlt oder tatsächlich kritisiert wird, hilft Validieren oder aktives Zuhören oft dabei, Zeit zu gewinnen und durch die gewonnene Zeit, die eigene Spannung abzubauen. Die „gewonnene Zeit" kann dazu genutzt werden, sich eine Antwort zu überlegen, die die Situation nicht zum Eskalieren bringt. Diese Strategie ist sowohl im beruflichen als auch im privaten Kontext sehr nützlich. Sie kann in Konfliktsituationen in der Ehe, in der Familie, mit Arbeitskolleginnen, mit der Chefin, aber auch mit Kundinnen angewendet werden. Für Konfliktgespräche eignet sich eine Kombination aus Validieren und Äußern von Gefühlen (Ich-Botschaften).

Infoblatt 2: Kommunikationsmodell nach Schulz von Thun (2010) – Fortführung

Ziel: Die Teilnehmerinnen sollen lernen, angemessen auf Kritik und mit weniger Angst in Kritiksituationen zu reagieren.

Didaktik: Die Gruppentherapeutinnen nutzen das bereits bekannte Infoblatt 2 über die vier Ebenen der Kommunikation (vgl. Seite 78 und Online-Materialien), um dieses Mal zu verdeutlichen, dass eine der vier Ebenen der Kommunikation manchmal ausgeprägter ist als die anderen drei Ebenen. Wenn das „Beziehungsohr" größer ist als die anderen drei Ohren, fühlt man sich schneller angegriffen oder interpretiert Dinge als Angriff, die nicht als Angriff gemeint waren. Zudem wird in der Gruppe die Übung 8 zum Umgang mit Kritik (vgl. Seite 118 und Online-Materialien) angeleitet und nachbesprochen.

Als Übung für zu Hause wird die Hausaufgabe 17 (vgl. Seite 138 und Online-Materialien) gegeben und in der nächsten Sitzung nachbesprochen. Die Teilnehmerinnen sollen lernen, Kritik mit angemessenen Validierungsstrategien und aktivem Zuhören zu begegnen.

5.2.13 Das Johari-Fenster – Umgang mit Kritik

Im Sinne eines Reframings von Kritik kann es nützlich sein, das sogenannte Johari-Fenster vorzustellen: Durch das Johari-Fenster kann verdeutlicht werden, dass Kritik nicht zwangsläufig negativ ist, sondern dabei hilft, uns nicht bewusste Anteile unserer Persönlichkeit und unseres Verhaltens bewusst zu machen. Die amerikanischen Sozialpsychologen Joseph Luft und Harry Ingham haben 1955 das Johari-Fenster entwickelt, dabei wurden die Vornamen der beiden Autoren für die Namensgebung herangezogen (Luft & Ingham, 1955).

Im Johari-Fenster werden die Anteile dessen dargestellt, was eine Person über sich selbst weiß und was sie nicht weiß, außerdem, was andere über diese Person wissen und was sie nicht wissen. Der „blinde Fleck" ist der Bereich einer Person, den sie selbst nicht kennt, den aber andere Personen kennen. Ein „blinder Fleck" könnte z. B. sein, dass eine Person anderen immer ins Wort fällt. Mithilfe des Johari-Fensters kann verdeutlicht werden, dass vor allem durch Kritik und Rückmeldung durch andere Personen der „blinde Fleck" und der unbewusste Anteil kleiner wird sowie der Anteil dessen, was eine Person über sich selbst weiß, größer wird. Das Johari-Fenster passt in mehrfacher Hinsicht sehr gut in ein Training sozialer Kompetenzen: Neben dem Reframing von Kritik zu Entwicklungsmöglichkeiten lässt sich auch darstellen, dass sich durch die Anwendung sozialer Fertigkeiten der private oder unbekannte Anteil verkleinern lässt – beispielsweise, indem man sich getraut, Fehler oder Schwächen zuzugeben. Ein kleinerer „unbekannter/blinder Bereich" führt zu mehr Authentizität.

Infoblatt 22: Das Johari-Fenster und Infoblatt 23: Das Johari-Fenster – Fortführung

Ziel: Den Teilnehmerinnen soll ermöglicht werden, Kritik nicht zwangsläufig als etwas Schreckliches oder sehr Angstbesetztes zu bewerten, sondern auch als Möglichkeit, zu wachsen oder sich zu entwickeln bzw. mehr über sich selbst zu erfahren.

Didaktik: Anhand von Infoblatt 22 (vgl. Seite 102 und Online-Materialien) wird das Johari-Fenster erläutert: Im Fenster wird dargestellt, was eine Person über sich selbst weiß bzw. nicht weiß, und zudem, was andere Personen über diese Person wissen bzw. nicht wissen. Der „blinde Fleck" einer Person ist also derjenige Bereich, den sie selbst nicht kennt bzw. der ihr selbst nicht bewusst ist, den jedoch andere Personen kennen (z. B. anderen immer ins Wort fallen). Die Gruppenleiterinnen verdeutlichen mithilfe des Johari-Fensters, dass vor allem durch Kritik und Rückmeldungen anderer Personen der „blinde Fleck" kleiner und der Anteil dessen, was man über sich selbst weiß, größer werden kann, was ja positiv ist. Mithilfe des Infoblattes 23 (vgl. Seite 103 und Online-Materialien) können Gruppenleiterinnen verdeutlichen, dass Rückmeldungen bzw. Kritik notwendig sind, um unseren „blinden Fleck" zu verkleinern. Sie machen deutlich, wie Kritik zu Veränderungen des individuellen Johari-Fensters führen kann.

Als Übung für zu Hause wird die Hausaufgabe 18 (vgl. Seite 139 und Online-Materialien) gegeben und in der nächsten Sitzung nachbesprochen. Es geht darum, eigene blinde Flecke zu erkennen.

5.2.14 Freie Kommunikation

Unter „freier Kommunikation“ verstehen wir alle Gespräche, die im Alltag ohne explizite Zielsetzung zustande kommen, aber auch Gespräche in der Freizeit mit Freundinnen oder Bekannten. Diese Gespräche sollten mit einer gewissen Leichtigkeit geführt werden. Doch auch bei freier Kommunikation gibt es gewisse Grundregeln: Nämlich, dass man sich gegenseitig zuhört, sich nicht unterbricht, bei einem Thema bleibt, nachfragt, Monologe vermeidet usw. Je mehr gemeinsame Interessen man hat, umso mehr kann man sich erzählen. Wie beim Smalltalk (vgl. Kapitel 6) sind typische Themen Familie, Beruf, gemeinsame Hobbys oder Urlaub. Anders als beim Smalltalk unterhält man sich allerdings bei dieser Form von Gesprächen eher länger, bleibt in der Regel bei einem Thema und die Themen sind für die Gesprächspartnerinnen nicht ohne Bedeutung. Im Vorteil sind diejenigen, die viele Interessen haben.

Infoblatt 24: Freie Kommunikation und Infoblatt 25: Freie Kommunikation – Checkliste

Ziel: Die Teilnehmerinnen sollen lernen, in privaten und beruflichen Kontexten Gespräche zu führen, die für beide Seiten interessant sind und über Smalltalk hinausgehen.

Didaktik: Die Gruppentherapeutinnen stellen mithilfe des Infoblattes 24 (vgl. Seite 104 und Online-Materialien) und des Infoblattes 25 (vgl. Seite 105 und Online-Materialien) einige Tipps und Hinweise vor, die bei einer freien Kommunikation hilfreich sind. Da Teilnehmerinnen häufig davon überzeugt sind, dass sie keine interessanten Themen zu berichten haben, empfiehlt sich bei dieser Übung die Instruktion, doch bitte „uninteressante Dinge interessant zu erzählen“.

Die Gruppentherapeutinnen leiten die Übung 9 (vgl. Seite 119 und Online-Materialien) an und besprechen sie in der Gruppe nach. Häufig zeigen sich die Teilnehmerinnen bei der Nachbesprechung davon überrascht, dass es doch erzählenswerte Ereignisse gab.

Als Übung für zu Hause wird die Hausaufgabe 19 (vgl. Seite 140 und Online-Materialien) gegeben und in der nächsten Sitzung nachbesprochen. Freie Kommunikation soll geübt werden.

5.2.15 Achtsamkeit in der Beziehung oder Pflege von Beziehungen

Fruzzetti und Iverson sehen Achtsamkeit in der Beziehung als Basis und als Möglichkeit, Beziehungen zu verbessern (Fruzzetti, 2006; Fruzzetti & Iverson, 2004). Ohne auf die philosophischen Wurzeln und Diskurse hier eingehen zu können, wollen wir einige der Vorschläge von Alan Fruzzetti zu Achtsamkeit in der Beziehung hier gewinnbringend nutzen. In jeder zwischenmenschlichen Situation – und natürlich damit auch in Beziehungen – beeinflusst das eigene Denken, Fühlen und Handeln das Denken, Fühlen und Handeln des Gegenübers und umgekehrt. In der Kommunikation mit einem Familienmitglied, einer Freundin oder einer Arbeitskollegin bedeutet dies: „Was du denkst, fühlst oder tust, beeinflusst, was ich denke, fühle oder tue. Und was ich denke, fühle oder tue, beeinflusst das, was du denkst, fühlst und tust."

Infoblatt 26: Pflege von Beziehungen (Achtsamkeit in der Beziehung)

Ziel: Achtsames Wahrnehmen. Zentral für dieses Ziel ist, die Qualität und die Verbundenheit in Beziehungen dadurch zu fördern, dass man sich seiner langfristigen Beziehungsziele bewusst wird (z. B. dass man in 5 Jahren noch verheiratet sein möchte) und dass man spürt, wie es dem Gegenüber gerade jetzt im Augenblick und auch generell in der Beziehung geht.

Didaktik: Die Gruppentherapeutinnen sammeln mithilfe eines Brainstormings in der Gruppe Ideen, wie man eine Beziehung verbessern kann, und notieren alle Ideen am Flipchart. Sie diskutieren anhand des Infoblattes 26 (vgl. Seite 106 und Online-Materialien) Möglichkeiten, Verbundenheit in einer Beziehung wahrzunehmen.

Weiterhin leiten Sie Übung 10 (vgl. Seite 120 und Online-Materialien) an und besprechen die Übung anschließend nach. In der Nachbesprechung wird in der Regel deutlich, dass die Teilnehmerinnen Verbundenheit mit der Person auf dem Bild spüren, ohne dass das vorher in der Anleitung ausdrücklich instruiert wurde.

Infoblatt 27: Aktive und passive Aktivitäten zur Pflege von Beziehungen

Ziel: Aktiv Verbundenheit herstellen. Die Teilnehmerinnen sollen Fertigkeiten und Haltungen kennenlernen, mit deren Hilfe sich Verbundenheit in einer Beziehung durch gemeinsame Aktivitäten, durch passives und durch interaktives Zusammensein aufbauen bzw. aufrechterhalten lässt.

Didaktik: Die Gruppentherapeutinnen sammeln durch Brainstorming in der Gruppe und anhand des Infoblattes 27 (vgl. Seite 107 und Online-Materialien) Ideen, wie man durch gemeinsame aktive und passive Aktivitäten eine Beziehung verbessern und Verbundenheit herstellen kann und notieren alle Ideen am Flipchart.

Als Übungen für zu Hause wird eine Auswahl aus den Hausaufgaben 20 bis 24 (vgl. Seite 141 bis Seite 145 und Online-Materialien) gegeben und in der nächsten Sitzung nachbesprochen. Bei allen Übungen geht es um Achtsamkeit in der Beziehung bzw. um die Pflege von Beziehungen.

5.2.16 Exkurs: Tango als Achtsamkeit in der Beziehung

Hans Gunia benutzt in seinen Workshops auch den Tango Argentino zur Übung von Achtsamkeit in der Beziehung (Gunia & Quiroga Murcia, 2017). Da im Tango viele Sinne wie Hören, Sehen oder Spüren angesprochen werden, eignet er sich sehr gut für Achtsamkeitsübungen. Darüber hinaus benötigen wir, wie wir später noch sehen werden, zum Tanzen von Tango sehr viel Achtsamkeit, wenn wir etwa als Herr die Dame sicher durch den Raum führen, darauf achten, dass sie nirgendwo anstößt, oder wenn wir achtsam wahrnehmen, auf welchem Fuß sie gerade steht usw. Zwischen Tango Argentino und Achtsamkeit besteht also eine Wechselwirkung, die wir vielfach auch therapeutisch in Paar-, Familien- oder Angehörigengruppen nutzen können. In Workshops legen wir oft zwei Tangostücke auf und bitten die Teilnehmerinnen, sich paarweise an den Schultern anzufassen, im Rhythmus der Musik und entgegen dem Uhrzeigersinn in einer Runde durch den Raum zu gehen und achtsam bei ihrer Partnerin zu sein („Achtsamkeit auf die Partnerin"). Nacheinander geben die Trainerinnen die Instruktion, auf sich selbst zu achten, auf die Partnerin zu achten oder auf die Beziehung zu achten. Machen die Teilnehmerinnen zu ausladende Tanzbewegungen, sind sie nicht in ihrer Achse oder missachten den Abstand, den die Partnerin haben möchte, geben die Trainerinnen, wenn von den Teilnehmerinnen erwünscht, Hilfestellung. Bei Bedarf zeigen die Workshopleiterinnen nacheinander, Achtsamkeit auf sich selbst, Achtsamkeit auf die Partnerin, Achtsamkeit in der Beziehung und Achtsamkeit auf die Musik. Die Teilnehmerinnen versuchen, herauszufinden, wo die Führende gerade mit ihrer Achtsamkeit ist.

Übung 11: Achtsamkeit in der Beziehung durch Tango

Ziel: Die Lernenden sollen durch den Tanz und durch die gemeinsame Bewegung im Raum wahrnehmen, ob ihre Achtsamkeit im Moment bei sich selbst, bei der Partnerin oder in der Beziehung ist.

Didaktik: Die Gruppentherapeutinnen stellen Musik bereit und führen die Übung vor. Eine genauere Kenntnis von Schritten oder Figuren ist bei dieser Übung nicht unbedingt erforderlich. Falls auf Seiten der Teilnehmerinnen Interesse für eine Tanzübung besteht, kann eine der Gruppentherapeutinnen Übung 11 (vgl. Seite 121 und Online-Materialien) anleiten und anschließend mit den Teilnehmerinnen diskutieren.

5.2.17 Konflikte in der Familie, in Freundschaften oder generell in Beziehungen

Falls es zu Konflikten kommen sollte, braucht es natürlich Strategien, um aus dem Konflikt wieder auszusteigen. Strategien zum Ausstieg aus Konflikten sollen auf Basis des bisher Gelernten gemeinsam erarbeitet werden.

Infoblatt 28: Ausstieg aus Konflikten

Ziel: Die Teilnehmerinnen sollen lernen, wie sie aus Konflikten aussteigen können.

Didaktik: Die Gruppentherapeutinnen fragen die Teilnehmerinnen, welche der bisher besprochenen Strategien im Konfliktfall eingesetzt werden können. Bei Bedarf kann zusätzlich Infoblatt 28 (vgl. Seite 108 und Online-Materialien) mit den Teilnehmerinnen besprochen werden.

5.2.18 Wie kommt es, dass Menschen sich immer in bestimmten Momenten trennen?

Zu Beginn einer Liebesbeziehung sind wir meist Feuer und Flamme, wir können an nichts anderes denken, möchten am liebsten Tag und Nacht mit der anderen Person verbringen. Allerdings müssen wir auch arbeiten gehen und uns um unseren Lebensunterhalt kümmern etc. Die Begeisterung zu Beginn einer Beziehung ist wahrscheinlich notwendig, um dazu bereit zu sein, sich um Nachwuchs zu kümmern und die Beziehung langfristig zu festigen. Im Verlauf einer Beziehung kommen jedoch auch andere Aufgaben auf die Partnerschaft zu. In dem Maß, in dem das „Feuer" abnimmt, nehmen andere Dinge wie Vertrauen, das Gefühl der Sicherheit etc. zu. Diese Dinge benötigen wir, um Kinder zu erziehen, ein Haus zu bauen, Sicherheit für die Familie herzustellen.

Infoblatt 29: Warum trennen sich manche Menschen immer zu bestimmten Zeitpunkten im Verlauf der Beziehung?

Ziel: Die Teilnehmerinnen sollen lernen, dass in verschiedenen Phasen einer Beziehung verschiedene Strategien zur Pflege der Beziehung benötigt werden und dass verschiedene Phasen einer Beziehung mit verschiedenen Gefühlen verbunden sind. Die Teilnehmerinnen sollen eine Akzeptanz dafür entwickeln, dass es normal ist, dass Menschen sich mal inniger und mal weniger eng verbunden fühlen.

Didaktik: Die Gruppentherapeutinnen demonstrieren anhand des Infoblattes 29 (vgl. Seite 109 und Online-Materialien), dass Menschen zu verschiedenen Zeiten einer Beziehung verschiedene Haltungen und verschiedene Gefühle benötigen: Zu Beginn einer Beziehung sind Gefühle wie Verliebtsein und Leidenschaft notwendig, um eine Beziehung überhaupt „anzuzünden". In einer späteren Phase werden Gefühle wie Vertrauen, Sicherheit und Liebe benötigt. Die Gruppentherapeutinnen versuchen zu verdeutlichen, dass ein Nachlassen des „Feuers" in einer bestimmten Phase nachvollziehbar ist und nicht automatisch bedeutet, dass man sich nicht mehr liebt, sondern dass es in dieser Phase der Beziehung andere Gefühle benötigt, um eine langfristige Partnerschaft zu ermöglichen.

Letztlich ist dieser Prozess bedingt auch auf freundschaftliche Beziehungen übertragbar: Wir sind uns in Freundschaften vermutlich nicht durchgängig und immer gleich nah und vertraut oder einer Meinung. Auch Freundschaften verändern und wandeln sich.

5.3 Modul Kommunikation: Infoblätter, Übungen und Hausaufgaben

Infoblatt 1 (Seite 1/2) **Kommunikation**

Das Kommunikationsmodell nach Schulz von Thun (2010)

Nach Shannon und Weaver (1998) beinhaltet jede Kommunikation eine Senderin, eine Nachricht und eine Empfängerin. Die Nachricht wird von der sendenden Person verschlüsselt und von der Empfängerin wieder entschlüsselt. Nach Schulz von Thun (2010) beinhaltet jede Nachricht vier Ebenen, nämlich die Sachebene, die Selbstoffenbarungsebene, eine Appellebene und die Beziehungsebene (vgl. die folgende Grafik).

Das Kommunikationsmodell nach Schulz von Thun (2010)

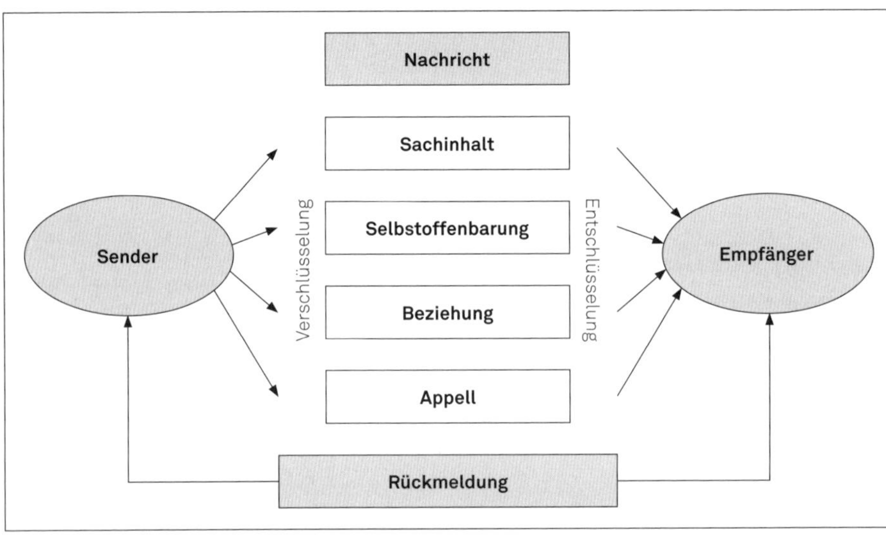

Jede Nachricht, die die sendende Person „verschickt", enthält somit Informationen auf verschiedenen Ebenen:

- Auf der *Sachebene* teilt die sendende Person der Empfängerin eine Sachinformation mit, z.B., wenn die sendende Person und die Empfängerin gemeinsam in einem Auto sitzen, die sendende Person Beifahrerin ist und mitteilt, dass die Ampel rot ist.
- Auf der *Selbstoffenbarungsebene* gibt die Beifahrerin zu verstehen, dass die Ampel rot ist und sie befürchtet, dass die Fahrerin dies übersehen hat.
- Auf der *Beziehungsebene* drückt die sendende Person durch Gestik, Mimik, Tonfall usw. aus, wie sie zur Fahrerin (also zur Empfängerin der Nachricht) steht, also im Sinne von: „Ich mag dich und deshalb getraue ich mich, dich darauf hinzuweisen/dir das zu sagen."
- Auf der *Appellebene* drückt sie aus, was sie von der Fahrerin möchte, nämlich, dass sie langsamer fährt und vor der roten Ampel anhält.

Infoblatt 1 (Seite 2/2) **Kommunikation**

Das Kommunikationsmodell nach Schulz von Thun (2010)

Auf der Empfängerseite gilt es, diese vier Ebenen auch zu verstehen, nämlich:

- den Sachinhalt,
- das, was die sendende Person über sich selbst mitteilt,
- wahrzunehmen, wie die sendende Person zum einen die Empfängerin, zum anderen die Beziehung zwischen beiden sieht und
- zu verstehen, was die sendende Person von der Empfängerin möchte.

Literatur

Shannon, C. E. & Weaver, W. (1998). *Mathematical Theory of Communication.* Urbana-Champaign: University of Illinois Press.

Schulz von Thun, F. (2010). *Miteinander reden 1: Störungen und Klärungen: Allgemeine Psychologie der Kommunikation.* Hamburg: Rowohlt.

Infoblatt 2 (Seite 1/2) Kommunikation

Das Kommunikationsmodell nach Schulz von Thun (2010) – Fortführung

Die vier Ebenen der menschlichen Kommunikation (in Anlehnung an Schulz von Thun, 2010; Illustration: Jennifer Sturm)

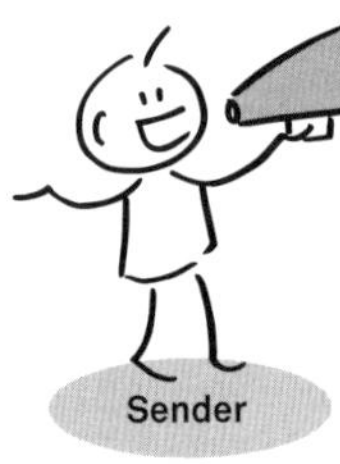

Die vier Seiten der menschlichen Kommunikation

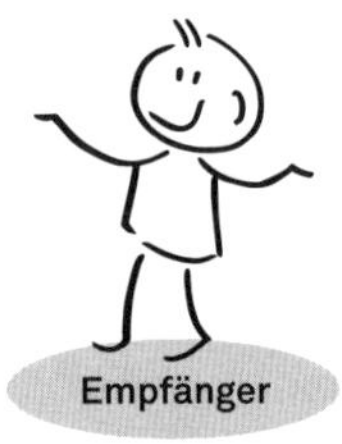

Sender		Empfänger
Teilt Sachinformationen mit.	**Sachinhalt**	Will Sachverhalte verstehen.
Teilt etwas von sich selbst mit.	**Selbstoffenbarung**	Beurteilt den Sender, schätzt den Sender ein.
Drückt aus, wie er zum Empfänger steht.	**Beziehungshinweis**	Erlebt, wie der Sender ihn sieht, was er von ihm hält.
Versucht, Einfluss auf das Gegenüber zu nehmen und etwas beim Empfänger zu erreichen. Er übermittelt z. B. Wünsche, Appelle oder Handlungsanweisungen.	**Appell**	Fragt sich, was der Sender von ihm will, was er denken, fühlen oder tun soll.

Kommunikation kann an verschiedenen Stellen sehr fehlerbehaftet sein:

- Die sendende Person kann verbal und nonverbal unterschiedliche Dinge ausdrücken (inkongruente oder auseinanderstrebende Nachrichten).
- Die Nachricht kann ungenau verschlüsselt („verrauscht“) sein (undeutlich gesprochen, widersprüchlich oder umständlich formuliert sein usw.).

Auf Empfängerseite kann es genauso viele Fehlerquellen geben:

- Die Empfängerin kann verzerrt hören (einen Entschlüsselungsbias haben), z. B. könnte sie bevorzugt auf dem Beziehungsohr empfangen und eine Nachricht beispielsweise ungerechtfertigterweise oft als Vorwurf interpretieren usw.
- Die Empfängerin hört unkonzentriert zu.
- Eine voreilige Meinung über die sendende Person kann zu Empfangsfehlern führen.

In sozialen Kontakten ist es deshalb sehr wichtig, sich sprachlich präzise auszudrücken, die vier Ebenen der Kommunikation zu kennen und zu bedenken und Sprache mit Gestik, Mimik, Körperhaltung, Tonfall, Lautstärke, Stimmhöhe usw. in Übereinstimmung zu bringen. Auf der Empfängerseite ist es wichtig, die vier Ebenen der Kommunikation wahrzunehmen und sich darüber bewusst zu sein, dass man unter Umständen einen Wahrnehmungsbias hat.

Infoblatt 2 (Seite 2/2) Kommunikation

Das Kommunikationsmodell nach Schulz von Thun (2010) – Fortführung

Darüber hinaus ist in sozialen Kontexten wichtig, darauf zu achten, dass der Zeitpunkt günstig ist, dass die potenzielle Empfängerin der Information überhaupt in der Lage ist, die Nachricht zu empfangen, dass sie willens ist, die Nachricht zu empfangen, und dass die Gelegenheit passt (und sie beispielsweise nicht mit anderen „wichtigeren" Dingen beschäftigt ist). So könnte es z. B. ungünstig sein, wenn die Ehefrau mit ihrem Ehemann über ihren Tag bei der Arbeit sprechen möchte, er aber gerade an seiner Steuererklärung sitzt. Die Empfängerin sollte umgekehrt die Nachricht empfangen können und sich beim Empfangen der Nachricht auf die sendende Person konzentrieren und sich nicht etwa durch eine SMS ablenken lassen.

Literatur

Schulz von Thun, F. (2010). *Miteinander reden 1: Störungen und Klärungen: Allgemeine Psychologie der Kommunikation.* Reinbek bei Hamburg: Rowohlt.

Infoblatt 3 — Kommunikation

Die richtigen Bedingungen für ein Gespräch schaffen

Damit Kommunikation gelingen kann, sind neben den vier Ebenen der menschlichen Kommunikation zeitliche, emotionale und Umgebungsbedingungen wichtig. Oftmals prüft man diese Bedingungen automatisch und unbewusst. Bei zwischenmenschlichen Schwierigkeiten oder vor wichtigen Gesprächen ist es sinnvoll, die nachfolgende Checkliste durchzugehen.

Checkliste: Die richtigen Bedingungen für ein Gespräch prüfen und herstellen

Ist die andere Person bereit für ein Gespräch?	→	Ggf. nachfragen, wann ein günstiger Zeitpunkt ist.
Ist die andere Person durch eine Arbeit abgelenkt oder in Gedanken mit Problemen beschäftigt?	→	Ggf. nachfragen, wann ein günstiger Zeitpunkt ist.
Hat die andere Person Zeit für ein Gespräch?	→	Ggf. nachfragen, wann ein günstiger Zeitpunkt ist.
Bin ich mit der anderen Person allein im Raum oder sind andere Personen anwesend?	→	Wenn andere im Raum sind: Prüfen, ob das, was besprochen werden soll, in Anwesenheit anderer besprochen werden kann oder ob es besser wäre, um einen Gesprächstermin unter vier Augen zu bitten.
Möchte ich mit der anderen Person einen Smalltalk haben oder ein ernsthaftes Gespräch führen?	→	Wenn ein ernstes Gespräch geführt werden soll: Die andere Person um einen passenden Zeitpunkt für ein Gespräch bitten.
Möchte ich, dass die andere Person nur zuhört oder möchte ich Lösungsideen?	→	Genau äußern, was man will, zum Beispiel: „Sei mir nicht böse, aber ich möchte keine Lösungsideen, sondern dass du zuhörst."
Bin ich selbst für ein Gespräch gut vorbereitet? Weiß ich, was ich mitteilen will und mit welchem Ziel?	→	Ggf. das geplante Gespräch nochmal aufschieben und sich vorbereiten oder klar mitteilen, dass man etwas noch nicht zu Ende gedacht hat.
Bin ich in der emotionalen Verfassung, ein Gespräch zu führen?	→	Wenn nicht: Das Gespräch besser verschieben und Gefühle regulieren.
Ist meine eigene Anspannung möglicherweise zu hoch?	→	Bei zu hoher Anspannung bzw. Stress: Besser erst Stress und/oder Anspannung reduzieren.
Bin ich in der Lage, den Inhalt meiner Botschaft klar, deutlich und passend zu meiner Gestik, Mimik und Körperhaltung zu vermitteln?	→	Falls Übereinstimmung der einzelnen Punkte noch nicht gelingt: Im Rollenspiel oder mit einer Freundin üben.

Infoblatt 4 **Kommunikation**

Blickkontakt

Warum ist Blickkontakt wichtig?

Blickkontakt ist ein wichtiger Bestandteil der nonverbalen Kommunikation, der Mimik. Über Blickkontakt kann man Nähe oder Intimität zu anderen herstellen oder Grenzen setzen, indem man sich abwendet.

Durch Blickkontakt geben wir zu erkennen, dass wir Interesse an der anderen Person haben, ihr zuhören. Durch Blickkontakt kann man das Gegenüber in einem Gespräch ermuntern, mehr zu berichten, sich mehr zu öffnen oder positiv zu reagieren. Die Länge des direkten Blickkontaktes sagt auch etwas darüber aus, wie nah die Beziehung ist oder war.

Was bedeutet ein fehlender Blickkontakt?

Fehlender Blickkontakt wird oft als Desinteresse oder Arroganz interpretiert. Das Gegenüber bekommt keine Rückmeldung über seine Wirkung. Fehlender Blickkontakt kann häufig auch als Unsicherheit, Angst oder Schüchternheit und Unbeholfenheit interpretiert werden.

Und was passiert, wenn man andere Menschen zu lange anschaut? Dauert der Blick zu lange, wird er schnell als aufdringlich oder bedrohlich empfunden.

Britische Forscher haben genauer untersucht, was eine optimale Dauer von Blickkontakt ist (Binetti, Harrison, Coutrot, Johnston & Mareschal, 2016). Ein „richtiger" oder optimaler Blickkontakt funktioniert wie ein Tanz: Beim Sprechen zwischen zwei oder mehreren Menschen findet ein ständiger Wechsel von gegenseitigem Anschauen und Wegschauen statt. Als Faustregel ergab sich aus dem Experiment der Forschergruppe: Gut drei Sekunden Blickkontakt sind optimal.

Literatur

Binetti, N., Harrison, C., Coutrot, A., Johnston, A. & Mareschal, I. (2016). Pupil dilation as an index of preferred mutual gaze duration. *Royal Society Open Science, 3*(7), 160086.

Infoblatt 5 — Kommunikation

Gestik, Mimik und Körperhaltung

Generell ist es wichtig, durch Gestik, Mimik und Körperhaltung das zu unterstreichen, was man verbal ausdrücken will. Darüber hinaus sollten Gestik, Mimik und Körperhaltung zu dem passen, was man gerade mit Worten ausdrückt.

Merkmale von Gestik, Mimik und Körperhaltung sind:

- *Stellung des Kopfes:* gerade, nach vorn, nach unten oder zur Seite geneigt.
- *Blick:* offen, leicht lächelnd oder angespannt.
- *Körperhaltung:* aufrecht oder die Schultern nach unten gezogen, leichte Spannung oder völlig ohne Spannung, offen oder verschlossen.
- *Gesicht:* entspannt oder angespannt.
- *Mimik:* starr, leicht lächelnd oder zum ausgedrückten Gefühl passend.
- *Hände und Arme:* an den Körper angelehnt oder mit Gestik die Kommunikation unterstreichend.

Diese Aufzählung ist nicht erschöpfend. Und die eben genannten Merkmale sind als Dimension zu verstehen, auf der man sich je nach dem Gesprächsinhalt und ausgedrücktem Gefühl bewegen kann.

Wenn ich einer Person mein Interesse zeigen will, ist es hilfreich, wenn ich mich ihr zuwende, eine offene Körperhaltung einnehme und mein Blick Interesse und Offenheit signalisiert. Lächeln, Kopfnicken und ein zustimmendes „Hm, hm!“ unterstützen diese Haltung.

Wenn ich mich abgrenzen möchte, ist eine eher verschlossene Haltung unterstützend, ein klarer, eher dominanter Blick oder aber ein ablehnender Blick, je nachdem, was vonnöten ist.

Infoblatt 6 (Seite 1/2) Kommunikation

Wofür sind Gefühle gut und welche verschiedenen Gefühle gibt es?

Gefühle sind Reaktionen auf innere oder äußere Ereignisse oder Situationen. Wir können ein Gefühl entwickeln, wenn wir uns an etwas erinnern oder über etwas nachdenken (wenn wir uns etwa an ein schönes Konzert erinnern), oder Gefühle entstehen in und durch zwischenmenschliche Situationen oder als Reaktion beispielsweise auf die Natur (wenn wir etwa schöne Landschaften betrachten). Nicht selten kann auch ein Geruch ein Gefühl auslösen, meist durch eine damit verknüpfte Situation in der Vergangenheit (wenn etwa der Geruch frisch gemähten Grases an angenehme Situationen in der Kindheit erinnert), aber auch einfach deswegen, weil man den Geruch entweder mag oder verabscheut.

Gefühle sind komplexe Reaktionen, die oft mit nicht bewussten, lebensgeschichtlich entstandenen Grundannahmen, Kognitionen und Bewertungen assoziiert sind. Je nachdem, welche Erfahrungen man in der Vergangenheit gemacht hat und welche Bewertungsmuster aktiv werden, entsteht bei verschiedenen Menschen in ein und derselben Situation ein komplett anderes Gefühl.

Beispiel

Eine Frau steht nachts um halb zwölf an einer Bushaltestelle, als ein Mann auf sie zukommt und mit einem 100-Euro-Schein winkt.

Welche Gefühle könnten bei der Frau entstehen? Bitte tragen Sie in den folgenden Zeilen die jeweiligen Gefühle ein, die zu den angeführten Gedanken passen.

Wenn die Frau denkt, ...	..., bekommt sie vermutlich folgendes Gefühl.
„Oh nein, Hilfe, was will der denn?!“	____________
„Glaubt der im Ernst, ich kann um diese Uhrzeit einen so großen Schein wechseln?“	____________
„Hm, er sieht gut aus, dann arbeite ich jetzt doch noch mal.“	____________
„Das ist aber nett, der will mir 100 Euro schenken!“	____________
„Denkt er, ich bin eine Prostituierte?!“	____________

Wie Sie sehen, können komplett andere Gefühle entstehen, je nachdem, wie die Situation bewertet wird.

Wofür sind nun Gefühle gut?

Gefühle haben eine ganze Menge Aufgaben: Sie geben uns Orientierung und zeigen uns, wie es uns mit einer Sache oder einer Situation oder mit anderen Menschen geht. Sie helfen uns, Entscheidungen vorzubereiten und bieten Schutz. Wir teilen Gefühle in angenehme und unangenehme Gefühle ein. Es gibt deutlich mehr unangenehme Gefühle, schlicht deswegen, weil sie unser Überleben sichern. Gefühle von Angst schützen uns vor Gefahr, Scham schützt davor, ausgeschlossen zu werden, Ärger hilft uns, Ziele zu erreichen, Schuld sorgt dafür, dass ich Dinge wieder gut mache, wenn ich Fehler gemacht habe, und Trauer hilft, sich von etwas zu verabschieden.

Infoblatt 6 (Seite 2/2) **Kommunikation**

Wofür sind Gefühle gut und welche verschiedenen Gefühle gibt es?

Gefühle sind aber auch für andere Menschen wichtig: Diese können erkennen (wenn ich meine Gefühle denn zeige), wie es mir geht. Gefühle kommunizieren also meine Stimmung auch an andere. So dient Ärger etwa dazu, Grenzen zu setzen, Verliebtheit dazu, Nähe zu suchen usw.

Gefühle können auch entstehen, wenn Bedürfnisse erfüllt sind (dann hat man angenehme Gefühle) oder wenn Bedürfnisse nicht erfüllt werden (dann hat man unangenehme Gefühle).

Angenehme und unangenehme Gefühle

Angenehme Gefühle, die auftreten, wenn Bedürfnisse erfüllt sind: Man empfindet Zuneigung, Zufriedenheit, Liebe, Sympathie, Freude; man fühlt sich lustvoll, fröhlich, berührt, gerührt, dankbar, energiegeladen, erfüllt, erleichtert, erstaunt, hoffnungsvoll, inspiriert, optimistisch, zuversichtlich, stolz, vertrauensvoll, wohl, glücklich, angeregt.

Unangenehme Gefühle, die auftreten, wenn Bedürfnisse nicht erfüllt sind: Man empfindet Angst, Bammel, Panik, Abneigung, Antipathie, Hass, Niedergeschlagenheit, Verzweiflung, Genervtheit, Unzufriedenheit, Hilflosigkeit, Traurigkeit, Ärger, Wut, Scham, Verlegenheit, Verwirrung, Widerwille; man fühlt sich bekümmert, besorgt, einsam, entmutigt, enttäuscht, frustriert, gereizt, ohnmächtig, hoffnungslos, nervös, unbehaglich, ungeduldig, gekränkt.

Infoblatt 7 (Seite 1/2) Kommunikation

Eskalation von Konflikten durch inadäquates Ausdrücken von Gefühlen

Nach dem Modell von Fruzzetti und Shenk (2008) leiden Betroffene unter einer biologisch bedingten Verletzlichkeit, die sich in Überempfindlichkeit oder Hemmungen in bestimmten Hirngebieten äußern kann (emotionale Vulnerabilität). Diese Prozesse laufen vor allem im limbischen System ab, das für die Verarbeitung von Gefühlen zuständig ist.

Transaktionales Modell zur Entstehung von fehlender sozialer Kompetenz (modifiziert nach Fruzzetti & Shenk 2008)

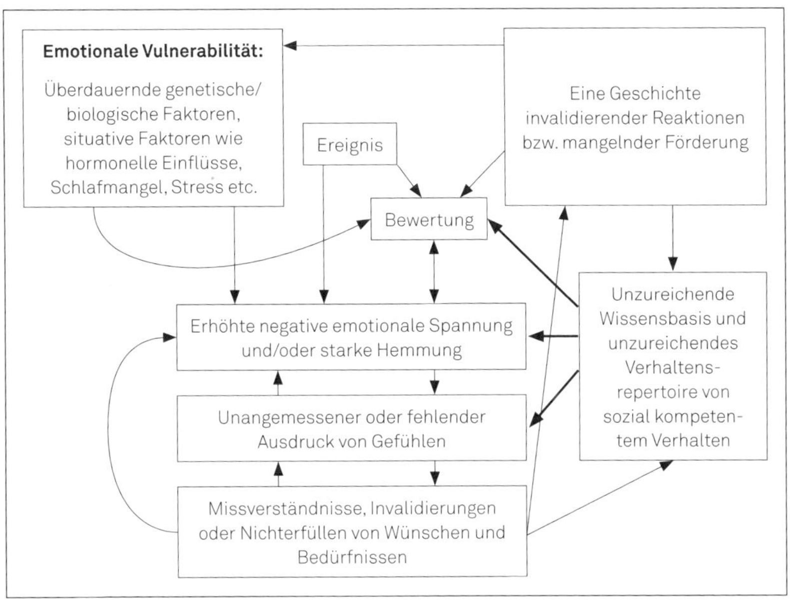

Auf dem Boden dieser biologisch bedingten Verletzlichkeit entsteht erhöhte emotionale Spannung oder Hemmung vor allem durch Bewertungen (im Sinne von Abwertungen) von Ereignissen. Diese Abwertungen entstehen meistens aus einer lebensgeschichtlichen Erfahrung von häufigen Bestrafungen oder auch dem Ignorieren von Wünschen und Gefühlen durch wichtige Bezugspersonen (eine Geschichte invalidierender Reaktionen). Eine Geschichte invalidierender Erfahrungen verhindert darüber hinaus den Aufbau von sozial kompetentem Verhalten und Wissen über zwischenmenschliche Zusammenhänge. Wenn Betroffene durch ein überempfindliches und/oder gehemmtes limbisches System und bedingt durch eine invalidierende Lebensgeschichte gelernt haben, sich selbst und ihre Umgebung stark abzuwerten, entstehen bei ihnen – gemäß diesem Modell – in sozialen Situationen Zustände hoher emotionaler Anspannung und/oder Hemmung. Dies führt dazu, dass Verhalten, das in der Situation angemessen und nützlich ist, oder Gefühle, die zur Situation passen und hilfreich sind, nicht gezeigt werden können. In der Wissensbasis, die durch frühere lebensgeschichtlich bedingte soziale Erfahrungen aufgebaut ist, sind sozial kompetente Strategien und kognitives und emotionales Wissen über soziale Situationen abgelegt. Sind soziale Fertigkeiten nicht ausreichend (in der Wissensbasis) vorhanden oder werden Handlungsimpulse durch Abwertungen oder biologische Prozesse gehemmt, kann sozial kompetentes Verhalten nicht gezeigt werden. Das macht es wiederum

Infoblatt 7 (Seite 2/2) **Kommunikation**

Eskalation von Konflikten durch inadäquates Ausdrücken von Gefühlen

der sozialen Umgebung (Familienangehörigen, Freunden usw.) schwer, emotional angemessen zu reagieren. Die soziale Umwelt reagiert ihrerseits im Anschluss entweder mit einem Anstieg von Spannung und/oder ignoriert Wünsche und Bedürfnisse, da diese vom Betroffenen nicht sichtbar geäußert wurden. Diese Reaktion des Gegenübers ergänzt wiederum die Geschichte fortwährender invalidierender Reaktionen (Wünsche, Gefühle und Bedürfnisse werden nicht ernst genommen) und so schließt sich der Kreis.

Beispiel 1: Frau M.

Frau M. ist bei einem Geburtstag eingeladen und sitzt mit den Gästen am Kaffeetisch. Sie zeigt keinen Blickkontakt, getraut sich nicht, sich an den Gesprächen zu beteiligen oder andere Gäste anzusprechen. Hintergrund ist, dass Frau M. in ihrer Herkunftsfamilie gelernt hat, sich möglichst unauffällig zu verhalten, und ihr von ihren Eltern vermittelt wurde, sie sei dumm und habe gefälligst den Mund zu halten. Sie durfte als Kind keine Freundinnen mit nach Hause bringen und hatte wenig Gelegenheit, sozial kompetentes Verhalten zu lernen. In der aktuellen Situation kann Frau M. deshalb nicht auf gelernte Strategien zurückgreifen. Darüber hinaus werden alte Denkmuster (z. B. „Ich bin dumm.") aktiv und hemmen den Impuls, sich am Gespräch zu beteiligen und etwas von sich preiszugeben.

Beispiel 2: Frau H.

Frau H. redet in der Therapiestunde nur in kurzen Sätzen und spricht abwertend über Vorschläge des Therapeuten. Der Therapeut reagiert irritiert, da er das Verhalten der Patientin als feindselig interpretiert und spricht die Patientin auf ihr Verhalten an. Die Patientin ist ihrerseits irritiert, da sie sich der Wirkung nicht bewusst ist. Hintergrund ist, dass Frau H. wegen eines sehr strengen einengenden Erziehungsstils der Eltern an keinen Freizeitaktivitäten wie Partys, Ausflüge oder Treffen mit Freundinnen teilnehmen durfte. Sie war deswegen oft wütend und gleichzeitig hilflos. In sozialen Situationen steht sie deshalb oft unter starker Spannung und kann deshalb ihre Gefühle nicht adäquat ausdrücken.

Beispiel 3: Unpünktlichkeit

Ein Ehepaar verabredet sich zum Abendessen. Die Ehefrau bereitet das Essen vor, legt eine Tischdecke auf, zieht sich schön an, legt Musik auf usw. Der Ehemann verspätet sich um eine halbe Stunde (weil die U-Bahn in einem Tunnel halten musste). Die Ehefrau empfängt ihn, ohne nach dem Grund seiner Verspätung zu fragen, ärgerlich und beschimpft ihn: „Du bist unmöglich! Immer muss ich warten. Kannst du denn nicht mal pünktlich kommen." Der Ehemann fühlt sich unverstanden und reagiert seinerseits trotzig und ärgerlich: „Kannst du denn nicht erst mal fragen, was passiert ist?" Der Ehemann zieht sich hungrig in seinen Hobbyraum zurück.

Hintergrund der Reaktion der Ehefrau ist, dass sie in ihrer Jugend immer auf ihre Eltern warten musste, die sie später als verabredet von der Schule abgeholt hatten oder später als angekündigt nach Hause gekommen waren. Dadurch entstand bei ihr die Grundannahme „Immer bin ich die Blöde, die warten muss: Ich bin nicht wichtig". Der Ehemann wiederum hatte, um pünktlich nach Hause zu kommen, die Bitte seines Chefs um Überstunden abgelehnt, er hatte sogar Blumen für seine Ehefrau gekauft. Und dann blieb die U-Bahn im Tunnel stehen und er hatte keinen Handyempfang …

Literatur

Fruzzetti, A. E. & Shenk, C. (2008). Fostering validating responses in families. *Social Work in Mental Health, 6*(1), 215–227.

Infoblatt 8 Kommunikation

Primäre und sekundäre Gefühle

Der erste Schritt in der Gefühlsäußerung ist, sein eigenes Gefühl wahrzunehmen, anzunehmen und zu beschreiben. Wichtig ist, primäre von sekundären Gefühlen zu unterscheiden. Primäre Gefühle sind nach Bohus und Wolf-Arehult (2013) Gefühle, die zu einer Situation passen, die also situationsangemessen sind, wie z.B. Angst, wenn ein Bär in freier Wildbahn auf mich zukommt, Ärger, wenn sich jemand in der Warteschlange beim Bäcker vordrängelt, Stolz, wenn ich eine Aufgabe gut erledigt habe usw. Sekundäre Gefühle entstehen gemäß Bohus und Wolf-Arehult durch Grundannahmen, die lebensgeschichtlich entstanden sind, und die in einer Art emotionaler Umgehungsstraße primäre Emotionen in sekundäre Emotionen verwandeln. Wenn beispielsweise ein Kind immer dann, wenn es etwas sagen wollte oder einen Wunsch äußerte, vom Vater bestraft wurde, hat es möglicherweise die Grundüberzeugungen entwickelt: „Ich muss unauffällig bleiben.", „Ich bin nichts wert." oder „Es steht mir nicht zu." Diese Grundüberzeugungen (in der Grafik als Brücken bezeichnet) können jetzt in einer Situation, in der die Person beleidigt wird, dazu führen, dass anstelle von Ärger Scham oder Schuld wahrgenommen und ausgedrückt wird.

Primäre und sekundäre Gefühle (verändert nach Bohus & Wolf-Arehult, 2013)

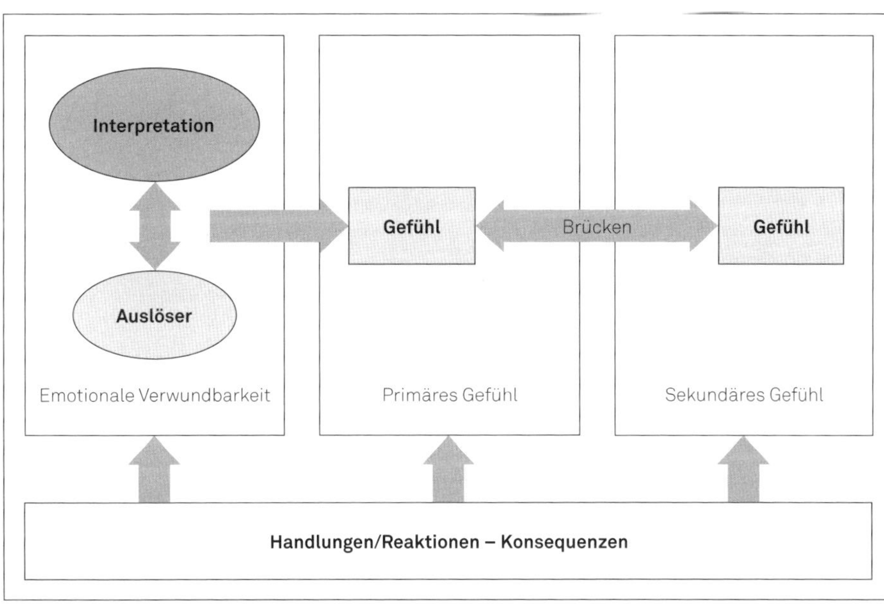

Literatur

Bohus, M. & Wolf-Arehult, M. (2013). *Interaktives Skillstraining für Borderline-Patienten: Das Therapiemanual* (2. Auflage). Stuttgart: Schattauer.

Infoblatt 9 — Kommunikation

Grundannahmen oder Glaubenssätze

Durch unsere Lerngeschichte und unsere Biografie haben wir alle bestimmte Grundannahmen gelernt, die gewissermaßen als „Lebensregeln" fungieren. Wir nennen diese Denk- und Fühlmuster auch Schemata, Verhaltens- und Denkmuster, Grundannahmen oder Glaubenssätze. Auf dem Infoblatt 8 (Modul Kommunikation) werden diese auch „Brücken" genannt, weil sie manchmal von einem Gefühl in ein anderes führen. Menschen mit Selbstwertproblemen und/oder zwischenmenschlichen Problemen haben häufig ähnliche Glaubenssätze.

Beispiele für verbreitete Glaubenssätze

- Ich bin dumm.
- Ich bin unerwünscht.
- Ich bin so, wie ich bin, nicht in Ordnung.
- Ich bin sozial inkompetent.
- Wenn Menschen mich richtig kennenlernen, werden Sie mein „wahres Ich" erkennen und mich ablehnen.
- Unangenehme Gedanken oder Gefühle kann ich nicht aushalten.
- Ich werde mich blamieren.
- Ich bin peinlich.
- Ich bin uninteressant.
- Ich darf mich nicht aufspielen.
- Ich darf nicht Nein sagen.
- Ich muss Konflikte um jeden Preis vermeiden!
- Wenn andere mich kritisieren, stimmt das wohl und sie haben recht.
- Ich sollte möglichst unauffällig sein.
- Wut und Ärger muss man um jeden Preis vermeiden, sie sind schädlich.
- Scham kann ich nicht aushalten.
- Ich kann meine Selbstachtung nur wahren, indem ich mich indirekt durchsetze.
- Es ist klüger, seinen Ärger nicht direkt zum Ausdruck zu bringen, sondern sich indirekt zu widersetzen oder sich nicht anzupassen.

Meist hatten diese Glaubenssätze in der Vergangenheit eine wichtige Funktion, haben Sie als Kind oder Jugendliche vor etwas geschützt, beispielsweise vor dem Zorn Ihrer Eltern oder davor, ausgeschlossen oder zurückgewiesen zu werden. Heute sind Sie erwachsen und solche Glaubenssätze haben eher wenig Sinn und behindern Sie im Alltag. Nicht alle Glaubenssätze sind dysfunktional oder hinderlich: Es gibt auch realistische und förderliche Glaubenssätze, wie zum Beispiel „Ich habe ein Recht auf ein selbstbestimmtes Leben."

Wenn Sie merken, dass hinderliche Glaubenssätze Sie im Alltag einschränken, ist es wichtig, diese Glaubenssätze zu erkennen, zu verstehen, woher sie vermutlich kommen bzw. warum Sie sie vermutlich ausgebildet haben, und sie schließlich zu verändern. In der Therapie helfen wir Ihnen, Glaubenssätze zu überprüfen, zu flexibilisieren oder sie ganz neu zu formulieren. Das braucht Zeit: Sie leben mit den alten Glaubenssätzen schon eine lange Zeit. Denk- und Fühl-Gewohnheiten können wir nur mit Geduld und Übung verändern. Aber es geht und es lohnt sich sehr!

Infoblatt 10 (Seite 1/2) **Kommunikation**

Strategien im Umgang mit nicht hilfreichen Grundannahmen oder Glaubenssätzen

Den Glaubenssatz überprüfen

Wenn wir herausgearbeitet haben, wie der hinderliche Glaubenssatz in etwa lautet, gibt es mehrere Strategien, wie wir ihn verändern können: Beispielsweise können wir die Gedanken logisch untersuchen und prüfen, ob diese (alten) Gedanken noch stimmen. Wenn wir beispielweise die dysfunktionale Grundannahme „So wie ich bin, bin ich nicht in Ordnung" untersuchen wollen, sollten wir uns folgende Fragen stellen (inspiriert durch König, Resick, Karl & Rosner, 2012):

1. **Welche Belege gibt es für und gegen den Glaubenssatz?**
   Beispiel – dafür: „Ich fühle mich uninteressant und in Gesellschaft oft ausgeschlossen."
   Beispiele – dagegen: „Ich habe ein paar Freundinnen und Freunde, die gerne mit mir zusammen sind.", „Auf der Arbeit habe ich noch keine negative Rückmeldung bekommen.", „Andere haben mir schon wegen meiner Freundlichkeit und Zuverlässigkeit Komplimente gemacht."
2. **Ist es eine Denkgewohnheit oder basiert diese Idee auf Tatsachen?**
   Hier geht es darum, sich zu fragen, ob das, was Sie denken, durch Ihre Biografie gelernt oder verzerrt ist. Eine Tatsache hingegen ist ein auch für andere beobachtbarer, beweisbarer Sachverhalt.
   Beispiel. „Es ist eher eine Denkgewohnheit, die vielleicht daher rührt, dass ich zu Hause oft kritisiert wurde."
3. **Stützen Sie Ihre Bewertungen auf Gefühle statt auf Fakten?**
   Hier geht es darum, ob Sie „emotional schlussfolgern", also ob Sie sich auf eine gewisse Art fühlen und daraus schließen, dass es so ist, oder sich der Gedanke auf Tatsachen stützt.
   Beispiel: „Ja, vielleicht. Ich *fühle* mich ausgeschlossen und inkompetent, aber es gibt keine wirklichen Belege dafür."
4. **Verwenden Sie Worte oder Ausdrücke, die extrem oder übertrieben sind?**
   Nutzen Sie Begriffe, wie z. B. „immer", „für immer", „nie", „muss", „sollte", „jedes Mal"?
   Beispiel: „Dieser Punkt trifft nicht zu."
5. **Denken Sie im „Alles-oder-nichts"-Modus?**
   Das Denken im „Alles-oder-nichts"-Modus ist ein Schwarz-weiß-Denken, bei dem etwas entweder als „richtig" bzw. „gut" oder als „falsch" bzw. „schlecht" beurteilt wird. Hier gelingt es nicht, auch Grautöne wahrzunehmen.
   Beispiel: „Ich denke schon. Ich habe vermutlich nicht nur schlechte Seiten."

Literatur

König, J., Resick, P. A., Karl, R. & Rosner, R. (2012). *Posttraumatische Belastungsstörung. Ein Manual zur Cognitive Processing Therapy* (vgl. Arbeitsblatt 7.3). Göttingen: Hogrefe.

Infoblatt 10 (Seite 2/2) **Kommunikation**

Strategien im Umgang mit nicht hilfreichen Grundannahmen oder Glaubenssätzen

Dem Glaubenssatz entgegengesetzt handeln

Eine weitere Strategie, mit dysfunktionalen Glaubenssätzen umzugehen, ist, dem Glaubenssatz entgegengesetzt zu handeln, mit vielen kleinen und großen sogenannten Verhaltensexperimenten. Im oben angeführten Beispiel wären das vermutlich folgende Verhaltensweisen:

- Erst recht die Gesellschaft anderer aufsuchen,
- sich aktiv ins Gespräch einbringen,
- entgegengesetzte Körperhaltung, also sich aufrichten und zeigen,
- sich trauen, die eigene Meinung zu sagen.

Nicht hilfreiche Gedanken vorbeiziehen lassen

Gedanken beeinflussen unsere Gefühle auf eine sehr direkte Art und Weise: Wenn man über sich denkt „Ich bin nicht okay, so wie ich bin", entstehen Gefühle wie Scham, Traurigkeit, Ärger auf sich selbst. Gedanken sind „nur" so etwas wie mentale Ereignisse, denen wir nicht zwangsläufig folgen müssen. Wir müssen nicht alles glauben, was wir denken. Wir können entscheiden, ob wir unsere Aufmerksamkeit bei diesem Gedanken lassen, oder den Gedanken als Gedanken annehmen (nicht mehr, aber auch nicht weniger), ihn dann loslassen und vorbeiziehen lassen (vgl. hierzu auch im Modul Achtsamkeit „Übungsblatt 1: Atmen und Gedanken beobachten und loslassen").

Das Ziel dieser Technik ist *nicht,* sich abzulenken. Es geht um eine authentische Akzeptanz unserer Gedanken (als aktuelle Gedanken). Es kann sogar sein, dass beim Üben noch mehr unangenehme Gedanken und Gefühle auftreten. Das ist okay. Es geht nicht darum, diese Gedanken und Gefühle zu unterdrücken, zu stoppen oder sie „wegzumachen". Dies würde nur zum Gegenteil führen. Wenn Sie etwa nicht an eine grün-gelb gestreifte Tomate mit Hosenträgern denken wollen, denken Sie erst recht daran! Und das, obwohl Sie in Ihrem bisherigen Leben sicher noch nie an eine grün-gelb gestreifte Tomate mit Hosenträgern gedacht haben. Wir versuchen, unsere Aufmerksamkeit auszuweiten und etwas anzunehmen. Es geht darum, seine Selbstaufmerksamkeit zu steuern: Wenn wir uns um nicht hilfreiche Gedanken (und damit dann vermutlich auch Gefühle) drehen, bringt uns das nicht weiter und wir fühlen uns in der Regel schlecht. Stattdessen versuchen wir, wahrzunehmen und anzuerkennen, was wir denken, dem keine übermäßige Bedeutung beizumessen, *und* beispielsweise wahrzunehmen, welche Geräusche wir gerade hören können.

Infoblatt 11 **Kommunikation**

Sechs Schritte im Erkennen und Äußern von Gefühlen

Erkennen und Äußern von Gefühlen in sechs Schritten

1. *Nehmen Sie Ihr Gefühl wahr, nehmen Sie es an und beschreiben Sie es.*
2. *Überprüfen Sie, ob Ihr Gefühl zur Situation passt.* Wenn Sie unsicher sind, können Sie eine andere Person (z.B. Freundin, Kollegin) um Rat fragen oder sich überlegen, wie diese in Ihrer Situation reagieren würde. Falls Sie bemerken, dass das Gefühl nicht zur Situation passt, versuchen Sie, die dysfunktionalen (hinderlichen) Grundannahmen herauszufinden und diesen entgegengesetzt zu handeln. So könnte z.B. die Ehefrau, die im Infoblatt 6 (Modul Kommunikation) vorgestellt wurde, erkennen, dass ihre Grundannahme „Ich bin nicht wichtig" lebensgeschichtlich durch ihre frühen Erfahrungen mit ihren Eltern entstanden ist und nichts mit der aktuellen Situation zu tun hat. Sie könnte dann zum Beispiel erkennen, dass ihr Ärger in dieser Situation nicht gerechtfertigt ist und ihrem Partner mitteilen, dass sie sich Sorgen gemacht hat und sich freut, dass ihm nichts passiert ist. Ihrem Gefühl des Ärgers könnte sie entgegengesetzt handeln (ihren Partner umarmen), entgegengesetzt denken („Gut, dass ihm nichts passiert ist.") oder entgegengesetzt wahrnehmen (wahrnehmen, dass ihr Partner Blumen mitgebracht hat).
3. *Überprüfen Sie, ob das Gefühl in der Intensität passt oder es zu stark oder auch zu schwach ausgeprägt ist.* Auch hier können Sie zum Beispiel eine Freundin oder einen Kollegen um Rat fragen oder sich überlegen, wie diese in Ihrer Situation reagieren würden. Hier können Sie wiederum die gleichen Strategien anwenden wie unter Punkt 2 beschrieben.
4. *Überprüfen Sie, ob ein Zeigen des Gefühls mit mittel- oder langfristigen Konsequenzen verbunden ist.* Zum Beispiel könnte es langfristig negative Konsequenzen haben, wenn eine Person ihrem Vorgesetzten gegenüber ihren Ärger ausdrückt – auch wenn das Gefühl an sich *und* die Intensität des Gefühls angemessen sind.
5. *Überprüfen Sie, ob die Situation passt.* Sind Sie mit der Person, der Sie ein Gefühl mitteilen möchten, allein oder gibt es Zuschauerinnen? Ist Ihr Gegenüber offen und dazu bereit, das Gefühl wahrzunehmen? Verfügen Sie selbst über das nötige Verhaltensrepertoire, um Ihr Gefühl angemessen auszudrücken?
6. *Wenn Gefühl und Intensität angemessen sind und langfristig keine negativen Konsequenzen drohen, steht ein angemessenes Äußern des Gefühls an.* Äußern Sie Ihr Gefühl, achten Sie auf eine angemessene, nicht verurteilende Sprache und drücken Sie Ihr Gefühl in Einklang mit Gestik, Mimik, Körperhaltung, Lautstärke und Tonfall aus.

Diesen Ablauf finden Sie in Form eines Flussdiagrammes auch nochmals auf dem Infoblatt 12 im Modul Kommunikation.

Infoblatt 12 — Kommunikation

Entscheidungsbaum Gefühle

Flussdiagramm zum Erkennen und Äußern von Gefühlen (in Anlehnung an Bohus & Wolf-Arehult, 2013, vgl. S. 194–197)

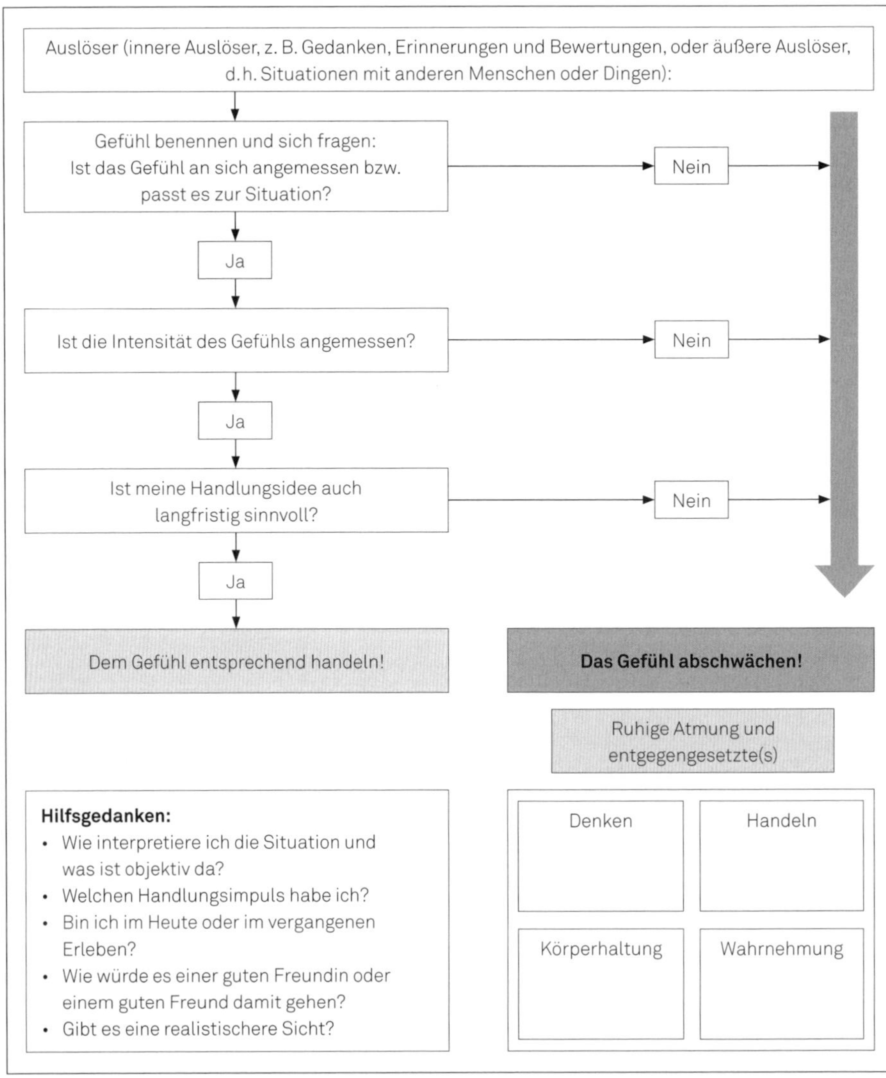

Literatur

Bohus, M. & Wolf-Arehult, M. (2013). *Interaktives Skillstraining für Borderline-Patienten: Das Therapiemanual* (2. Auflage). Stuttgart: Schattauer.

Infoblatt 13 **Kommunikation**

Ich-Botschaften

Bestandteile einer Ich-Botschaft

Eine vollständige Ich-Botschaft besteht aus vier Teilen:

1. *Verhalten:* Möglichst objektive Beschreibung der Situation und des Verhaltens (Wie würde eine Kamera das Geschehen aufzeichnen?).
2. *Wirkungen:* Welche Folgen/Konsequenzen hat die Situation oder das Verhalten der anderen Person für mich? Oft ist die Konsequenz identisch mit dem Gefühl.
3. *Gefühle:* Welche Gefühle löst das Verhalten der anderen Person in mir aus?
4. *Wunsch/Verbesserungsvorschlag:* Was wünsche, verlange bzw. fordere ich? Formulieren Sie möglichst klar und verhaltensorientiert.

Die Reihenfolge dieser vier Bestandteile spielt dabei keine große Rolle. Vor allem die ersten drei Punkte sind maßgeblich. Ob Sie einen Wunsch bzw. einen Verbesserungsvorschlag äußern, hängt von der individuellen Situation ab: Wenn Sie zum Beispiel jemandem Ihre Gefühle mitteilen möchten, ist möglicherweise nur Punkt 3 von Bedeutung.

Merke

Beschreiben Sie die Situation oder das Verhalten des Gegenübers, statt zu bewerten oder zu verurteilen.

Wenn Sie mit Ich-Botschaften experimentieren, werden sie Ihnen manchmal vielleicht etwas sperrig, künstlich oder ungewohnt erscheinen. Ähnlich erging es Ihnen vielleicht, als Sie Ihren Führerschein gemacht haben. Auch da gelang Ihnen das Autofahren möglicherweise zunächst nur holprig. Das ist normal. Ich-Botschaften dienen dazu, Eskalationen zu verhindern und Gefühle mitzuteilen. Sie wirken insbesondere zu Beginn manchmal etwas künstlich. Sie werden aber merken, dass Ihnen die Ich-Botschaften mit zunehmender Übung besser über die Lippen kommen und Sie Ich-Botschaften immer besser und immer selbstverständlicher in Ihre eigene Sprache bzw. in Ihre Art des Sprechens integrieren können. Seien Sie versichert, Ich-Botschaften werden im Laufe der Zeit geschmeidiger und automatisierter.

Beispiel

Anna ist zum Abendessen bei Ulrike eingeladen und kommt, ohne Bescheid zu sagen, deutlich zu spät.

Ulrike sagt:
1. „Anna, du kommst zu spät zum Abendessen und bist eine Stunde später als verabredet."
2. „Das Essen ist jetzt leider verkocht und es ist nicht mehr lecker."
3. „Ich bin enttäuscht."
4. „Ich würde mich freuen, wenn du das nächste Mal bei einer Einladung zum Essen pünktlich kommst."

Anna fühlt sich durch diese Ich-Botschaft nicht an die Wand gedrängt und muss sich nicht verteidigen.

Das Gespräch wird aufrechterhalten, eine konstruktive Lösung ist denkbar. Ulrike fühlt sich entlastet, da sie ihre Gefühle sofort angesprochen hat.

Infoblatt 14 Kommunikation

Möglichkeiten des Einsatzes von Ich-Botschaften

Oft trauen wir uns nicht, im Alltag, im Büro oder in der Partnerschaft Dinge anzusprechen, die uns stören. Nicht selten „fressen wir diese Dinge in uns hinein", bis der berühmte Tropfen kommt, der das Fass zum Überlaufen bringt. Mithilfe sogenannter Ich-Botschaften können wir unangenehme Gefühle mitteilen.

Möglichkeiten für die Anwendung von Ich-Botschaften im Alltag:

- Wenn ich mich nicht traue, Dinge, die mich bei einer anderen Person stören, anzusprechen, weil ich befürchte, dass die Beziehung dadurch kaputt geht.
- Wenn ich mich nicht traue, Grenzen zu setzen oder etwas abzulehnen, weil ich befürchte, die andere Person zu verletzen.
- Wenn ich mich schwer damit tue, einen Fehler einzugestehen oder mich zu entschuldigen.
- Wenn es mir schwerfällt, einer anderen Person positive Gefühle mitzuteilen, und/oder ich befürchte, dass diese nicht erwidert werden (Liebe, Freundschaft).

Sogenannte Ich-Botschaften helfen uns, diese Dinge so zu kommunizieren, dass die andere Person nicht „an die Decke geht" oder sich verletzt fühlt.

Infoblatt 15 Kommunikation

Was sollte bei der Anwendung von Ich-Botschaften beachtet werden?

Folgende Aspekte sollten bei der Anwendung von Ich-Botschaften beachtet werden:

- Die bzw. der Betroffene mit den unangenehmen Gefühlen bin „ich" selbst.
- Ich übernehme die Verantwortung für meine Gefühle.
- Ich teile meine Gefühle (Wut, Ärger oder Ängste) offen mit.
- Ich verstricke mich nicht in aggressive Befehle, Drohungen, Vorwürfe oder Beschimpfungen.
- Ich beachte, dass ich mit meinen Worten das Gleiche sage wie durch Mimik, Gestik und Körperhaltung.
- Mein Problem sollte bei mir bleiben, die andere Person soll sich nicht angegriffen fühlen.

Insbesondere in Kritik- und in Konfliktsituationen ist es hilfreich, der anderen Person Ärger, Enttäuschung, Unzufriedenheit und andere Gefühle in Form von Ich-Botschaften zu übermitteln.

Ich-Botschaften dienen also dazu, der anderen Person mitzuteilen, wie ihr Verhalten auf Sie wirkt, ohne die Person jedoch zurechtzuweisen, anzugreifen, zu beschuldigen etc.

Durch Ich-Botschaften machen Sie deutlich, dass die eigene Wahrnehmung subjektiv ist, und geben der anderen Person die Möglichkeit, diese Kritik anzunehmen oder auch nicht.

Da Ich-Botschaften eine Situation oder ein Verhalten beschreiben und nicht bewerten, laden Sie zu einer Diskussion des Sachverhaltes ein.

Infoblatt 16 — Kommunikation

Verkleidete Ich-Botschaften (Du-Botschaften)

Manchmal äußern sich Teilnehmerinnen in den Gruppentrainings folgendermaßen: „Ich habe eine Ich-Botschaft gesendet, die hat aber nicht geholfen“. Bei genauer Betrachtung stellt sich dann nicht selten heraus, dass in der Botschaft zwar ein „Ich“ im Satz enthalten war, in Wirklichkeit aber eine sogenannte „Du-Botschaft“ gesendet wurde.

Du-Botschaften erkennt man daran, dass die Selbstoffenbarung (z. B. „Ich bin gekränkt.“, „Ich habe mir Sorgen gemacht.“, „Ich hatte Angst.“) und oft auch die Beschreibung der Situation *fehlen*. Stattdessen wird ein versteckter Angriff gesendet.

Beispiele für Du-Botschaften

1. „Ich habe das Gefühl, dass du mich nicht ernst nimmst.“
2. „Ich finde, du könntest dir mehr Zeit für uns nehmen.“

Als Ich-Botschaften verkleidete Du-Botschaften haben oft diese Form: „Ich habe das Gefühl, dass du ...“ oder „Ich finde, dass du ...“. Achten Sie bitte auf diese Formen und auf versteckte Angriffe oder Vorwürfe und machen Sie sich klar, was genau Ihr *primäres* Gefühl ist. Die Herausforderung besteht darin, die Formulierung „Ich habe das Gefühl ...“ oder „Ich finde ...“ **wegzulassen** und herauszufinden, was Ihr **primäres Gefühl** ist und dieses zu äußern (z. B. „Ich bin gekränkt, und möchte mit dir noch einmal über das Abendessen gestern sprechen.“).

Beispiele (Forts.)

1. Eine Ich-Botschaft könnte folgendermaßen lauten: „Gestern beim Abendessen hatte ich dir erzählt, dass ich Angst vor der Führerscheinprüfung habe. Mich hat sehr gekränkt, dass du sofort das Thema gewechselt hast und von deiner Reise erzählt hast. Ich hätte mir gewünscht, dass du mir Mut machst.“
2. Die Ich-Botschaft könnte folgendermaßen formuliert werden: „Ich bin enttäuscht, dass wir in den letzten Wochen so wenig Zeit miteinander hatten, und habe Angst, dass andere Dinge für dich wichtiger sind als unsere Familie. Ich würde mich freuen, wenn wir mehr gemeinsame Zeit einplanen könnten.“

Infoblatt 17 — Kommunikation

Durch Ich-Botschaften positive Gefühle ausdrücken

Mit Ich-Botschaften können wir nicht nur unangenehme Gefühle kommunizieren, sondern auch angenehme bzw. positive Gefühle! Es empfiehlt sich daher immer wieder auch angenehme Gefühle zu äußern, selbst in Konfliktsituationen. Das scheint zunächst unvereinbar, zur Dialektik des Lebens passt dies jedoch gut: So haben wir oft widersprüchliche Gefühle, wenn wir uns um jemanden Sorgen gemacht haben und sich herausstellt, dass alles in Ordnung ist. Wenn ich verabredet bin und die Freundin kommt deutlich zu spät, gibt es neben meiner Sorge und Verärgerung, dass sie keine Nachricht geschickt hat, dass sie zu spät kommen wird, sicher *auch* Erleichterung und Freude, wenn ich sehe, dass es ihr gut geht. Das Treffen mit der Freundin wird vermutlich (anfänglich) unterschiedlich verlaufen, je nachdem, welche Gefühle ich kommuniziere:

a. „Ich warte seit einer Stunde auf dich und habe dich nicht erreicht! Ich habe mir solche Sorgen gemacht!"
b. „Ich warte seit einer Stunde auf dich und habe dich nicht erreicht! Ich bin so erleichtert, dich zu sehen, und froh, dass es dir gut geht!"

Insbesondere wenn noch Zeit ist, die eigenen Emotionen zu regulieren, ist es überlegenswert, zuerst die positive Ich-Botschaft zu senden.

Natürlich können auch generell angenehme Gefühle durch Ich-Botschaften ausgedrückt werden, etwa:

- „Ich liebe dich."
- „Ich bin gerne mit dir zusammen."
- „Ich fühle mich in deiner Nähe wohl."
- „Ich fühle mich in deiner Nähe sicher."

Infoblatt 18 — Kommunikation

Kommunikationskiller

Es gibt einige Kommunikationsstrategien, die nur unter bestimmten Bedingungen sinnvoll sind und unter normalen Umständen eine friedliche Kommunikation eher (zer-)stören:

- Anordnen, befehlen oder kommandieren.
- Warnen, ermahnen oder drohen.
- Zureden, predigen oder moralisieren.
- Raten, Vorschläge machen oder Lösungen geben.

Herabsetzende Botschaften können folgende Formen annehmen:

- Urteilen, kritisieren oder beschuldigen.
  - „Das müsstest du eigentlich (besser) wissen."
  - „Da hätte ich mehr von dir erwartet."
- Beschimpfen, verhöhnen oder beschämen.
  - „Das ist wirklich traurig, was du da machst!"
  - „Du solltest dich schämen!"
- Interpretieren, diagnostizieren oder psychoanalysieren.
  - „Du möchtest nur Aufmerksamkeit."
- Belehren oder anleiten.
  - „Anständige Menschen machen das nicht!"
  - „Seit wann traust du dich nicht, deine Meinung zu sagen?"

Herabsetzende Botschaften führen bei der anderen Person immer zu unangenehmen Gefühlen wie Scham und Schuld und sind ausgesprochen schädlich für das Selbstbewusstsein und die zwischenmenschliche Beziehung. Bei Kindern, aber auch bei Erwachsenen können herabsetzende Botschaften katastrophale Wirkungen nach sich ziehen. Deswegen ist es wichtig, diese Form der Kommunikation einerseits bei anderen zu erkennen und sich angemessen dagegen zu wehren. Andererseits sollte man aber auch beobachten, ob man selbst diese Form der Kommunikation einsetzt, und wenn dies der Fall ist, daran gehen, dies zu verändern.

Bei bestimmten Berufsgruppen lässt es sich nicht vermeiden, dass die skizzierten Kommunikationsformen zum Einsatz kommen – so ist beispielsweise die Polizei ohne das Aussprechen von Verwarnungen nicht funktional oder das Militär ohne das Erteilen von Kommandos nicht denkbar. Werden diese Kommunikationsstrategien jedoch im privaten Bereich, also in Freundschafts- und Familienbeziehungen eingesetzt, hat dies eine fatale Wirkung.

Infoblatt 19 **Kommunikation**

Wie kann man validieren?

Was bedeutet „Validieren"?

„Validieren" bedeutet, die andere Person oder das, was sie macht, sagt, denkt oder fühlt, nachzuvollziehen, ernst zu nehmen und zu respektieren, selbst dann, wenn man anderer Meinung ist. „Validieren" bedeutet also nicht zwangsläufig, die Meinung der anderen Person zu übernehmen oder gut zu finden.

Wie kann man validieren?

Man kann verbal validieren, indem man sich in die Situation der anderen Person hineinversetzt, Dinge aus dem Blickwinkel des Gegenübers sieht und das äußert. Man kann verbal validieren, indem man aufmerksam ist, sich nicht ablenken lässt, nachfragt, um besser zu verstehen, oder das, was man verstanden hat, zurückmeldet, die Gefühle der anderen Person erkennt und rückmeldet sowie gelegentlich zusammenfasst.

Nonverbal kann man validieren, indem man die andere Person anschaut, eine offene Körperhaltung zeigt und durch Handlungen zeigt, dass man sie versteht (z. B. indem man ihr ein Glas Wasser anbietet, wenn man Anzeichen für Durst bemerkt).

Folgende Regeln haben sich als hilfreich erwiesen:

1. Da sein und aktiv zuhören.
2. Die Erfahrungen der anderen Person anerkennen (wiederholen können).
3. Aus dem Verhalten Hypothesen über Gefühle und Gedanken bilden.
4. Nachfragen, um besser zu verstehen.
5. Wohlwollend sein, Probleme im weiteren Kontext sehen.
6. Die Reaktionen der anderen Person normalisieren, wenn sie normal sind.
7. Die eigene Verletzbarkeit offenbaren, wenn die andere Person sich verletzlich zeigt.
8. Über Handlungen zeigen, dass man versteht.

Infoblatt 20 — Kommunikation

Was kann man validieren?

Validieren schafft Vertrauen, reduziert Spannung und Ärger, erhöht die Selbstachtung, ermöglicht das Überstehen kritischer Situationen in Beziehungen, führt dazu, dass sich Sender und Empfänger besser fühlen, macht Problemlösungen, Nähe und Unterstützung möglich.

Was kann validiert werden?

Validieren lassen sich

- Gefühle,
- Wünsche und Sehnsüchte,
- Überzeugungen, Werte, Gedanken,
- Verhalten,
- Leid,
- Anstrengungen,
- Dinge, die die andere Person für einen tut.

Hilfreich beim Validieren sind auch die Regeln des aktiven Zuhörens (vgl. Infoblatt 21 im Modul Kommunikation).

Infoblatt 21 **Kommunikation**

Aktives Zuhören

Das aktive Zuhören ist eine Gesprächsstrategie, die aus der Gesprächspsychotherapie abgeleitet wurde.

Regeln des aktiven Zuhörens

Die Regeln lauten:

1. Schenken Sie Ihrer Gesprächspartnerin bzw. Ihrem Gesprächspartner Ihre volle Aufmerksamkeit (direkter Blickkontakt, zugewandte Körperhaltung).
2. Verzichten Sie auf alles, was die andere Person von sich und ihrer Darstellung ablenken könnte.
3. Steuern Sie nicht das Gespräch, sondern greifen Sie nur Themen auf, die von Ihrer Gesprächspartnerin bzw. Ihrem Gesprächspartner bereits angeschnitten wurden.
4. Lassen Sie die andere Person grundsätzlich ausreden.
5. Geben Sie keine Werturteile über die Äußerungen der Gesprächspartnerin bzw. des Gesprächspartners ab und halten Sie sich mit Ihrer eigenen Meinung zurück.
6. Widersprechen Sie Ihrer Gesprächspartnerin bzw. Ihrem Gesprächspartner nicht.
7. Fassen Sie die Äußerungen der anderen Person gelegentlich mit eigenen Worten zusammen.
8. Versuchen Sie, die hinter den Äußerungen liegenden Gefühlsbotschaften herauszuarbeiten.
9. Spiegeln Sie Ihrer Gesprächspartnerin bzw. Ihrem Gesprächspartner diese Gefühlsbotschaften (jedoch nicht zu häufig!).

Nachvollziehbar ist, dass Validierungsstrategien sehr hilfreich sind, auch um unsere Empfängereigenschaften zu trainieren und um Empathie zu entwickeln. Bedenken Sie bitte, dass aktives Zuhören eine von mehreren Kommunikationsstrategien ist. Nicht immer ist jede Strategie sinnvoll.

Infoblatt 22 — Kommunikation

Das Johari-Fenster

Das Johari-Fenster wurde nach den Vornamen seiner Erfinder (Joseph und Harry) benannt. In diesem Fenster werden die Anteile dessen dargestellt, was eine Person über sich selbst weiß und was sie nicht weiß. Zudem wird gezeigt, was andere über diese Person wissen und was sie nicht wissen. Der „blinde Fleck" ist der Bereich einer Person, den sie selbst nicht kennt, den aber andere Personen kennen. Ein „blinder Fleck" könnte z. B. sein, dass eine Person immer anderen Menschen ins Wort fällt.

Das Johari-Fensters mit seinen vier Anteilen: Öffentliche Person, Blinder Fleck, Private Person und Unbewusstes

Informationen über **mich** und **mein Verhalten**

Informationen über **mich**	mir bekannt	mir unbekannt
anderen bekannt	**A** **Öffentliche Person** Bereich freien Handelns; Motive und Verhalten, die ich z. B. im Lebenslauf preisgeben würde	**B** **Blinder Fleck** Bereich mir zunächst nicht bekannter oder bewusster, aber leicht zugänglicher Verhaltensweisen (z. B. meine lehrerhafte Art, meine Frau zu kritisieren)
anderen unbekannt	**C** **Private Person/geheimer Bereich** Bereich des Verbergens, Ideen, Gefühle und Verhaltensweisen, die mir bewusst sind, die ich aber nicht bekannt machen will oder kann	**D** **Dem Bewusstsein nicht zugänglicher Bereich** Bereich unbekannter, unbewusster Aktivitäten, von denen ich nicht annehmen würde, dass ich sie habe; gewöhnlich nur durch Psychotherapie zugänglich

Mithilfe des Johari-Fensters kann verdeutlicht werden, dass vor allem durch Kritik und Rückmeldung von außen der „blinde Fleck" kleiner und der Anteil dessen, was ich über mich selbst weiß, größer wird.

Ist man sich seiner eigenen Verhaltensweisen bewusst, kann man gezielt an Schwächen arbeiten und/oder Stärken einsetzen. Wenn Selbstbild und Fremdbild zu einem großen Teil übereinstimmen, kommt es seltener zu Missverständnissen und Konflikten zwischen Menschen und zu einer Erhöhung des Selbstbewusstseins.

Infoblatt 23 Kommunikation

Das Johari-Fenster – Fortführung

Warum ist Kritik im Grunde positiv?

Ziel sollte sein, unseren „blinden Fleck“ (B), also alles, was andere über uns wissen, wir aber selbst nicht über uns wissen, möglichst klein zu halten (vgl. Grafik). Darüber hinaus ist es wichtig, keinen allzu großen „geheimen“ Anteil (C) zu haben, weil man sonst nicht authentisch wirkt. Authentizität ist ein wichtiger Faktor für zwischenmenschliche Attraktivität. Dazu benötigen wir Rückmeldungen bzw. Kritik von außen. Umso selbstbewusster wir werden, desto mehr getrauen wir uns, uns anderen Personen gegenüber zu zeigen.

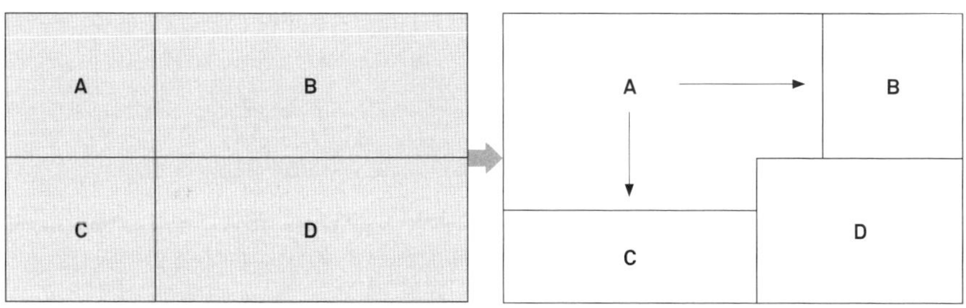

Wahrnehmungsgrenzen **ohne** Feedback-Prozesse

Geänderte Wahrnehmungsgrenzen **durch** Feedback-Prozesse

In der Grafik ist dargestellt, wie sich durch Rückmeldungen (Feedback) die Anteile von (A) Öffentliche Person, (B) Blinder Fleck, (C) Private Person bzw. geheimer Bereich sowie (D) Unbewusstes bzw. dem Bewusstsein nicht zugänglicher Bereich des Johari-Fensters verändern können.

Infoblatt 24 — Kommunikation

Freie Kommunikation

Als freie Kommunikation bezeichnen wir alle Begegnungen zwischen Menschen, die zum Beispiel in der Freizeit zwischen Bekannten, Freunden oder Familienmitgliedern stattfinden oder im Alltag ohne bestimmte Absicht passieren können und tiefer gehen als Smalltalk. Manchmal spricht man hier auch von „Deeptalk". Der Einstieg in das Gespräch funktioniert meist genauso wie bei Smalltalk.

Begrüßung: Normalerweise beginnt ein Gespräch mit einer Begrüßung. Abhängig von der Innigkeit und Vertrautheit der Beziehung und den Vorlieben der Beteiligten geben sich Menschen zusätzlich die Hand, umarmen sich oder klopfen sich auf die Schulter. In Zeiten der Corona-Pandemie haben sich allerdings die Begrüßungen wegen des notwendigen Abstandes etwas verändert. Es wurden neue Gesten zur Begrüßung entwickelt, wie z.B. sich mit den Füßen oder mit den Ellbogen zu begrüßen oder sich mit geschlossener Faust kurz an den Fingerknöcheln zu berühren.

Präsent sein: Eine wichtige Grundlage ist das bewusste und offen-aufmerksame Dasein, also sich nicht mit dem Smartphone abzulenken oder in Gedanken noch bei der vorherigen oder schon der nächsten Situation zu sein. Es gilt also, sich für die aktuelle Situation zu öffnen, wach und präsent zu sein.

Einstiegsphase: In einer kurzen Einstiegsphase erkundigen sich die Beteiligten in der Regel nach dem Befinden, ggf. auch nach dem Befinden der Partnerin oder des Partners und/oder der Kinder, nach der Familie, den Haustieren und so weiter. Man kann immer an vergangene Situationen anknüpfen, indem man sich erkundigt, wie es mit einer bestimmten Angelegenheit weitergegangen oder wie eine bestimmte Sache ausgegangen ist.

Aktives Zuhören und Fragen stellen: Das Gespräch lässt sich durch aktives Zuhören und Fragenstellen aufrechterhalten. Wichtig ist darüber hinaus: Interesse zu zeigen, sich selbst zu öffnen und (in angemessener Form!) Dinge von sich preiszugeben. Auch eine ausgewogene Balance zwischen Sprechen und Zuhören sind bedeutsam. Eine offene und zugewandte Körperhaltung und ein Lächeln zeigen eine positive Haltung zum Gegenüber.

Antworten geben: Die Reaktion auf das Gesagte ist ebenfalls wichtig: Hier gilt es, Empathie zu zeigen und Verständnis für das Gesagte (Validieren) oder aber die eigene abweichende Meinung zum Ausdruck zu bringen – ohne die andere Person herabzusetzen. Natürlich gibt es wie bei allem Ausnahmen, wenn die Meinungen oder Haltungen in Bezug auf bestimmte Themen sich beispielsweise gegenseitig ausschließen oder sich diametral gegenüberstehen. Hier kann man den Themenkomplex gegebenenfalls im Sinne einer konstruktiven Lösung in der Situation so stehen lassen mit einem Satz wie „Da sind unsere Meinungen so verschieden, dass wir in diesem Punkt nicht zusammenkommen" reagieren.

Gespräch beenden: Wenn man den Eindruck hat, dass das Gespräch so langsam beendet werden sollte, z.B. weil man sich schon längere Zeit unterhalten hat oder es zu immer längeren Pausen kommt, empfiehlt es sich, sich freundlich und klar zu verabschieden. Das kann man je nach Situation auch mit einem kleinen Vorwand machen, beispielsweise indem man erklärt, sich etwas zu trinken oder zu essen holen zu wollen oder etwas erledigen zu müssen. Wenn das Gespräch zuvor angenehm gelaufen ist, kann man das gerne signalisieren, z.B. indem man sagt „Ich habe mich gefreut, dass wir etwas Zeit miteinander hatten" oder „Danke, das war ein sehr angenehmes Gespräch". Gegebenenfalls kann man ein erneutes Treffen oder Gespräch in Aussicht stellen oder es anstoßen: „Ich freue mich schon auf ein Wiedersehen." oder „Leider muss ich jetzt gehen, aber ich würde gerne später weiter plaudern."

Infoblatt 25 Kommunikation

Freie Kommunikation – Checkliste

Folgende Regeln gilt es zu beachten:

- Starten Sie das Gespräch mit einer Begrüßung.
  Mögliche Formulierungen:
  - „Hallo, schön dich zu sehen!“
  - „Hey, wie geht es dir?“
  - „Wir haben uns lange nicht gesehen, wie geht es dir?!“
  - „Das ist aber schön, dich hier zu treffen!“
- Beginnen Sie mit einem kurzen Smalltalk (vgl. hierzu auch Infoblatt 7 im Modul Kennenlernen).
- Überprüfen Sie, ob die andere Person Zeit hat bzw. bereit ist, für ein Gespräch.
- Wenn Sie Ihr Gegenüber bereits kennen, knüpfen Sie an vergangene Situationen an, bzw. fragen Sie nach Familie, Partnerin bzw. Partner, nach Kindern usw.
- Versuchen Sie, ein Thema zu finden, das für Sie beide interessant ist, oder knüpfen Sie an das an, was Ihre Gesprächspartnerin bzw. Ihr Gesprächspartner anbietet – wenn es Sie auch interessiert.
- Vermeiden Sie Monologe.
- Denken Sie an eine offene und zugewandte Körperhaltung und angemessenen Blickkontakt.
- Fragen Sie interessiert nach.
- Bedanken Sie sich nach dem Gespräch für das Gespräch bzw. bekunden Sie, dass es Sie gefreut hat, mit der Person zu sprechen.
  Mögliche Formulierungen:
  - „Schön, dass wir etwas Zeit zum Plaudern hatten.“
  - „Es hat mich (sehr) gefreut.“
  - „Ich habe mich gefreut, mit dir/Ihnen zu sprechen.“
- Verabschieden Sie sich.

Infoblatt 26 — Kommunikation

Pflege von Beziehungen (Achtsamkeit in der Beziehung)

Beziehungen gelingen langfristig nur, wenn alle Beteiligten die Beziehung pflegen. Hier geht es nicht nur um Liebesbeziehungen, sondern um alle Formen von zwischenmenschlichen Beziehungen. Pflege von Beziehungen bedeutet:

- sich seiner langfristigen Ziele innerhalb der Beziehung bewusst zu sein.
  - Was sind meine langfristigen Ziele in Bezug auf meine Angehörige bzw. meinen Angehörigen?
  - Möchte ich in fünf Jahren immer noch mit ihr oder ihm verheiratet sein?
  - Möchte ich, dass wir in fünf Jahren eine gemeinsame Wohnung haben/zusammengezogen sind/noch zusammenwohnen?
  - Möchte ich, dass wir in fünf Jahren Kinder haben?
  - Ist unsere Beziehung, unsere Freundschaft ausgewogen?
  - Unter welchem Gesichtspunkt sehe ich unsere Freundschaft hauptsächlich? (z.B. zum Feiern gehen, gemeinsam wandern, tiefe Gespräche führen)
- achtsam zu sein gegenüber der anderen Person oder bzgl. des Miteinanders mit dieser Person.
  - Wie geht es meiner Frau, meinem Partner, meinem Kind, meinem Gegenüber genau jetzt?
  - Wie fühlt sich die oder der andere genau jetzt?
- in der Beziehung mit Bewusstheit und Empathie anwesend zu sein und ohne zu verurteilen.
  - Kann ich mich und mein Gegenüber genau jetzt als Paar, Ehepaar, Familie wahrnehmen?
  - Kann ich mich und meine Freundin bzw. meinen Freund in einer freundschaftlichen Beziehung wahrnehmen?

Infoblatt 27 — Kommunikation

Aktive und passive Aktivitäten zur Pflege von Beziehungen

Passiv zusammen zu sein bedeutet wahrzunehmen, dass der andere da ist, wahrzunehmen, was er macht, tut, wie er sich fühlt.

Aktiv zusammen zu sein bedeutet, gemeinsam etwas zu tun und sich auf die gemeinsame Aktivität zu konzentrieren. Beispiele dafür sind:

- Urlaube und Urlaubsplanungen,
- Konzertbesuche,
- Spaziergänge,
- Sex,
- Shopping,
- gemeinsame Hobbys pflegen,
- ein Spiel spielen,
- einen Ausflug machen,
- Skifahren gehen.

Die Aufmerksamkeit ist dabei auf den Kontakt zu Ihrem Kind, Ihrer Partnerin bzw. Ihrem Partner oder Ihrer Freundin bzw. Ihrem Freund gerichtet.

Zusammensein, wenn man zusammen ist, bedeutet: Durch eine nette Geste zeigen, dass man das Kind oder die Partnerin bzw. den Partner wahrnimmt, schätzt oder liebt. Bespiele dafür sind:

- Begrüßungskuss,
- Umarmung,
- übers Haar streicheln,
- eine Aufgabe abnehmen,
- das Kind von der Schule bzw. vom Kindergarten abholen,
- die Partnerin bzw. den Partner vom Arbeitsplatz abholen,
- dem Kind oder der Partnerin bzw. dem Partner zeigen, dass man spürt, wie es ihr bzw. ihm geht,
- nachfragen, wie der Tag bzw. die Arbeit oder die Schule war,
- zeigen, dass man sich für die andere bzw. den anderen interessiert.

Zusammensein, wenn man nicht zusammen ist, bedeutet: An die andere Person denken, wenn sie gerade nicht da ist. Bespiele dafür sind:

- Eine SMS/WhatsApp/E-Mail schreiben,
- ein Geschenk besorgen,
- an positive Situationen mit der Person denken,
- eine Postkarte oder einen Brief schreiben,
- ein Foto anschauen,
- anrufen,
- ein Geschenk schicken.

Infoblatt 28 — Kommunikation

Ausstieg aus Konflikten

Selbst in der besten Beziehung oder Freundschaft kann es trotz aller sozialer Fertigkeiten und sinnvoller Kommunikation zu einem Konflikt kommen. Mögliche Gründe für Konflikte sind beispielsweise:

- Missverständnisse,
- Verletzlichkeit (z.B. durch Schlafmangel, Stress, Krankheit verursacht) aufseiten einer oder beider Konfliktparteien und damit verbunden eine Gereiztheit, wenig Geduld und Empfindlichkeit,
- Unachtsamkeit,
- Meinungsverschiedenheit,
- unterschiedlicher Informationsstand.

Wichtig ist in diesen Fällen, dass mindestens eine der Konfliktparteien erkennt, dass sich ein Konflikt anbahnt oder schon da ist. Im weiteren Schritt muss mindestens eine der Konfliktparteien den ersten Schritt zum Ausstieg aus dem Konflikt machen. Sollte es ein wiederkehrendes Muster von Konflikten geben, ist es sinnvoll, in einer friedlichen Phase gemeinsam zu besprechen, *dass* sich beide in der Zukunft am Konfliktausstieg beteiligen wollen.

Zum Ausstieg aus Konflikten eignen sich folgende Strategien:

- Ich-Botschaften,
- Validieren bzw. aktives Zuhören,
- Verbundenheit,
- Achtsamkeit in der Beziehung.

Und wenn diese Strategien nicht helfen, ist es manchmal hilfreich, eine Pause einzulegen und am nächsten Tag weiter zu diskutieren. Wir nennen diese Strategie in Anlehnung an Alan Fruzzetti auch „5-Minuten-Klo-Pause".

Infoblatt 29 **Kommunikation**

Warum trennen sich manche Menschen immer zu bestimmten Zeitpunkten im Verlauf der Beziehung?

In der Grafik wird dargestellt, dass die Intensität von Leidenschaft und „Feuer“ im Laufe einer Beziehung oder Partnerschaft notwendigerweise abnimmt.

Leidenschaft lässt nach, Vertrauen und Sicherheit bauen sich auf

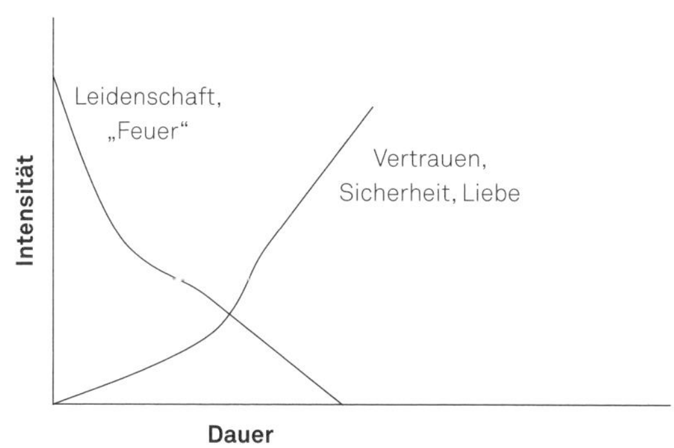

Einige Menschen trennen sich genau am Schnittpunkt der beiden Linien, da sie irrtümlich glauben, dass die Beziehung nicht mehr tragfähig ist, da Leidenschaft fehlt. Dabei vergessen sie, dass alle Menschen ja auch den Verpflichtungen des täglichen Lebens, wie z.B. die Schule zu besuchen, einer Arbeit nachzugehen, ein Studium zu absolvieren, nachkommen müssen, was unter anderem ausreichenden Schlaf, Energie und Selbstdisziplin erfordert. Sie vergessen darüber hinaus, dass sich Vertrauen, Sicherheit und Liebe nach und nach aufbauen, was für das Gelingen langfristig angelegter Beziehungen und Partnerschaften als notwendig erachtet werden kann.

Übung 1 Kommunikation

Gefühlspantomime

Jede Teilnehmerin der Gruppe zieht ein Karteikärtchen, auf dem ein Gefühl notiert ist (vgl. Vorlage unten). Manche Teilnehmerinnen benötigen den zusätzlichen Hinweis, dass sie sich eine dazu passende Situation vorstellen können. Der Reihe nach spielen die Teilnehmerinnen das Gefühl nonverbal vor (und ggf. die passende Situation). So könnte man beispielsweise im Spiel andeuten, dass etwas getrunken wird und sich danach ein Gefühl von Freude oder Ekel einstellt. Alle anderen Teilnehmerinnen versuchen, das dargestellte Gefühl zu erraten.

- Ziele: Gefühle nonverbal ausdrücken lernen und Gefühle erkennen lernen.
- Indikation: Selbstunsicherheit, Schwierigkeiten beim Lesen und Ausdrücken von Gefühlen
- Kontraindikation: keine
- Zeitdauer: 20 Minuten
- Benötigte Materialien: 10 Karteikärtchen mit Gefühlsbegriffen
- Gruppenübung

Freude	**Angst**
Scham	**Ekel**
Schuld	**Traurigkeit**
Liebe/Zuneigung	**Überraschung**
Stolz	**Wut/Ärger**

Übung 2 (Seite 1/2) **Kommunikation**

Blätter im Fluss

Diese Übung ist keine Achtsamkeitsübung im engeren Sinn, sondern verdeutlicht vielmehr einen Aspekt von Achtsamkeit, nämlich das Loslassen und das Sich-immer-wieder-Öffnen für etwas Neues. Es geht darum, Dinge nicht bearbeiten, nicht analysieren zu wollen, sondern nur zu beobachten, dass etwas kommt und etwas geht. Ein mentales Ereignis in meinem Gehirn taucht auf (z. B. Gedanke) und ich kann es auch wieder loslassen.

- Ziele: Akzeptanz von Gedanken und das Vorbeiziehenlassen von mentalen Ereignissen.
- Indikation: Akzeptanz, Loslassen, Annehmen
- Kontraindikation: keine
- Zeitdauer: 10 Minuten
- Benötigte Materialien: keine
- Gruppenübung oder Einzelübung
- Variationen: siehe Achtsamkeitsliteratur

Übungsanleitung

„Beginnen Sie diese Übung damit, sich auf die Bewegung Ihres Atems zu konzentrieren. Beobachten Sie einfach, wie Brustkorb und Bauch sanft beim Atmen steigen und fallen. Sie brauchen Ihren Atem überhaupt nicht zu kontrollieren, der Atem weiß, wie es geht. Lassen Sie den Atem einfach atmen.

Wenn Sie die Augen noch nicht geschlossen haben und das für Sie jetzt passt, dann schließen Sie langsam Ihre Augen oder nehmen einen weichen Blick vor sich auf den Boden oder auf die gegenüberliegende Wand ein.

Stellen Sie sich jetzt vor, dass Sie an einem warmen Herbsttag an einem kleinen Fluss sitzen. Beim Betrachten des Flusses bemerken Sie einige große Blätter an der Wasseroberfläche. Die Blätter haben viele Farben und Formen und treiben dahin. Jedes für sich, eins nach dem anderen in der langsamen Strömung. Bleiben Sie einfach einen Moment da und schauen Sie zu.

Wenn Sie bereit sind, richten Sie Ihre Aufmerksamkeit langsam auf das, was in Ihrem Inneren vor sich geht. Beobachten und Benennen Sie jede Erfahrung, die auftaucht: Gedanken, Gefühle, Empfindungen, Verlangen und Impulse.

Achten Sie auf das, was in Ihrem Körper und Kopf geschieht und benennen Sie es. Vielleicht sind einige dieser Gedanken „Was für ein Quatsch!" oder „Ich hab dafür keine Zeit!" – das ist völlig in Ordnung.

Während Ihnen ein Gedanke, ein Gefühl, ein Impuls oder eine Erinnerung durch den Kopf geht, nehmen Sie dies zur Kenntnis und setzen Sie einen von ihnen behutsam auf ein großes Blatt, dass vorbeizieht.

Beobachten Sie, wie das Blatt zunächst ein wenig hin und her schaukelt, und schauen Sie, wie es dann langsam davonzieht. Und dabei den Inhalt Ihres Kopfes und Körpers flussabwärts außer Sichtweite trägt.

Schauen Sie wieder auf den Fluss und warten Sie auf das nächste große Blatt. Dann legen Sie den nächsten Gedanken, Impuls, das nächste Gefühl oder die nächste Erinnerung auf dieses nächste Blatt. Beobachten Sie, wie auch dieses Blatt zunächst ein wenig hin und her schaukelt und wie es dann langsam davonzieht und dabei auch diesen Inhalt Ihres Kopfes und Körpers langsam flussabwärts außer Sichtweite trägt.

Übung 2 (Seite 2/2) Kommunikation

Blätter im Fluss

Legen Sie nun jeden weiteren Gedanken oder Impuls, jedes Gefühl oder jede Erinnerung auf ein eigenes großes Blatt. Schauen Sie sie an und lassen Sie alle einfach flussabwärts wegtreiben. Machen Sie damit weiter, solange Sie wollen.

Und wenn Sie bereit sind, nachdem Sie so lange, wie es für Sie passend ist, die Übung durchgeführt haben, erweitern Sie Ihre Aufmerksamkeit auf die Geräusche um Sie herum. Öffnen Sie die Augen mit der Absicht, dieses sanfte Erlauben und diese Selbstakzeptanz in den Rest des Tages mitzunehmen."

Übung 3 Kommunikation

Ich-Botschaften bei Kritik

Die Teilnehmerinnen werden bei dieser Partnerübung gebeten, sich fünf Minuten Zeit zu nehmen und zu versuchen, sich an eine Situation zu erinnern, in der sie bei einer anderen Person eine Kritik anbringen wollten, sich aber nicht getraut hatten, dies zu tun.

Die Teilnehmerinnen werden anschließend in Zweiergruppen eingeteilt mit der Instruktion, sich gegenseitig bei der Formulierung einer Ich-Botschaft zu unterstützen und die Situation anschließend in der Zweiergruppe zu spielen.

- Ziel: Ich-Botschaften formulieren.
- Indikation: Selbstunsicherheit
- Kontraindikation: keine
- Zeitdauer: 20 Minuten
- Benötigte Materialien: Infoblatt 13: Ich-Botschaften (vgl. Modul Kommunikation) oder ein vorbereitetes Flipchart-Blatt mit den Bestandteilen einer Ich-Botschaft.
- Partnerübung

Übung 4 Kommunikation

Ich-Botschaften bei Komplimenten

Die Teilnehmerinnen werden bei dieser Gruppenübung gebeten, reihum jeweils der nächsten Person in der Runde ein Kompliment in Form einer Ich-Botschaft zu machen. Die Trainerinnen korrigieren bei Bedarf.

- Ziel: Ich-Botschaften formulieren.
- Indikation: Selbstunsicherheit
- Kontraindikation: keine
- Zeitdauer: 20 Minuten
- Benötigte Materialien: Infoblatt 13: Ich-Botschaften (vgl. Modul Kommunikation) oder ein vorbereitetes Flipchart-Blatt mit den Bestandteilen einer Ich-Botschaft.
- Gruppenübung

Übung 5 — Kommunikation

Gefühle bei anderen wahrnehmen

Zwei Teilnehmerinnen sitzen sich bei dieser Partnerübung gegenüber. Eine Teilnehmerin (A) versucht dadurch, dass sie mit ihrer Übungspartnerin (B) synchron atmet sowie Gestik, Mimik und Haltung spiegelt, herauszufinden, wie es der anderen Person geht.

Die Teilnehmerinnen müssen sich nicht in die Augen sehen, sondern können ihre Aufmerksamkeit auf die Körperteile richten, bei denen sie die Atmung der anderen Person wahrnehmen können. Teilnehmerin B kann die Augen schließen. Im Anschluss tauschen die Teilnehmerinnen die Rollen und wiederholen die Übung.

Eine Version dieser Übung für Fortgeschrittene finden Sie in Übung 6 im Modul Kommunikation.

- Ziel: Gefühle bei anderen wahrnehmen.
- Indikation: Selbstunsicherheit, Förderung von Empathie
- Kontraindikation: keine
- Zeitdauer: 20 Minuten
- Benötigte Materialien: keine
- Partnerübung

Übung 6 Kommunikation

Gefühle bei anderen wahrnehmen – Fortgeschrittene

Zwei Teilnehmerinnen sitzen sich bei dieser Partnerübung gegenüber. Eine Teilnehmerin (A) überlegt sich drei Begebenheiten, die sie erlebt hat und die mit unterschiedlichen Gefühlen verbunden sind. Es sollte mindestens eine Situation mit einem als positiv erlebten und eine Situation mit einem als unangenehm erlebten Gefühl dabei sein.

Die Teilnehmerin A stellt sich in der ersten Runde die drei Begebenheiten so bildhaft wie möglich und mit geschlossenen Augen vor. Nach jeder vorgestellten Begebenheit öffnet sie kurz die Augen, um der Teilnehmerin B zu signalisieren, dass jetzt eine neue Begebenheit kommt. Die Teilnehmerin B sieht in der ersten Runde nur zu.

In der zweiten Runde stellt sich die Teilnehmerin A dieselben drei Begebenheiten in derselben Reihenfolge möglichst bildhaft vor. Teilnehmerin B ahmt jetzt Körperhaltung, Gestik und Mimik nach, und atmet mit.

In der dritten Runde stellt sich die Teilnehmerin A nur eine der drei Begebenheiten vor und Teilnehmerin B rät, ob es die erste, die zweite oder die dritte Begebenheit war und welches Gefühl gezeigt wurde.

Die Übung wird im Anschluss mit wechselnden Rollen wiederholt. Anschließend diskutieren die Teilnehmerinnen, was ihnen beim Erraten der Begebenheiten bzw. der Geschichten und bei der Identifikation des Gefühls geholfen hat (Atmung, Gestik, Mimik oder Körperhaltung).

- Ziel: Gefühle bei anderen wahrnehmen.
- Indikation: Selbstunsicherheit, Förderung von Empathie und Lesen von Gefühlen.
- Kontraindikation: Unter Umständen nicht für traumatisierte Patienten geeignet.
- Zeitdauer: 30 Minuten
- Benötigte Materialien: keine
- Partnerübung

Übung 7 Kommunikation

Validieren üben

Die Übung wird in einer Kleingruppe durchgeführt: Drei Teilnehmerinnen sitzen zusammen.

Eine Teilnehmerin erzählt von einer wahren Begebenheit aus ihrem Leben. Eine zweite Teilnehmerin hört zu und versucht zu validieren. Die dritte Teilnehmerin hört zu und beobachtet, welche Validierungsstrategien bzw. welche Strategien des aktiven Zuhörens die zweite Teilnehmerin angewendet hat. Unter Umständen macht sie Verbesserungsvorschläge.

- Ziele: Gefühle bei anderen wahrnehmen, Erfahrung mit der Fertigkeit des Validierens gewinnen, aktives Zuhören
- Indikation: Selbstunsicherheit, Förderung von Empathie
- Kontraindikation: keine
- Zeitdauer: 20 Minuten
- Benötigte Materialien: keine
- Kleingruppenübung

Übung 8 Kommunikation

Umgang mit Kritik

Die Übung wird in einer Kleingruppe durchgeführt: Drei Teilnehmerinnen sitzen zusammen.

Eine Teilnehmerin kritisiert eine zweite Teilnehmerin. Die Teilnehmerinnen können dazu ihnen vertraute Situationen nutzen bzw. eine Situation wählen, in der sie eigentlich schon länger Kritik äußern möchten, sich aber nicht trauten. Die zweite Teilnehmerin versucht der Kritik mit Validieren oder aktivem Zuhören zu begegnen. Die dritte Teilnehmerin hört zu und beobachtet, welche Validierungsstrategien bzw. welche Strategien des aktiven Zuhörens die zweite Teilnehmerin angewendet hat. Unter Umständen macht sie Verbesserungsvorschläge und unterstützt.

Wenn keine geeigneten Beispiele in der Gruppe gefunden werden, kann anhand folgender Situationen geübt werden:

- Eine Freundin kommt regelmäßig zu spät zu Verabredungen.
- Die Partnerin bzw. der Partner lässt die Zahnpastatube offen liegen.
- Die Partnerin bzw. der Partner schließt den WC-Deckel nicht.
- Eine Mitbewohnerin hält sich nicht an den Putzplan oder die Vereinbarungen über das Putzen.

- Ziele: Kritik mit mehr Leichtigkeit begegnen, Angst im Umgang mit Kritik verlieren, Erfahrung mit der Fertigkeit des Validierens gewinnen.
- Indikation: Selbstunsicherheit, Angst vor Kritik und/oder Zurückweisung
- Kontraindikation: keine
- Zeitdauer: 20 Minuten
- Benötigte Materialien: keine
- Kleingruppenübung

Übung 9 Kommunikation

Freie Kommunikation

Die Übung wird in einer Kleingruppe durchgeführt: Drei Teilnehmerinnen sitzen zusammen.

Eine Teilnehmerin hat die Aufgabe, eine wahre Begebenheit, die sie kürzlich erlebt hat und die sie nichtssagend oder langweilig fand, möglichst interessant zu präsentieren.

Die beiden anderen Teilnehmerinnen geben ihr eine Rückmeldung und machen Verbesserungsvorschläge.

- Ziele: Lernen, alltägliche Begebenheiten interessant zu erzählen.
- Indikation: Selbstunsicherheit, Redeangst
- Kontraindikation: keine
- Zeitdauer: 20 Minuten
- Benötigte Materialien: keine
- Kleingruppenübung

Übung 10 — Kommunikation

Verbundenheit durch ein Bild spüren

Jede Teilnehmerin wird gebeten, auf dem Handy ein Bild einer Person zu suchen, die ihr sehr nahesteht und sich das Bild für ca. zwei Minuten anzuschauen.

Die Gruppenleiterinnen geben die Zeit vor und lassen z.B. einen Gong ertönen, wenn die Zeit um ist. Anschließend werden die Teilnehmerinnen gebeten, zu berichten, was sie während der Übung wahrgenommen haben.

- Ziele: Lernen; Verbundenheit mit einer Person zu spüren, die im Moment nicht anwesend ist.
- Indikation: Verbundenheit in der Beziehung spüren.
- Kontraindikation: keine
- Zeitdauer: 10–20 Minuten
- Benötigte Materialien: Handy oder ein Foto
- Einzelübung

Übung 11 Kommunikation

Achtsamkeit in der Beziehung durch Tango

Die Teilnehmerinnen fassen sich bei dieser Paarübung gegenseitig an den Schultern an und laufen entgegen dem Uhrzeigersinn durch den Raum mit Tangomusik. Eine der Gruppentherapeutinnen gibt nacheinander vor, dass die Führende die Achtsamkeit (a) auf sich selbst, (b) auf die andere Person (das Gegenüber) und (c) auf die Beziehung richten soll. Sie achtet dabei darauf, dass für jede dieser drei Varianten jeweils etwa ein Drittel des Musikstückes zur Verfügung steht. Nach einem Musikstück wird die Übung mit getauschten Rollen wiederholt.

- Ziele: Lernen, die Achtsamkeit auf das Gegenüber, die Beziehung oder auf sich selbst zu richten und die Unterschiede wahrzunehmen.
- Indikation: Verbundenheit in der Beziehung spüren.
- Kontraindikation: Unter Umständen nicht für traumatisierte Patientinnen geeignet.
- Zeitdauer: 20 Minuten
- Benötigte Materialien: Tangomusik (gut eignet sich Musik von Carlos di Sarli)
- Paarübung

Hausaufgabe 1 — Kommunikation

Gespräche nach den vier Ebenen der Kommunikation analysieren

Versuchen Sie bitte, in der nächsten Woche ein Gespräch oder einen Teil eines Gespräches, das Sie mit einer näher bekannten Person haben, nach den vier Ebenen der Kommunikation zu analysieren.

Ort/Zeitpunkt: ______________________________

Beteiligte Person: ______________________________

Was hat die andere Person genau gesagt?

____

____

Wie war die Gestik, Mimik, Körperhaltung der anderen Person?

____

____

Was wollte die andere Person (Ihrer Meinung nach) auf der *Sachebene* ausdrücken?

____

____

Was wollte die andere Person (Ihrer Meinung nach) auf der *Beziehungsebene* ausdrücken?

____

____

Was wollte die andere Person (Ihrer Meinung nach) auf der *Selbstoffenbarungsebene* ausdrücken?

____

____

Was wollte die andere Person (Ihrer Meinung nach) auf der *Appellebene* ausdrücken?

____

____

Beschreiben Sie kurz die Erfahrungen, die Sie bei dieser Übung gemacht haben!

____

____

Hausaufgabe 2 Kommunikation

Analyse der vier Ebenen der Kommunikation und Überprüfung der Interpretation

Versuchen Sie bitte, in der nächsten Woche ein Gespräch oder einen Teil eines Gespräches, das Sie mit einer Ihnen näher bekannten Person haben, nach den vier Ebenen der Kommunikation zu analysieren, und überprüfen Sie Ihre Interpretation der vier Ebenen, indem Sie Ihr Gegenüber befragen.

Ort/Zeitpunkt: ______________________________

Beteiligte Person: ______________________________

Was hat die andere Person genau gesagt?

____

Wie war die Gestik, Mimik, Körperhaltung der anderen Person?

____

Was wollte die andere Person (Ihrer Meinung nach) auf der *Sachebene* ausdrücken?

____

War Ihre Interpretation korrekt? ______________________________

Was wollte die andere Person (Ihrer Meinung nach) auf der *Beziehungsebene* ausdrücken?

____

War Ihre Interpretation korrekt? ______________________________

Was wollte die andere Person (Ihrer Meinung nach) auf der *Selbstoffenbarungsebene* ausdrücken?

____

War Ihre Interpretation korrekt? ______________________________

Was wollte die andere Person (Ihrer Meinung nach) auf der *Appellebene* ausdrücken?

____

War Ihre Interpretation korrekt? ______________________________

Beschreiben Sie kurz die Erfahrungen, die Sie bei dieser Übung gemacht haben!

____

____

____

Hausaufgabe 3 — Kommunikation

Vorbereitung eines Gesprächs anhand einer Checkliste

Bereiten Sie bitte anhand der untenstehenden Checkliste ein Gespräch mit einer Person vor, die Ihnen nahesteht. Das Thema muss kein schwieriges sein, es geht um das Üben!

Ort/Zeitpunkt: ______________________________

Beteiligte Person: ______________________________

Was wollen Sie Ihrem Gegenüber genau sagen?

____

Checkliste

Fragen	Lösungsmöglichkeiten
1. Ist die andere Person bereit für ein Gespräch?	Ggf. nachfragen, wann ein günstiger Zeitpunkt ist.
2. Ist die andere Person durch eine Arbeit abgelenkt oder in Gedanken mit Problemen beschäftigt?	Ggf. nachfragen, wann ein günstiger Zeitpunkt ist.
3. Hat die andere Person Zeit für ein Gespräch?	Ggf. nachfragen, wann ein günstiger Zeitpunkt ist.
4. Bin ich mit der anderen Person allein im Raum oder sind andere Personen anwesend?	Wenn andere im Raum sind: Prüfen, ob das, was besprochen werden soll, in Anwesenheit anderer besprochen werden kann oder ob es besser wäre, um einen Gesprächstermin unter vier Augen zu bitten.
5. Möchte ich mit der anderen Person einen Smalltalk haben oder ein ernsthaftes Gespräch führen?	Wenn ein ernstes Gespräch geführt werden soll: Die andere Person um einen passenden Zeitpunkt für ein Gespräch bitten.
6. Möchte ich, dass die andere Person nur zuhört, oder möchte ich Lösungsideen?	Genau äußern, was man will, zum Beispiel: „Sei mir nicht böse, aber ich möchte keine Lösungsideen, sondern dass du zuhörst."
7. Bin ich selbst für ein Gespräch gut vorbereitet? Weiß ich, was ich mitteilen will und mit welchem Ziel?	Ggf. das geplante Gespräch nochmal aufschieben und sich vorbereiten oder klar mitteilen, dass man etwas noch nicht zu Ende gedacht hat.
8. Bin ich in der emotionalen Verfassung, ein Gespräch zu führen?	Wenn nicht: Das Gespräch besser verschieben und Gefühle regulieren.
9. Ist meine eigene Anspannung möglicherweise zu hoch?	Bei zu hoher Anspannung bzw. Stress: Besser erst Stress und/oder Anspannung reduzieren.
10. Bin ich in der Lage, den Inhalt meiner Botschaft klar, deutlich und passend zu meiner Gestik, Mimik und Körperhaltung zu vermitteln?	Falls Übereinstimmung der einzelnen Punkte noch nicht gelingt: Im Rollenspiel oder mit einer Freundin üben.

Hausaufgabe 4 — Kommunikation

Blickkontakt aufnehmen

Schritt 1: Versuchen Sie bitte, in der nächsten Woche ein Gespräch mit einer Ihnen näher bekannten Person herzustellen und auf Ihren Blickkontakt zu achten.

Ort/Zeitpunkt: ____________________

Beteiligte Person: ____________________

Ich konnte meinen Blickkontakt halten ☐ Ja ☐ Nein

Der Blickkontakt fiel mir ☐ leicht ☐ schwer

Ich war sehr angespannt ☐ Ja ☐ Nein

Nächstes Mal würde ich gerne achten auf ____________________

Schritt 2: Versuchen Sie, in Ihrem Alltag bewusst Blickkontakt zu üben. Sie können dafür zum Beispiel beim Einkaufen, auf der Straße und in den öffentlichen Verkehrsmitteln üben, andere Menschen anzuschauen und (kurz) Blickkontakt aufzunehmen. Wenn es Ihnen leichter fällt, können Sie sie dabei anlächeln oder grüßen. Notieren Sie Ihre Erfahrungen.

Bei welchen Personen fällt es mir leicht, Blickkontakt aufzunehmen? (ältere Menschen, Kinder, Frauen, Männer, Jugendliche, Gleichaltrige)

____

____

____

____

Welche Erfahrungen habe ich gemacht?

____

____

____

____

Welche Reaktionen habe ich bekommen?

____

____

____

____

Hausaufgabe 5 — Kommunikation

Auf die eigene Gestik, Mimik und Körperhaltung achten

Versuchen Sie bitte, in der nächsten Woche ein Gespräch mit einer Ihnen näher bekannten Person herzustellen, und achten Sie auf Ihre Gestik, Mimik und Ihre Körperhaltung.

Ort/Zeitpunkt: ______________________________

Beteiligte Person: ______________________________

Beschreiben Sie bitte möglichst genau Ihre Gestik!

____

____

____

____

____

____

____

Beschreiben Sie bitte möglichst genau Ihre Mimik!

____

____

____

____

____

____

____

Beschreiben Sie bitte möglichst genau Ihre Körperhaltung!

____

____

____

____

____

____

Hausaufgabe 6 — Kommunikation

Gefühle wahrnehmen und benennen

Bitte versuchen Sie, an jedem Tag mindestens ein Gefühl wahrzunehmen und zu benennen, natürlich gerne auch mehr: Oft ist in einer Situation nicht nur ein Gefühl aktiv, sondern es sind mehrere beteiligt.

Tag	Situation	Gedanken	Gefühl(e)
Montag			
Dienstag			
Mittwoch			
Donnerstag			
Freitag			
Samstag			
Sonntag			

Sie können auch die Auflistung der Gefühle auf dem Infoblatt 6: Wofür sind Gefühle gut und welche verschiedenen Gefühle gibt es? (vgl. Modul Kommunikation) zu Hilfe nehmen.

Hausaufgabe 7 — Kommunikation

Einen Konflikt analysieren

Versuchen Sie bitte, sich an einen Konflikt mit einer Ihnen bekannten Person zu erinnern, und vervollständigen Sie bitte die Grafik analog zu Infoblatt 7 im Modul Kommunikation: Eskalation von Konflikten durch inadäquates Ausdrücken von Gefühlen.

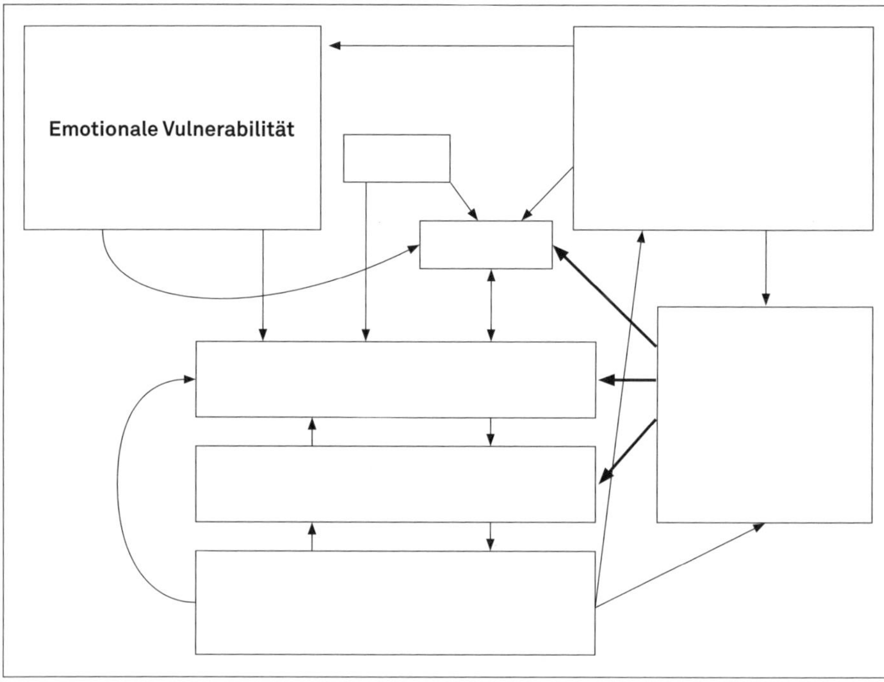

Hausaufgabe 8 — Kommunikation

Primäre und sekundäre Gefühle anhand eines Konflikts unterscheiden

Versuchen Sie sich bitte, sich an einen Konflikt mit einer Ihnen bekannten Person zu erinnern, und versuchen Sie, auf die Unterscheidung zwischen primärem und sekundärem Gefühl zu achten. Vervollständigen Sie das Formular.

Ort/Zeitpunkt: ______________________________

____

Beteiligte Person: ______________________________

____

Mein primäres Gefühl war ______________________________

____

____

Mein sekundäres Gefühl war ______________________________

____

____

Durch folgenden Glaubenssatz hat sich mein primäres Gefühl in das sekundäre Gefühl verwandelt: ______

____

____

____

____

____

____

Nächstes Mal würde ich gerne achten auf ______________________________

____

____

____

____

____

____

Hausaufgabe 9 — Kommunikation

Glaubenssätze untersuchen

Welchen Glaubenssatz möchten Sie untersuchen?

1. Was sind Belege für und gegen den Glaubenssatz?

   Dafür:

   Dagegen:

2. Ist es eine Denkgewohnheit oder basiert diese Idee auf Tatsachen?
   Hier geht es darum, sich zu fragen, ob das, was Sie denken durch Ihre Biografie gelernt oder verzerrt ist. Eine Tatsache hingegen ist ein auch für andere beobachtbarer, beweisbarer Sachverhalt.

3. Stützen Sie Ihre Bewertungen auf Gefühle statt auf Fakten?
   Hier geht es darum, ob Sie „emotional schlussfolgern", also ob Sie sich auf eine gewisse Art fühlen, und daraus schließen, dass es so ist, oder sich der Gedanke auf Tatsachen stützt.

4. Verwenden Sie Worte oder Ausdrücke, die extrem oder übertrieben sind?
   (z. B. immer, für immer, nie, muss, sollte, jedes Mal)

5. Denken Sie im „Alles-oder-nichts"-Modus?
   Das Denken im „Alles-oder-nichts"-Modus ist ein Schwarz-weiß-Denken, bei dem etwas entweder als „richtig" bzw. „gut" oder als „falsch" bzw. „schlecht" beurteilt wird. Hier gelingt es nicht, auch Grautöne wahrzunehmen.

Hausaufgabe 10 — Kommunikation

Anhand einer Checkliste das Ausdrücken von Gefühlen üben

Versuchen Sie in der kommenden Woche, gegenüber einer Ihnen bekannten Person ein Gefühl auszudrücken. Bereiten Sie sich bitte anhand der folgenden Checkliste oder dem Infoblatt 8: Primäre und sekundäre Gefühle (vgl. Modul Kommunikation) vor.

Checkliste

1. Nehmen Sie Ihr momentanes Gefühl wahr, ____________________
   nehmen Sie es an und beschreiben Sie es. ____________________
2. Passt Ihr Gefühl zur momentanen Situation? ☐ Ja ☐ Nein
3. Passt Ihr Gefühl in der Intensität, ist es zu intensiv oder zu wenig intensiv? ☐ passt ☐ zu intensiv ☐ zu wenig intensiv
4. Führt ein Ausdrücken des Gefühls mittel- und langfristig zu negativen Konsequenzen? ☐ Ja ☐ Nein
5. Ist die Situation günstig? Sind Sie mit der Person allein im Raum und sind Sie gut vorbereitet? ☐ Ja ☐ Nein
6. Wenn Gefühl und Intensität angemessen sind und langfristig keine negativen Konsequenzen drohen, ist ein angemessenes Äußern an der Reihe. Äußern Sie Ihr Gefühl, achten Sie auf eine angemessene, nicht verurteilende Sprache und drücken Sie Ihr Gefühl in Einklang mit Gestik, Mimik, Körperhaltung, Lautstärke und Tonfall aus.

Welche Erfahrungen haben Sie gemacht?

Hausaufgabe 11 — Kommunikation

Gefühle ausdrücken

Versuchen Sie in der kommenden Woche, in zwei Situationen Gefühle adäquat auszudrücken.

Situation 1

Ort/Zeitpunkt: ____________________

Beteiligte Person: ____________________

Mein primäres Gefühl war? ____________________

Mein sekundäres Gefühl war? ____________________

Durch folgenden Glaubenssatz hat sich mein primäres Gefühl in das sekundäre Gefühl verwandelt: ______

____

Mir ist es gelungen, mein Gefühl auszudrücken. Ich habe dabei auf Gestik, Mimik und Körperhaltung geachtet. ☐ Ja ☐ Nein

Gesagt habe ich in etwa: ____________________

____

Würden Sie rückblickend noch etwas anders machen wollen? ____________________

____

Nächstes Mal würde ich gerne achten auf: ____________________

Situation 2

Ort/Zeitpunkt: ____________________

Beteiligte Person: ____________________

Mein primäres Gefühl war? ____________________

Mein sekundäres Gefühl war? ____________________

Durch folgenden Glaubenssatz hat sich mein primäres Gefühl in das sekundäre Gefühl verwandelt: ______

____

Mir ist es gelungen mein Gefühl auszudrücken. Ich habe dabei auf Gestik, Mimik und Körperhaltung geachtet. ☐ Ja ☐ Nein

Gesagt habe ich in etwa: ____________________

Würden Sie rückblickend noch etwas anders machen wollen? ____________________

____

Nächstes Mal würde ich gerne achten auf: ____________________

Hausaufgabe 12 — Kommunikation

Ich-Botschaften senden

Versuchen Sie in der kommenden Woche einer Ihnen gut bekannten Person eine Ich-Botschaft zu senden.

1. Versuchen Sie möglichst genau das Verhalten der anderen Person bzw. die Situation zu beschreiben, um die es Ihnen geht. Wie würde eine Kamera das Geschehen aufzeichnen?

2. Versuchen Sie möglichst genau zu beschreiben, welche Auswirkungen/Folgen/Konsequenzen die Situation oder das Verhalten für Sie hat?

3. Versuchen Sie möglichst genau Ihre Gefühle zu beschreiben, die durch das Verhalten der anderen Person in Ihnen ausgelöst werden.

4. Versuchen Sie einen Wunsch oder Verbesserungsvorschlag zu formulieren.

Hausaufgabe 13 — Kommunikation

Durch eine Ich-Botschaft ein positives Gefühl ausdrücken

Versuchen Sie in der kommenden Woche einer Ihnen gut bekannten Person ein positives Gefühl mit einer Ich-Botschaft zu senden.

1. Versuchen Sie möglichst genau das Verhalten der anderen Person bzw. die Situation zu beschreiben, um die es Ihnen geht. Wie würde eine Kamera das Geschehen aufzeichnen?

2. Versuchen Sie möglichst genau zu beschreiben, welche Auswirkungen/Folgen/Konsequenzen die Situation oder das Verhalten für Sie hat?

3. Versuchen Sie möglichst genau Ihre Gefühle zu beschreiben, die durch das Verhalten der anderen Person in Ihnen ausgelöst werden.

Hausaufgabe 14 — Kommunikation

Auf Gestik, Mimik, Körperhaltung und Atmung einer anderen Person achten

Versuchen Sie bitte, in der kommenden Woche während eines Gespräches mit einer Ihnen bekannten Person auf deren Gestik, Mimik und Körperhaltung zu achten und synchron mitzuatmen.

Ort/Zeitpunkt: ______________________________

____

Beteiligte Person: ______________________________

____

____

Welches Gefühl haben Sie bei der anderen Person wahrgenommen?

____

____

Was hat Ihnen dabei geholfen, das Gefühl wahrzunehmen?

- ☐ Gestik?
- ☐ Mimik?
- ☐ Körperhaltung?
- ☐ Atmung?

Das nächste Mal würde ich gerne auf ______________________________ achten.

Hausaufgabe 15 — Kommunikation

Validieren

Machen Sie mindestens ein Mal am Tag eine validierende Äußerung gegenüber einer Person (das können Sie natürlich auch selbst sein). Nutzen Sie gerne die Rückseite des Blattes, um weitere Validierungen zu notieren.

Situation 1

Wie war in etwa der Wortlaut der Validierung?

___

Wie war die Reaktion der anderen Person auf die Validierung?

___

Wie ging es Ihnen selbst danach?

___

Situation 2

Wie war in etwa der Wortlaut der Validierung?

___

Wie war die Reaktion der anderen Person auf die Validierung?

___

Wie ging es Ihnen selbst danach?

___

Situation 3

Wie war in etwa der Wortlaut der Validierung?

___

Wie war die Reaktion der anderen Person auf die Validierung?

___

Wie ging es Ihnen selbst danach?

___

Hausaufgabe 16 Kommunikation

Aktives Zuhören

Versuchen Sie bitte, in der kommenden Woche während eines Gespräches mit einer Ihnen bekannten Person aktiv zuzuhören.

Ort/Zeitpunkt: ______________________________

____

Beteiligte Person: ______________________________

____

____

Welches Gefühl haben Sie bei der anderen Person wahrgenommen?

____

____

Was hat Ihnen dabei geholfen, das Gefühl wahrzunehmen?

- ☐ Gestik?
- ☐ Mimik?
- ☐ Körperhaltung?
- ☐ Atmung?

Ist es gelungen, bei den Regeln des aktiven Zuhörens zu bleiben? ☐ Ja ☐ Nein

Das nächste Mal würde ich gerne auf ______________________________ achten.

Hausaufgabe 17 — Kommunikation

Kritik mit Validierungsstrategien und aktivem Zuhören begegnen

Versuchen Sie bitte, in der kommenden Woche während eines Gespräches mit einer Ihnen bekannten Person genau zuzuhören, ob Sie eine Kritik wahrnehmen. Versuchen Sie dann, der Kritik mit Validierungsstrategien oder aktivem Zuhören zu begegnen.

Ort/Zeitpunkt: ______________________________

____

Beteiligte Person: ______________________________

____

Welches Gefühl haben Sie bei sich wahrgenommen?

____

____

Was hat Ihnen dabei geholfen, mit der Kritik umzugehen?

____

____

____

____

____

____

____

____

____

Ist es gelungen, bei den Regeln des aktiven Zuhörens zu bleiben? ☐ Ja ☐ Nein

Das nächste Mal würde ich gerne auf ______________________________ achten.

Hausaufgabe 18 — Kommunikation

Eigene blinde Flecke erkennen

Versuchen Sie bitte, sich an eine Situation zu erinnern, die Ihnen geholfen hat, eigene blinde Flecke zu erkennen. Alternativ oder zusätzlich können Sie sich auch an eine Situation erinnern, die Ihnen dabei geholfen hat, Ihr eigenes Verhalten besser an Ihre berufliche oder private Situation anzupassen.

Situation, in der ein blinder Fleck erkannt wurde

Ort/Zeitpunkt: ____________________

Beteiligte Person: ____________________

Was war Ihr Lerngewinn? ____________________

Situation, die half, Verhalten besser an die private oder berufliche Situation anzupassen

Ort/Zeitpunkt: ____________________

Beteiligte Person: ____________________

Was war Ihr Lerngewinn? ____________________

Hausaufgabe 19 Kommunikation

Freie Kommunikation

Versuchen Sie bitte, in der kommenden Woche ein Gespräch mit einer Ihnen bekannten Person zu führen. Versuchen Sie dabei, die Regeln aus dem Infoblatt 24: Freie Kommunikation und dem Infoblatt 25: Freie Kommunikation – Checkliste (vgl. Modul Kommunikation) anzuwenden.

Ort/Zeitpunkt: ______________________________

____

Beteiligte Person: ______________________________

____

Welches Thema haben Sie gewählt? ______________________________

____

____

Was hat Ihnen dabei geholfen, das Gespräch interessant zu gestalten?

____

____

____

____

____

____

____

____

____

____

____

____

____

____

Ist es gelungen, die Hinweise des Infoblattes 25:
Freie Kommunikation – Checkliste (vgl. Modul Kommunikation) zu befolgen? ☐ Ja ☐ Nein

Das nächste Mal würde ich gerne auf ______________________________ achten.

Hausaufgabe 20 — Kommunikation

Achtsamkeit in der Beziehung

Versuchen Sie bitte, in der kommenden Woche eine Ihnen nahestehende Person (Familienangehörige bzw. Familienangehöriger, Kind, Freundin bzw. Freund, Partnerin bzw. Partner) genau zu beobachten. Nehmen Sie wahr, wie es ihr bzw. ihm geht. Ist die Person gestresst? Geht es ihr gut? Usw. Tun Sie alles mit Ihrer ganzen Aufmerksamkeit.

Ort/Zeitpunkt: ______________________________

____

Beteiligte Person: ______________________________

____

Stellen Sie stichwortartig dar, wie es der Person, die Sie beobachtet haben, ging.

____

____

____

____

____

____

____

____

____

____

____

____

____

____

____

____

____

____

____

Hausaufgabe 21 — Kommunikation

Pflege von Beziehungen

Versuchen Sie bitte, in der kommenden Woche mit einer Ihnen nahestehenden Person, die Ihnen wichtig ist und zu der Sie die Beziehung aufrechterhalten oder verbessern wollen, bewusst etwas gemeinsam zu unternehmen. Hören Sie gemeinsam Musik, kochen Sie zusammen, spielen Sie etwas zusammen, gehen Sie spazieren. Tun Sie alles mit Ihrer ganzen Aufmerksamkeit.

Ort/Zeitpunkt: ______________________________

____

Beteiligte Person: ______________________________

____

Stellen Sie stichwortartig dar, welche Rückmeldungen Sie von der Person erhalten haben, mit der Sie etwas gemeinsam gemacht haben, und wie es Ihnen dabei ging.

____

____

____

____

____

____

____

____

____

____

____

____

____

____

____

____

____

____

____

Hausaufgabe 22 — Kommunikation

Pflege von Beziehungen – Sich in die andere Person hineinversetzen

Versuchen Sie bitte, in der kommenden Woche mit einer Ihnen nahestehenden Person, die Ihnen wichtig ist und zu der Die die Beziehung aufrechterhalten oder verbessern wollen, bewusst etwas gemeinsam zu unternehmen. Hören Sie gemeinsam Musik, kochen Sie zusammen, spielen Sie etwas zusammen, gehen Sie spazieren. Tun Sie alles mit Ihrer ganzen Aufmerksamkeit.

Achten Sie darauf, was Sie bei der anderen Person wahrnehmen, versuchen Sie sich in die andere Person hineinzuversetzen.

Ort/Zeitpunkt: ______________________________

____

Beteiligte Person: ______________________________

____

Stellen Sie stichwortartig dar, was Sie bei der anderen Person, mit der Sie etwas unternommen haben, wahrgenommen haben.

____

____

____

____

____

____

____

____

____

____

____

____

____

____

____

____

____

Hausaufgabe 23 Kommunikation

Pflege von Beziehungen – Gedanken, Gefühle und Bedürfnisse wahrnehmen

Versuchen Sie bitte, in der kommenden Woche mit einer Ihnen nahestehenden Person, die Ihnen wichtig ist und zu der Sie die Beziehung aufrechterhalten oder verbessern wollen, bewusst etwas gemeinsam zu unternehmen. Hören Sie gemeinsam Musik, kochen Sie zusammen, spielen Sie etwas zusammen, gehen Sie spazieren. Tun Sie alles mit Ihrer ganzen Aufmerksamkeit.

Achten Sie darauf, wie es Ihnen bei der Unternehmung geht. Welche Gedanken, Gefühle und Bedürfnisse können Sie bei sich selbst wahrnehmen?

Ort/Zeitpunkt: ______________________________

____

Beteiligte Person: ______________________________

____

Stellen Sie stichwortartig dar, welche Gedanken, Gefühle und Bedürfnisse Sie während Ihrer gemeinsamen Unternehmung bei sich selbst wahrnehmen konnten.

____

____

____

____

____

____

____

____

____

____

____

____

____

____

____

____

____

Hausaufgabe 24 — Kommunikation

Pflege von Beziehungen – Beschreiben, wie es Familienangehörigen geht

Versuchen Sie bitte, in der kommenden Woche mit Ihren Familienangehörigen passiv zusammen zu sein oder etwas zu unternehmen. Sie können zusammen auf einem Sofa sitzen oder einen Film oder eine Serie ansehen. Versuchen Sie, sich dabei als Paar/Familie oder Eltern wahrzunehmen. Tun Sie alles mit Ihrer ganzen Aufmerksamkeit.

Ort/Zeitpunkt: ______________________________

____

Beteiligte Person: ______________________________

____

Stellen Sie stichwortartig dar, wie es Ihrer Angehörigen bzw. Ihrem Angehörigen, Ihrer Partnerin bzw. Ihrem Partner, Ihrer Freundin bzw. Ihrem Freund ging.

____

____

____

____

____

____

____

____

____

____

____

____

____

____

____

____

____

____

____

6 Kennenlernen

6.1 Einführung

Viele Menschen haben das Problem, dass sie sich einsam fühlen und gerne eine Partnerschaft, eine Liebesbeziehung oder einen Freundeskreis hätten. Sie fragen sich, wie sie jemanden kennenlernen könnten. Die Antwort ist ganz einfach. Man kann überall jemanden kennenlernen, in der Nachbarschaft, am Arbeitsplatz, in der Schule, im Verein, bei einer Party usw. Aber wie genau geht es?

„Technisch gesehen" lässt sich die Frage leicht beantworten: Man zeigt durch Blickkontakt, dass man die andere Person wiedererkennt, man lächelt sie an. Wenn man die andere Person einige Male gesehen hat, begrüßt man sie. Und irgendwann stellt man sich dieser Person vor und führt Smalltalk. Während des Smalltalks stellt man vielleicht fest, dass man gemeinsame Hobbys und Interessen hat. Der nächste Schritt ist dann, dass man einander einlädt oder gemeinsam einen Kaffee oder ein Bier trinken geht.

Ein anderer Schritt kann dann sein, dass man den Nachbarn um einen Gefallen bittet. Man könnte sich beispielsweise Milch ausleihen oder den Nachbarn während des Urlaubs bitten, den Briefkasten zu leeren. Dann stellt man vielleicht fest, dass der Nachbar auch eine Bitte hat, vielleicht benötigt er zum Beispiel ein Werkzeug, das man ihn leihen könnte. Und schon ist eine Bekanntschaft entstanden. Man bietet sich gegenseitig das Du an, lädt einander auf die Geburtstagsfeier ein usw.

Allerdings ist es nicht so, dass alle Bekanntschaften in Freundschaften münden. Manche Menschen sind beruflich sehr eingespannt, manchmal stimmt die Chemie nicht, manchmal stehen andere Dinge im Vordergrund, wie zum Beispiel die Betreuung von Kindern. Freundschaften lassen sich nicht erzwingen, sondern müssen sich entwickeln. So kann es passieren, dass ein Nachbar ein guter Nachbar wird und bleibt, ein Arbeitskollege ein guter Arbeitskollege wird und bleibt, dass sich aus diesen Bekanntschaften aber keine engen Freundschaften entwickeln. Das ist auch ganz in Ordnung so. Wie wir später noch sehen werden, benötigen wir auch ein Netz von Bekannten.

Eine Freundschaft entwickelt sich dann, wenn es gleiche Interessenslagen gibt (Arbeit, Hobby, familiäre Situation usw.) und wenn die Beteiligten bereit sind, sich zu öffnen, sich auch mit ihren Fehlern und Schwächen zu zeigen. Freundschaften leben auch davon, dass man sich gegenseitig hilft, füreinander da ist.

Hilfreich für das Kennenlernen von Menschen ist es, wenn man z.B. ein Stammcafé hat oder regelmäßig denselben Weg geht. Viele lernen sich auch über Vereine kennen.

Seit einigen Jahren lernen sich viele Menschen auch über Datingportale im Internet kennen. So kommt Statista (2020) zum Ergebnis, dass sich von 1007 Befragten 77% über das Internet kennengelernt haben, 24 bis 27% haben das Internet schon einmal für die Partnersuche eingesetzt. 53,85% der Befragten nutzen Partnerbörsen im Internet mehrfach die Woche. Cacioppo, Cacioppo, Gonzaga, Ogburn und van der Weele (2013) fanden in einer Online-Befragung von immerhin 19.131 verheirateten Menschen, dass sich ein Drittel der Paare online kennengelernt hatten. Allerdings bleibt hier die Frage offen, ob die Art des Kennenlernens (online vs. offline) über die Qualität der Beziehung entscheidet. Im Gegensatz zu Cacioppoa et al. (2013), die bei den Paaren, die sich online kennengelernt haben, weniger Scheidungen und eine höhere Zufriedenheit in der Ehe finden, kommt Paul (2014) hier zu genau entgegengesetzten Ergebnissen. Allerdings sind laut Paul (2014) 60% Prozent der Paare, die sich online kennengelernt haben, bewusst nicht verheiratet.

Wie ist die Beliebtheit von Internetportalen zu verstehen? Aus unserer Sicht spielen mehrere Faktoren eine Rolle (siehe auch Arias & Carter, 2018):

- Das Kennenlernen über das Internet ist unverbindlicher als ein Kennenlernen in der sozialen Umgebung.
- Man kann über das Internet mehr Informationen über sich selbst geben, als das in einer herkömmlichen Kontaktanzeige möglich wäre.
- Über das Internet bekommt man oft sehr schnell viele Informationen über die andere Person.
- Ein persönliches Treffen kann dadurch besser vorbereitet werden.
- Über das Internet ist es besser möglich, die eigene Unsicherheit zu regulieren.
- Ein „Korb“ ist möglicherweise weniger aversiv, da man die ablehnende Person nicht mehr trifft.

Im Gegensatz zu Datingportalen im Internet oder Kontaktanzeigen sind soziale Medien wie Facebook oder Instagram zum unmittelbaren Kennenlernen eher weniger geeignet. Die Intensität der „Freundschaft“ wird dort aus unserer Sicht überschätzt. Jedoch tauschen viele Menschen nach einem kurzen Kennenlernen, z.B. beim Tanzen, im Club, ihre Facebook-Kontaktdaten aus. So können sie sich später leichter über Facebook oder Instagram befreunden und Nachrichten austauschen (vgl. hierzu auch die Infoblätter 8 bis 11 im Modul Kennenlernen).

Auch Therapeuten sollten sich mit diesen Medien auskennen, schon deshalb, um beurteilen zu können, was es für Patienten bedeutet, wenn eine Freundschaftsanfrage nicht angenommen wurde oder wenn sie blockiert wurden.

6.2 Didaktisches Vorgehen und Einsatz der Hausaufgaben und der Info- und Übungsblätter

Übergeordnetes Ziel. Ziel dieses Moduls ist, den Teilnehmern durch Informationen, Übungen und Hausaufgaben Wissens- und Verhaltensstrategien zu vermitteln, die es ihnen ermöglichen, Bekanntschaften und Freundschaften zu initiieren. Durch Rollenspiele, die im Gruppensetting durchgeführt werden, sollen die Verhaltensstrategien schrittweise aufgebaut und verfeinert werden. Therapeutische Hausaufgaben sollen helfen, korrigierende Erfahrungen im sozialen Umfeld zu machen und die gelernten Strategien zu generalisieren und zu stabilisieren. Die Gruppenleiterinnen achten wie immer auf eine annehmende Gruppenatmosphäre und darauf, dass alle die Übungen mit einem Erfolgserlebnis abschließen. Die Teilnehmer sollen die in der Gruppe gelernten Strategien spielerisch auf soziale Situationen im realen Lebensumfeld übertragen. Durch korrigierende Erfahrungen sollen sie lernen, soziale Ängste zu reduzieren. Die Hausaufgaben werden jeweils zum Ende der Gruppensitzung gegeben und zu Beginn der nächsten Gruppensitzung besprochen. Die Gruppenleiter achten bei der Nachbesprechung der Hausaufgaben auf eine annehmende und validierende Haltung.

Der Einstieg in das Thema Kennenlernen ist gefüllt mit vielen Informationen. Je nach Gruppenzusammensetzung und Verfassung der Gruppe eignen sich hier eingestreute Blickkontaktübungen (vgl. die verschiedenen Blickkontaktübungen in Kapitel 6.3).

In unseren Gruppen sehen wir sowohl Menschen, die eigentlich sehr gerne mehr Kontakte und mehr Freunde hätten, als auch solche, die nicht zwingend andere Menschen brauchen oder die Gesellschaft anderer suchen oder diese sogar eher unangenehm finden. In der Literatur findet man mittlerweile sehr viele Hinweise, dass ein gutes soziales Netzwerk vor Erkrankung schützt und die Genesung fördert (z. B. Berger & Gunia, 2019; Denissen, Penke, Schmitt & van Aken, 2008; van der Horst & Coffé, 2012). Wissenschaftliche Studien belegen den Zusammenhang zwischen subjektiv berichtetem Wohlbefinden sowie einem höheren Selbstwertgefühl einerseits und dem Bestehen und der Qualität eines sozialen Netzwerkes andererseits.

Obige Studien weisen auf folgende Zusammenhänge hin:

- Menschen mit einem höheren Selbstwert berichten über mehr Freundschaften und Bekanntschaften und eine bessere Qualität der Beziehungen.
- Menschen fühlen sich wohler, wenn sie häufiger Kontakt mit Freunden und Bekannten haben.
- Menschen fühlen sich außerdem wohler, wenn sie einen größeren Freundeskreis haben und wenn ihre Beziehungen eine hohe Qualität aufweisen.

6.2.1 Freundes- und Bekanntenkreis

Infoblatt 1: Wie viele Bekannte und Freunde und Beziehungen braucht es denn? und Infoblatt 2: Verteilung von Bekannten und guten Freunden

Ziel: Den Teilnehmern soll vermittelt werden, dass ein „optimaler Bekanntenkreis“ sowohl aus Bekanntschaften jeglicher Intensität als auch aus sehr guten Freunden besteht. Die Teilnehmer sollen verstehen, dass es insbesondere dann eine Chance auf intensive Beziehungen gibt, wenn eine breite Basis an Bekanntschaften vorhanden ist, dass also insbesondere dann Freunde „nachrutschen“ können, wenn ein etwas größeres Netz an Bekannten gegeben ist.

Didaktik: Die Gruppentrainer tragen gemeinsam mit den Gruppenmitgliedern mögliche Gründe zusammen, warum Freunde und Bekannte wichtig sind. Sie sammeln Vor- und Nachteile von Partnerschaften, Freundschaften und Bekanntschaften. Die Gruppentrainer ergänzen die Sammlung und teilen das Infoblatt 1 (vgl. Seite 158 und Online-Materialien) und das Infoblatt 2 (vgl. Seite 159 und Online-Materialien) aus und diskutieren die Grafiken mit den Teilnehmern. Einwände wie „Ich lege keinen Wert auf oberflächliche Beziehungen ...“ oder „Ich muss mich auf meine Freunde verlassen können“ werden im Sinne dieser Grafiken erörtert. Berichte eigener Erfahrungen der Teilnehmer sind ausdrücklich erwünscht und werden in die Diskussion mit einbezogen. Die Gruppenleiter diskutieren gemeinsam mit der Gruppe, welche Hürden es für das Kennenlernen neuer Menschen gibt und sammeln Ideen für Fertigkeiten, die nötig sind, um diese Hürden zu überwinden. Übliche Probleme sind soziale Ängste, automatische Gedanken und Einstellungen, nicht interessant oder gut genug zu sein, aber auch Bequemlichkeit und schließlich schlicht ein Mangel an zwischenmenschlichen Fertigkeiten. Überwunden werden können diese Hürden durch Mut, flexibilisierte Gedanken und Einstellungen sowie vor allem durch das Üben von neuen Fertigkeiten und neuen Denkweisen.

Die Gruppenleiter sammeln mit den Teilnehmern gemeinsam Beispiele für bisherige Versuche, jemanden kennenzulernen. Die Gruppentrainer erfragen erfolgreiche und weniger erfolgreiche Versuche. Aus der Gegenüberstellung erfolgreicher und weniger erfolgreicher Versuche des Kennenlernens leiten sie erste Strategien ab.

Die Gruppenleiter führen nach Möglichkeit noch in der Sitzung eine der Blickkontaktübungen durch (vgl. Übung 1 auf Seite 171, Übung 2 auf Seite 172 oder Übung 3 auf Seite 173 sowie Online-Materialien) durch.

6.2.2 Menschen kennenlernen

Infoblatt 3: Wo kann man Menschen kennenlernen?

Ziel: Den Teilnehmern soll vermittelt werden, dass es in vielen sozialen Situationen möglich ist, andere Menschen kennenzulernen.

Didaktik: Die Gruppenleiter fragen die Teilnehmer nach Situationen und Beispielen, in denen sie andere Personen kennengelernt haben. Sie erfragen auch Schwierigkeiten. Die Gruppenleiter teilen entweder das Infoblatt 3 (vgl. Seite 160 und Online-Materialien) aus oder sie sammeln die Beiträge der Teilnehmer und notieren diese am Flipchart.

Als Übungen für zu Hause werden die Hausaufgabe 1 (vgl. Seite 186 und Online-Materialien) und die Hausaufgabe 2 (vgl. Seite 187 und Online-Materialien) gegeben und in der nächsten Sitzung nachbesprochen. Es geht darum, mit einer Person an der Kasse eines Geschäfts Kontakt aufzunehmen bzw. Blickkontakt mit einer fremden Person.

Infoblatt 4: Strategien zum Kennenlernen

Ziel: Die Teilnehmer sollen lernen, wie eine Person zeigen kann, dass sie offen dafür ist, ein Gespräch zu beginnen, oder auch offen dafür, eine andere Person kennenzulernen. Die Teilnehmer sollen spielerisch und ressourcenorientiert an die Funktion des Blickkontaktes herangeführt werden. Diese Übungen dienen dazu, den Teilnehmern Lust zu machen, auch außerhalb der Gruppensitzung mit Blickkontakt zu experimentieren und die Angst vor Blickkontakt zu verlieren.

Didaktik: Durch Erfahrungsaustausch in der Gruppe und durch die Übungen 1 bis 6 (vgl. Seite 171 bis Seite 176 sowie Online-Materialien), die zusammen mit den Teilnehmern im Gruppenraum und außerhalb durchgeführt werden, sollen Kompetenzen zum Kennenlernen anderer Menschen aufgebaut werden. Die Übungen sind nach Schwierigkeit hierarchisch geordnet. Je nach Zusammensetzung der Gruppe können einzelne Übungen übersprungen werden. Schwierigkeiten, die während der Übungen zu Tage getreten sind, oder die Teilnehmer von sich aus berichten, können durch Rollenspiele (vgl. Kapitel 4) weiterbearbeitet werden. Da sehr unterschiedliche Schwierigkeiten auftreten können, geben wir an dieser Stelle keine Rollenspiele vor, sondern empfehlen, die Rollenspiele je nach Situation individuell zu kreieren. Hierdurch werden die sozialen Kompetenzen zum Kennenlernen anderer Menschen verfeinert und an die Persönlichkeit des jeweiligen Teilnehmers angepasst. Wichtig erscheint uns, dass Gruppenleiter darauf hinweisen, dass nicht jeder Smalltalk in einer Freundschaft mündet und dass auch der jeweilige Gesprächspartner Verantwortung für das Gelingen des Kontaktes trägt. Durch die Übungen soll eine humorvolle und spielerische Atmosphäre entstehen. Die Teilnehmer werden spielerisch an das Experimentieren mit Blickkontakt herangeführt. Die Gruppentherapeuten zeigen zunächst die zu übenden Strategien am Modell und achten darauf, dass die Teilnehmer die Übungen mit einem Erfolgserlebnis abschließen.

In den Übungen 5 und 6 wird nicht unmittelbar auf den Blickkontakt fokussiert, sondern auf die Augenfarbe oder die Farbe von Kleidungsstücken. Die Teilnehmer haben gewissermaßen Blickkontakt, ohne es zu bemerken. Sie werden auf diese Art und Weise sukzessive an Blickkontakt herangeführt.

Als Übungen für zu Hause werden erneut die Hausaufgabe 1 (vgl. Seite 186 und Online-Materialien) und die Hausaufgabe 2 (vgl. Seite 187 und Online-Materialien) sowie die Hausaufgabe 3 (vgl. Seite 188 und Online-Materialien) gegeben und in der nächsten Sitzung nachbesprochen. Nun geht es zudem darum, Personen zu zeigen, dass man sie wiedererkannt hat.

Infoblatt 5: Voraussetzungen für eine Kontaktaufnahme

Ziele: Die Teilnehmer sollen dafür sensibilisiert werden, dass es zwar einerseits leicht ist, Kontakt zu einer Person aufzunehmen, die andere Person aber andererseits nicht immer bereit dazu ist. Die Teilnehmer sollen dadurch erkennen, dass es nicht immer an der eigenen Person liegt, wenn die Kontaktaufnahme nicht optimal läuft, sondern zuweilen auch an der anderen Person, nämlich wenn diese beispielsweise mit sozialen oder gesundheitlichen Problemen beschäftigt ist und deshalb nicht offen für ein Kennenlernen ist.

Didaktik: Durch die Darstellung und Diskussion des Infoblattes 5 (vgl. Seite 162 und Online-Materialien) sollen die Teilnehmer für soziale Situationen sensibilisiert werden. Es kann hilfreich sein, die Teilnehmer nach eigenen Beispielen und Situationen zu befragen, in denen sie für eine Kontaktaufnahme nicht offen sind. Wichtige Erkennungsmerkmale für eine fehlende Kontaktbereitschaft sollen erarbeitet werden. Erneut können hier die Blickkontaktübungen durchgeführt werden. Bei Übungsbeschreibungen 1, 3 und 5 werden auch Variationen der jeweiligen Übungen dargestellt. Durch Rollenspiele in der Gruppe werden die gelernten Kompetenzen verfeinert und an die jeweiligen Teilnehmer angepasst.

6.2.3 Übungen zum Kennenlernen in der Gruppe

Wenn möglich, planen Sie gemeinsam mit der Gruppe eine Sitzung oder auch zwei Sitzungen ein, in denen Sie mit den Teilnehmern den Gruppenraum verlassen und unter Menschen gehen. Sie können die Sitzung(en) im Feld in einer vorangehenden Sitzung mit der Gruppe vorbereiten. Diese Übungen dienen dazu, die Angst vor Blickkontakt zu verringern und neue Erfahrungen zu sammeln.

Übung 4: Blickkontakt – Sich auf das Oberteil und die Socken von Passanten konzentrieren, Übung 5: Blickkontakt – Sich auf die Augenfarbe von Passanten konzentrieren, Übung 6: Blickkontakt – Passanten anlächeln und Übung 7: Blickkontakt – Passanten beobachten

Ziele: Die Teilnehmer sollen die bisher in der Gruppe gelernten Strategien spielerisch auf soziale Situationen im realen Lebensumfeld übertragen. Sie sollen dabei empathisch darauf achten, ob die Passanten kontaktbereit wirken. Wünschenswert sind Erfahrungen der Teilnehmer, dass befürchtete Reaktionen ausbleiben oder sie gar nicht beachtet werden. Durch diese korrigierenden Erfahrungen sollen sie lernen, soziale Ängste zu reduzieren.

Didaktik: Die Gruppenleiter erläutern, dass Übungen „im freien Feld" näher an der Realität sind und beim Transfer der gelernten Inhalte helfen. Darüber hinaus bieten gemeinsame Übungen im Feld neue Entwicklungsmöglichkeiten, die im Rahmen der Therapiesitzungen nicht hergestellt werden können. Die Teilnehmer werden spielerisch an das Experimentieren mit Blickkontakt herangeführt. Die Gruppentherapeuten zeigen - wenn nötig - zunächst die zu übenden Strategien mit einem der Teilnehmer und achten darauf, dass die Teilnehmer die Übungen mit einem Erfolgserlebnis abschließen. Achten Sie bitte darauf, genügend Zeit für die Nachbesprechung der durchgeführten Übungen 4 bis 7 (vgl. Seite 174 bis Seite 177 sowie Online-Materialien) einzuplanen.

Als Übungen für zu Hause werden die Hausaufgabe 4 (vgl. Seite 189 und Online-Materialien) und die Hausaufgabe 5 (vgl. Seite 190 und Online-Materialien) gegeben und in der nächsten Sitzung nachbesprochen. Es sollten Passanten angelächelt und wartende Personen beobachtet werden. Bei der Reflexion der Hausaufgaben 4 und 5 wird erarbeitet, dass Ängste, von Passanten „schief" angeschaut zu werden, oft unbegründet sind, und dass es sogar häufig vorkommt, dass die Teilnehmer oft gar nicht wahrgenommen werden. Darüber hinaus wird reflektiert, welche Konsequenzen aus diesen Übungen für den Alltag gezogen werden können. In Hausaufgabe 5 machen die Teilnehmer zusätzlich die Erfahrung, dass die Passanten - falls sie die Beobachtung bemerken - unter Umständen „nervös" werden. Bei der Reflexion wird erarbeitet, dass beim Gegenüber unter Umständen ganz andere Reaktionen ausgelöst werden als die, die erwartet wurden.

6.2.4 Techniken zum Kennenlernen von Menschen

Infoblatt 6: Hilfreiche Verhaltenstechniken, um Menschen kennenzulernen

Ziel: Die Teilnehmer sollen über grundlegende Techniken, Menschen kennenzulernen, informiert werden, und diese Techniken anwenden lernen.

Didaktik: Die Gruppentherapeuten teilen Infoblatt 6 (vgl. Seite 163 und Online-Materialien) aus und/oder sammeln und ergänzen die Strategien am Flipchart. Das Einbringen eigener günstiger und weniger hilfreicher Strategien von Seiten der Teilnehmer ist sehr willkommen.

Übung 8: Blickkontakt – Gespräch beginnen

Ziel: Beim Kennenlernen entsteht häufig eine Unsicherheit dann, wenn die andere Person den Blickkontakt erwidert. Die Teilnehmer sollen lernen, genau dann, wenn sie einen Impuls verspüren wegzuschauen, ein Gespräch zu beginnen.

Didaktik: Die Gruppentherapeuten teilen die Anleitung für Übung 8 (vgl. Seite 178 und Online-Materialien) aus und lassen die Übung dann in Zweiergruppen durchführen. Anschließend wird die Übung ausgewertet und es wird gemeinsam diskutiert, wie das Gelernte im Alltag umgesetzt werden kann.

Infoblatt 7: Smalltalk

Ziel: Die Teilnehmer sollen lernen, was Smalltalk ist und wie man Smalltalk hält.

Didaktik: Die Gruppentherapeuten führen anhand des Infoblattes 7 (vgl. Seite 164 und Online-Materialien) in das Thema Smalltalk ein und diskutieren mit den Teilnehmern die Funktion von Smalltalk. Eigene Beispiele der Therapeuten und/oder der Teilnehmer machen das Thema lebendiger.

Übung 9: Spontanvortrag

Ziel: Die Teilnehmer sollen lernen, spontan Gesprächsthemen zu finden bzw. in unvorhergesehenen Situationen mutiger zu werden.

Didaktik: Ein Gruppentherapeut oder ein Teilnehmer gibt einem anderen Teilnehmer drei Wörter. Der Teilnehmer versucht diese drei Wörter in einen Zusammenhang zu bringen und einen kurzen Spontanvortrag vor der Gruppe zu halten. Anschließend wird der Vortrag nachbesprochen. Die Schwierigkeit der Übung 9 (vgl. Seite 179 und Online-Materialien) kann dadurch variiert werden, dass die Passung oder die Anzahl der Wörter variiert wird, oder der Vortrag im Stehen gehalten wird.

Je nachdem, wie viel Zeit zur Verfügung ist, können Sie eine der weiteren Übungen zu diesem Thema (vgl. Übung 10 auf Seite 180 und Übung 11 auf Seite 181 sowie Online-Materialien) in der Gruppe durchführen und anschließend auswerten. Gegebenenfalls bietet es sich auch an, eine weitere Sitzung dafür aufzuwenden.

Als Übungen für zu Hause werden in dieser und den nächsten Sitzungen die Hausaufgabe 6 (vgl. Seite 191 und Online-Materialien), die Hausaufgabe 7 (vgl.

Seite 192 und Online-Materialien) und die Hausaufgabe 8 (vgl. Seite 193 und Online-Materialien) gegeben und in den jeweils folgenden Sitzungen nachbesprochen. Die Teilnehmer sollen im Alltag üben, andere Personen um einen kleinen Gefallen zu bitten oder zu einer gemeinsamen Unternehmung einzuladen. Zudem sollen sie Möglichkeiten sammeln, sich digital auszutauschen.

Übung 10: Gespräche beginnen und am Laufen halten

Ziel: Die Teilnehmer sollen lernen, spontan ein Gespräch zu beginnen und aufrechtzuerhalten.

Didaktik: Die Gruppentherapeuten teilen die Gruppe in Kleingruppen ein und initiieren pro Kleingruppe ein Gespräch (vgl. Übung 10 auf Seite 180 und Online-Materialien). Sobald sie das Gefühl haben, dass in einer Kleingruppe ein Gespräch in Gang gekommen ist, bitten sie den aktivsten Teilnehmer dieser Gruppe in eine andere Gruppe zu wechseln. Die Trainer wiederholen dieses Prozedere einige Male. Die Gruppentherapeuten achten auf eine annehmende Gruppenatmosphäre und darauf, dass alle die Übung mit einem Erfolgserlebnis abschließen. Diese Übung wird bei Bedarf durch individuelle Rollenspiele ergänzt.

Alternativ (oder bei Bedarf zusätzlich) kann auch noch Übung 11 durchgeführt werden.

Übung 11: Sich spontan über ein Thema austauschen

Ziel: Die Teilnehmer sollen Smalltalk üben und lernen, durch das Sprechen mit anderen Personen ihre Spontaneität zu erhöhen und Mut zu fassen.

Didaktik: Die Gruppenleiter teilen die Gruppe in Zweiergruppen ein und notieren entweder die möglichen Gesprächsthemen am Flipchart oder decken ein bereits vorbereitetes Blatt mit den folgenden Anregungen für mögliche Gesprächsthemen auf:

- Unterhalten Sie sich über Wünsche und Träume, die Sie aktuell noch haben oder in der Vergangenheit hatten?
- Tauschen Sie sich über Vorbilder oder Idole aus, die Sie in verschiedenen Lebensphasen hatten.
- Unterhalten Sie sich über Hobbys, denen Sie in der Vergangenheit oder aktuell nachgehen.

Die Trainer erläutern, dass es in der Übung darum geht, jeweils für ca. drei Minuten mit einem Gesprächspartner über ein Thema zu sprechen, bevor zu einem anderen Partner gewechselt wird (vgl. Übung 11 auf Seite 181 und Online-Materialien). Die Teilnehmer werden instruiert, sich als Kleingruppe zunächst für eines der Themen am Flipchart (oder ein selbst gewähltes Thema) zu entscheiden, und sich dann nach einem Signal für ca. drei Minuten darüber zu unterhalten. Nach etwa drei Minuten lässt der Gruppenleiter ein Signal ertönen und die Teilnehmer tauschen sich kurz untereinander aus, wie es ihnen bei der Übung ergangen ist. Danach erklingt wieder ein Signal und die Teilnehmer wechseln zu einem anderen Übungspartner. Hier entscheiden die Übungspartner erneut, über welches Thema sie sich unterhalten wollen. Der Gruppenleiter entscheidet je nach Gruppensituation, wie viele Wechsel sinnvoll sind. Im Anschluss erfolgt noch eine kurze Nachbesprechung in der Großgruppe.

Als Übung für zu Hause kann die Hausaufgabe 9, nämlich Smalltalk im Alltag üben (vgl. Seite 194 und Online-Materialien), gegeben und in der nächsten Sitzung nachbesprochen werden.

Übung 12: Körpersignale zum Kennenlernen einsetzen

Ziel: Die Teilnehmer sollen lernen, Körperkontakt, Gestik und Mimik gezielt zum Kennenlernen einzusetzen.

Didaktik: Die Gruppentherapeuten teilen die die Gruppe in Zweiergruppen ein. Die Teilnehmer stehen sich jeweils gegenüber und der Gruppentherapeut bittet einen der beiden Teilnehmer, durch den Einsatz von Gestik, Mimik, Lächeln und Körperhaltung die gegenüberstehende Person zu veranlassen, entweder auf sie zuzugehen oder sich zu entfernen. Da bei Übung 12 (vgl. Seite 182 und Online-Materialien) im Falle einer Ablehnung unangenehme Gefühle entstehen können, empfehlen wir, den Zweiergruppen Gelegenheit zu einer kurzen Nachbesprechung zu geben. Diese Übung wird bei Bedarf durch individuelle Rollenspiele ergänzt.

Übung 13: Sich gegenseitig interviewen

Ziel: Die Teilnehmer sollen üben, andere Personen durch das Stellen von Fragen, durch die Konzentration auf das Gegenüber sowie durch den Mut, Dinge von sich preiszugeben, kennenzulernen. Ein weiterer Übungseffekt ist das Sprechen vor anderen Personen.

Didaktik: Die Gruppe wird in Zweiergruppen eingeteilt. Die Teilnehmer sollen sich gegenseitig für jeweils ca. drei Minuten interviewen (sie dürfen sich Notizen machen) und sich im Anschluss gegenseitig in der Großgruppe vorstellen (vgl. Übung 13 auf Seite 183 und Online-Materialien). Teilnehmer A interviewt Teilnehmer B und nach ca. drei Minuten lässt der Gruppenleiter ein Signal ertönen und es erfolgt der Wechsel. Im Anschluss stellt jeder Teilnehmer seinen jeweiligen Gesprächspartner der gesamten Gruppe vor. Die Person, die gerade vorgestellt wird, soll dabei zunächst nur zuhören, erhält jedoch im Anschluss die Gelegenheit, etwas zu korrigieren oder zu ergänzen. Wenn Teilnehmer die jeweilige Zeit dazu nutzen, sich zu unterhalten, lenken Sie sie validierend auf die Aufgabe zurück, sich abwechselnd gegenseitig zu interviewen. Wir verfolgen hierbei mehrere Ziele: Die Teilnehmer sollen lernen,

- sich gegenseitig konzentriert zuzuhören (konzentriert beim Gegenüber zu sein),
- dem Impuls, die andere Person zu unterbrechen (indem man zum Beispiel etwas aus dem eigenen Leben berichtet), *nicht* zu folgen,
- im Mittelpunkt zu stehen.

Mögliche Interviewfragen lauten:
- Was machen Sie beruflich?
- Welche Hobbys haben Sie?
- Was machen Sie gerne bzw. womit verbringen Sie gerne Zeit?
- Wie leben Sie?
- Was sagen Freunde über Sie als Person?

Als Übung für zu Hause kann die Hausaufgabe 10 (vgl. Seite 195 und Online-Materialien) gegeben und in der nächsten Sitzung nachbesprochen werden. Die Teilnehmer sollen eine andere Person zu sich nach Hause einladen.

Übung 14: Kennenlernen in der Gruppe

Um den Aufbau von Spontaneität, Mut und Leichtigkeit zu fördern, bietet sich Übung 14 an. Da die Übung auch das Entstehen von Gruppenkohäsion fördert, kann sie auch zu Beginn eines Gruppentrainings durchgeführt werden.

Ziel: Aufbau von Spontaneität, Mut und Leichtigkeit.

Didaktik: Die Gruppenleiter teilen allen die Liste mit Aufgaben zum „Kennenlernen in der Gruppe" aus (vgl. Übung 14 auf Seite 184 und Online-Materialien) oder decken ein vorbereitetes Flipchart-Blatt mit den 10 Aufgaben auf und geben den Teilnehmern die Gelegenheit, zu lesen, welche Aufgaben sie erwarten. Im Anschluss instruieren sie die Teilnehmer, alle gemeinsam aufzustehen, im Raum umherzulaufen und zu versuchen, alle Aufgaben mit wechselnden Übungspartnern durchzuführen. Jeder hat somit zehn Aufgaben. Es muss nicht jede Aufgabe mit jedem durchgeführt werden. Im Anschluss tauschen sich die Teilnehmer in der Großgruppe aus.

6.2.5 Soziale Medien und Datingportale

Infoblatt 8: Kennenlernen in sozialen Medien am Beispiel Facebook, Infoblatt 9: Tipps für das Anfreunden in sozialen Medien, Infoblatt 10: Kennenlernen in sozialen Medien am Beispiel Instagram, Infoblatt 11: Kennenlernen in sozialen Medien am Beispiel Tinder und Infoblatt 12: Tipps für einen gelungenen Social Media-Auftritt

Ziele: Es lernen sich zunehmend mehr Menschen über Internetportale kennen. Die Teilnehmer sollen Vor- und Nachteile von sozialen Medien, Datingportalen und digitalen Kommunikationskanälen anhand ausgewählter Beispiele kennenlernen. Die Teilnehmer sollen die Möglichkeiten aber auch die Grenzen sozialer Medien einschätzen lernen. Dos und Don'ts sollen vermittelt werden.

Didaktik: Die Gruppentherapeuten fragen nach den Erfahrungen der Teilnehmer im Umgang mit sozialen Medien. Sie können auch eine Pro-Contra-Liste am Flipchart für das Kennenlernen über soziale Medien gemeinsam mit den Teilnehmern erstellen. Aus der Gegenüberstellung positiver und negativer Erfahrungen werden Verhaltensregeln sowie Dos und Don'ts abgeleitet (vgl. Infoblatt 9 auf Seite 167 und Infoblatt 12 auf Seite 170 sowie Online-Materialien). Da es unübersehbar viele soziale Medien, Datingportale und Kommunikationskanäle gibt, und ständig neue dazukommen, beschränken wir uns darauf, nur einige wenige beispielhaft (Facebook, Instagram und Tinder) darzustellen (vgl. Infoblatt 8 auf Seite 166, Infoblatt 10 auf Seite 168 und Infoblatt 11 auf Seite 169 sowie Online-Materialien). Als Übung für zu Hause kann die Hausaufgabe 7 (vgl. Seite 192 und Online-Materialien) gegeben werden.

Eigene Erfahrungen der Teilnehmer sind in diesem Kontext sehr wertvoll und sollten in der Gruppe diskutiert werden. Wir empfehlen, dass bei den Diskussionen insbesondere auch die Themen Datenschutzprobleme sowie Schwierigkeiten im Zusammenhang mit Cybermobbing berücksichtigt werden sollten.

6.3 Modul Kennenlernen: Infoblätter, Übungen und Hausaufgaben

Infoblatt 1 **Kennenlernen**

Wie viele Bekannte, Freunde und Beziehungen braucht es denn?

Es finden sich Hinweise, dass ein gutes soziales Netzwerk vor Erkrankung schützt und die Genesung fördert (z. B. Berger & Gunia 2019, Dennisen, Penke, Schmitt & van Aken, 2008, van der Horst & Coffé, 2012). Aber wie viele Freunde und Bekannte benötigen wir? Viele wissenschaftliche Studien belegen mittlerweile den Zusammenhang zwischen subjektiv berichtetem Wohlbefinden sowie einem höheren Selbstwertgefühl und dem Bestehen und der Qualität eines sozialen Netzwerkes.

Studien weisen auf folgende Zusammenhänge hin:

- Menschen mit einem höheren Selbstwert berichten über mehr Freundschaften und Bekanntschaften und über eine bessere Qualität der Beziehungen.
- Menschen fühlen sich wohler, wenn sie häufiger Kontakt mit Freunden und Bekannten haben.
- Menschen fühlen sich außerdem wohler, wenn sie einen größeren Freundeskreis haben und wenn ihre Beziehungen eine hohe Qualität aufweisen.

Ungünstiges soziales Netzwerk

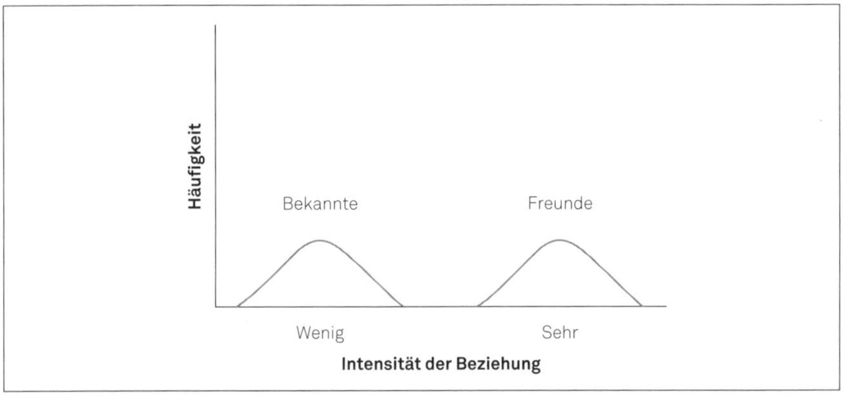

Die Grafik zeigt eine suboptimale Verteilung an sozialen Beziehungen. Diese Person hat einige wenige sehr gute Freunde und einige wenige Bekannte, zu denen sie nur oberflächliche Beziehungen hat. Diese Person könnte in eine persönlich herausfordernde Situation kommen, wenn die Beziehung zu einem ihrer wenigen guten Freunde wegfällt (z. B. durch Umzug, Tod oder Streit). Da sie nur auf eine kleine Anzahl an Bekannten zurückgreifen könnte, ist die Wahrscheinlichkeit eher gering, dass sich aus diesem Pool an Bekannten in absehbarer Zeit eine engere Freundschaft entwickeln würde. Die Person wäre also darauf angewiesen, dass die anderen guten Freunde die Lücke füllen bzw. weniger schmerzhaft machen.

Literatur

Berger, H. & Gunia, H. (2019). *Psychoedukative Familienintervention* (2. Auflage). Stuttgart: Schattauer.

Denissen, J. J. A., Penke, L., Schmitt, D. P. & van Aken, M. A. G. (2008). Self-esteem reactions to social interactions: Evidence for sociometer mechanisms across days, people, and nations. *Journal of Personality and Social Psychology, 95*(1), 181–196.

van der Horst, M. & Coffé, H. (2012). How friendship network characteristics influence subjective well-being. *Social Indicators Research, 107*(3), 509–529.

Infoblatt 2 — Kennenlernen

Verteilung von Bekannten und guten Freunden

Nicht alle Menschen, die wir kennenlernen, werden zu engen Freunden. Mit manchen Menschen teilen wir zwar einige unserer Hobbys oder Aktivitäten, jedoch nicht unser restliches Leben. Meist bespricht man nur mit engen Freunden intime oder schwierige Dinge, nicht aber mit Bekannten. Manchmal kommt es vor, dass Bekannte im Verlauf des Lebens zu Freunden werden, oder umgekehrt. Für jeden Menschen sind in verschiedenen Lebensphasen bestimmte Dinge wichtig, in einer anderen Lebensphase verlieren diese Dinge dann wieder an Bedeutung. So sind beispielsweise frisch verliebte Menschen in der Regel sehr intensiv mit der neuen Partnerin bzw. dem neuen Partner beschäftigt, Eltern sind über Jahre hinweg stark auf die Liebe, Versorgung und Erziehung ihrer Kinder konzentriert usw.

„Optimales" soziales Netzwerk

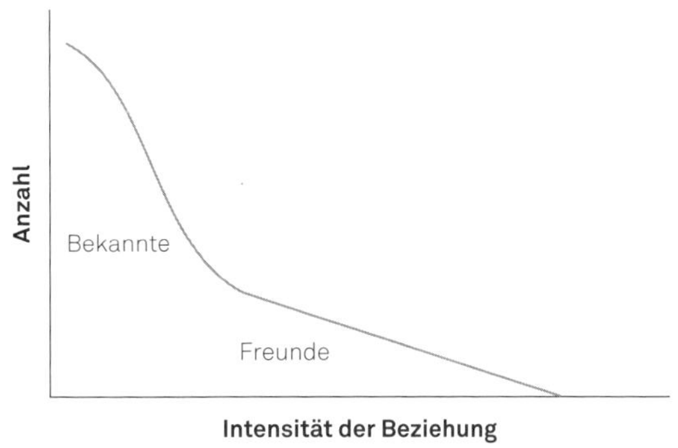

Die Grafik zeigt eine optimalere Verteilung an sozialen Beziehungen. Diese Person hat einige sehr gute Freunde und viele Bekannte, zu denen sie verschieden intensive Beziehungen pflegt. Sollte diese Person einen guten Freund verlieren (z.B. durch Umzug, Tod oder Streit) könnte sie auf eine große Anzahl an Bekanntschaften zurückgreifen, aus denen sich engere Freundschaften entwickeln könnten. Empfehlenswert ist also ein soziales Netz, das sich aus Freunden und Bekannten ganz unterschiedlicher Intensität zusammensetzt. Fällt eine Person weg, kann eine andere Person aus dem Pool an Beziehungen, wie in einem Sandhaufen, nachrutschen.

Infoblatt 3 — Kennenlernen

Wo kann man Menschen kennenlernen?

Grundsätzlich kann man Menschen überall kennenlernen:

- Am Arbeitsplatz,
- während der Ausbildung, im Studium oder in der Schule,
- in der Nachbarschaft,
- im Bus oder Zug,
- im Verein,
- im Club oder bei einer Feier,
- beim Bäcker oder ganz allgemein beim Einkaufen.

Hilfreich ist es, wenn wir anderen Menschen gegenüber offen sind, wenn wir bereit sind, freundlich und unvoreingenommen auf sie zuzugehen bzw. wenn wir Versuche anderer Menschen, Kontakt mit uns aufzunehmen, wohlwollend prüfen.

Es kommt natürlich immer darauf an, welches Ziel mit dem Kennenlernen einer anderen Person verfolgt wird: Wenn jemand z. B. auf der Suche nach einer Partnerin bzw. einem Partner ist, wird sich diese Person in der Regel anders verhalten als eine Person, die gerne eine Freundschaft schließen möchte oder die mit einer anderen interessanten Person einfach nur Smalltalk führen möchte.

Je nach Zielsetzung sind manche Orte geeigneter und weniger geeignet für die Kontaktaufnahme bzw. das Kennenlernen: Es ist weniger wahrscheinlich, beim Bäcker oder im Bus die Partnerin bzw. den Partner fürs Leben zu treffen als während des Studiums oder in einem Verein. Bei den letztgenannten Beispielen kann man davon ausgehen, dass gewisse wichtige Gemeinsamkeiten gegeben sind.

Wir möchten Sie ermutigen, die eigene innere Haltung zu überprüfen und in der nächsten Zeit zu beobachten, ob Sie Ihrer Umgebung gegenüber offen und freundlich sind, wenn Sie alltägliche Orte aufsuchen.

Infoblatt 4 — Kennenlernen

Strategien zum Kennenlernen

Im Folgenden stellen wir Ihnen einige Strategien vor, mit denen Sie andere Personen kennenlernen können:

- Eine wichtige Basisfertigkeit ist Blickkontakt. Durch Blickkontakt signalisieren wir, dass wir Menschen interessant finden und dass sie uns aufgefallen sind.
- Weitere wichtige Fertigkeiten sind:
  - Durch Blickkontakt Interesse signalisieren.
  - Durch Blickkontakt und Lächeln signalisieren, dass man die andere Person kennt bzw. wiedererkennt.
  - Die andere Person, wenn man sie wiedererkennt, grüßen.
  - Mit der anderen Person Smalltalk halten.
  - Im Gespräch Gemeinsamkeiten entdecken.
  - Sich mit der anderen Person verabreden.
  - Der anderen Person Hilfe oder Unterstützung anbieten, wenn es zur Situation passt und man dies leisten kann und will.
- Wichtig: Auch die andere Person trägt ab dem ersten Kontakt Mitverantwortung dafür, dass es zu einem Wiedersehen kommt oder sich eine Bekanntschaft entwickelt.
- Merke: Nicht jeder Kontakt mit einer anderen Person führt zu einer Bekanntschaft oder einer Beziehung.

Infoblatt 5 — Kennenlernen

Voraussetzungen für eine Kontaktaufnahme

Zwischenmenschliche Kontaktaufnahmen sind komplex und hängen von vielen Faktoren ab. Für Kontaktaufnahmen sind annähernd die gleichen Regeln sinnvoll wie für das Führen von Gesprächen (vgl. hierzu das Infoblatt 3 im Modul Kommunikation). Hier geht es nun jedoch um die Kontaktaufnahme mit Menschen, die einem bisher noch nicht oder wenig bekannt sind.

Merke: Nicht immer sind Menschen bereit oder in der Lage, Kontakt aufzunehmen bzw. auf Kontaktangebote einzugehen!

Wenn Mitmenschen sich beispielsweise gerade intensiv mit anderen Menschen unterhalten oder mit etwas beschäftigt (innerlich oder äußerlich) sind, sind sie wahrscheinlich wenig bereit, auf Kontaktangebote einzugehen. Vielleicht haben sie gerade einen Arztbesuch vor sich und Angst vor einer negativen Diagnose oder sie sind gerade gedanklich mit einer Trennung von ihrer Partnerin bzw. ihrem Partner beschäftigt oder sind in Gedanken bei ihrer Steuererklärung. Diese und andere Dinge können also dazu führen, dass eine Person gerade nicht offen dafür ist, Kontakt aufzunehmen.

Hinweise, die dagegen darauf hindeuten, dass die andere Person offen dafür ist, Kontakt aufzunehmen, können sein:

- Ein offener Blick.
- Eine offene Körperhaltung.
- Die andere Person ist offensichtlich nicht mit einer Arbeit beschäftigt.
- Die andere Person zeigt durch ein Lächeln, dass sie bereit für eine Kontaktaufnahme ist.

Infoblatt 6 — Kennenlernen

Hilfreiche Verhaltenstechniken, um Menschen kennenzulernen

Techniken zum Kennenlernen von Menschen:

- **Zeigen Sie der Person, dass Sie sie wiedererkennen.** Versuchen Sie gezielt darauf zu achten, ob Sie bestimmte Menschen in der Nachbarschaft, am Arbeitsplatz, in der Schule, an der Universität oder unterwegs im Nahverkehr immer mal wiedersehen und grüßen Sie diese Person im nächsten Schritt.
- **Offenheit zeigen.** Zeigen Sie durch Blickkontakt, durch zugewandte Gestik und freundliche Mimik, dass Sie offen für eine Kontaktaufnahme sind.
- **Ist die Gelegenheit für eine Kontaktaufnahme günstig?** Seien Sie sensibel und beobachten Sie, ob die andere Person gerade offen für eine Kontaktaufnahme ist. Ungünstig ist es, wenn die andere Person gerade in eine Arbeit, ein Buch oder in ein Gespräch vertieft ist. Eine Kontaktaufnahme in solchen Situationen könnte als unhöflich oder aufdringlich interpretiert werden. Die andere Person ist wahrscheinlich eher für einen Kontakt offen, wenn sie allein ist und im Moment vermutlich nichts zu tun hat.
- **Durch Smalltalk Kontakt aufnehmen.** Versuchen Sie eine Kontaktaufnahme dadurch, indem Sie die andere Person anschauen, leicht lächeln und mit ihr über etwas Belangloses, wie z. B. das Wetter oder die Zugverspätung, reden. Als geeignetes Thema für eine erste Kontaktaufnahme eignet sich auch, über etwas zu reden, was Sie gerade gemeinsam erleben, z. B., dass die Eingangstür nicht funktioniert.
- **Gegenseitige Verantwortung und gegenseitige Rechte.** Beachten Sie, dass die andere Person, wenn das Gespräche begonnen hat, genauso viel Verantwortung für den Fortgang des Gespräches trägt wie Sie selbst. Sie können die Entwicklung hin zu einer Freundschaft nicht erzwingen. Wenn man sich die Entwicklung einer oberflächlichen Bekanntschaft zu einer intensiven Freundschaft als Treppe vorstellt, kann die Entwicklung der Beziehung letztlich auf jeder Stufe stehen bleiben und das ist auch ganz in Ordnung so. Beide Beteiligte haben immer das Recht, für sich zu entscheiden, dass eine bestimmte Stufe der Intensität der Beziehung ausreicht und nicht überschritten werden soll.
- **Gemeinsame Unternehmungen.** Versuchen Sie, gemeinsame Unternehmungen zu initiieren. Solche Unternehmungen können Aktivitäten wie gemeinsames Joggen, der gemeinsame Besuch eines Theaterstückes oder eines Clubs, Carsharing usw. sein.
- **Selbstöffnung.** Öffnen Sie sich im Verlauf der Beziehung, gestehen Sie kleine Schwächen ein, zeigen Sie Gefühle, helfen Sie sich gegenseitig.
- **Verbinden Sie Ihre sozialen Netze.** Stellen Sie die neue Bekannte bzw. den neuen Bekannten in Ihrem Freundeskreis und in Ihrer Familie vor, laden Sie sich gegenseitig zum Geburtstag ein etc. Falls Sie in sozialen Medien aktiv sind, laden Sie sich gegenseitig ein, schicken Sie sich Freundschaftsanfragen.

Infoblatt 7 (Seite 1/2) Kennenlernen

Smalltalk

Normalerweise beginnt ein Gespräch mit einer Begrüßung. Manche geben sich dabei die Hand. Als Smalltalk bezeichnet man ein kurzes Gespräch, bei dem die Inhalte und Themen meist nicht sehr tiefgehend sind. Es geht um Themen wie das Wetter oder das Wohlbefinden des Gegenübers. Man erkundigt sich beispielsweise danach, wie es der anderen Person geht, ohne wirklich eine Antwort zu erwarten. Ernste Themen werden vermieden. Obwohl die Themen ohne große Bedeutung sind, ist Smalltalk ein wichtiges gesellschaftliches Ritual. Peinliches Schweigen kann so vermieden werden oder es eröffnet sich der Einstieg in eine Bekanntschaft. Das Interesse an der anderen Person wird signalisiert. Durch Smalltalk kommt man leicht miteinander ins Gespräch und Smalltalk ist beziehungsstiftend. Smalltalk sollte immer kurz sein und mit einer gewissen Leichtigkeit vonstattengehen.

Wichtige Regeln

- Versuchen Sie ein echtes Lächeln und eine innerlich offene Haltung einzunehmen. Der erste Eindruck ist oft wichtig und öffnet Türen (oder schließt sie).
- Geben Sie Ihrem Gegenüber Raum zum Reden, und nehmen Sie sich selbst zurück.
- Stellen Sie offene Fragen und suchen Sie nach Gemeinsamkeiten (z. B. der Ort, an dem Sie sich befinden, das Umfeld, der Anlass).
- Vermeiden Sie „Tabuthemen“: z. B. Politik, Krankheit und Tod, Religion, Geld, Beziehungen, persönliche Probleme, Kritik an der anderen Person, Gerüchte und Tratsch.
- Achten Sie auf die Gesprächsanteile: Halten Sie keine Monologe.
- Hören Sie aktiv und aufmerksam zu.
- Halten Sie Blickkontakt.
- Beenden Sie das Gespräch positiv.

Geeignete Themen für Smalltalk

- Auch wenn es etwas abgedroschen klingt, kann das Wetter ein entspannter Einstieg in Smalltalk sein: z. B. „Jetzt ist es ja doch noch einmal kalt geworden.“
- Interesse an der anderen Person können Sie beispielsweise durch Fragen in Bezug auf die Umgebung oder Situation, in der Sie sich treffen, signalisieren: z. B. „Wie lange sind Sie schon in der Firma?“, „Fahren Sie häufig mit dem Zug?“, „Woher kennen Sie den Gastgeber?“ oder „Wie fanden Sie den Vortrag?“
- Hobbys, Leidenschaften und Interessen sind ein wunderbares Gesprächsthema. Achten Sie jedoch darauf, dass Sie über Ihr Lieblingsthema nicht ins Monologisieren geraten.
- Zu Gesprächen über größere Sportereignisse können die meisten Menschen etwas beitragen. Wenn Sie solche Ereignisse ebenfalls verfolgen, kann dies ein guter Einstieg in ein gemeinsames Thema sein.
- Über vergangene oder geplante Urlaube und Reisen zu reden, fällt den meisten Menschen leicht.
- Über aktuelle Kinofilme, Fernsehserien oder Lieblingsbücher lässt sich prima plaudern.
- Essen und ggf. auch Kochen kann ein ergiebiges Thema in Situationen oder bei Veranstaltungen darstellen, in denen es etwas zu Essen gibt. Hilfreich ist, zunächst positive Punkte hervorzuheben.

Infoblatt 7 (Seite 2/2) **Kennenlernen**

Smalltalk

Tipps für ein gelungenes *Beenden* von Smalltalk

Auch das Beenden von gelungenem Smalltalk ist eine Verhaltensfertigkeit. Manche Smalltalk-Situationen gehen ganz automatisch in ein tiefergehendes (Deeptalk) und/oder spannendes Gespräch über. In anderen Situationen ist die Begegnung nach ein paar belanglosen Sätzen „im beiderseitigen Einverständnis" beendet. Es kann natürlich auch passieren, dass man nach kurzer Zeit kein Interesse mehr daran hat, mit der Person weiterzusprechen. Wenn man also nicht die perfekte Gesprächspartnerin bzw. den perfekten Gesprächspartner erwischt hat, gibt es verschiedene Ausstiegsmöglichkeiten:

- Sollten noch andere Personen anwesend sein, kann man eine andere Person vorstellen und diese am Gespräch beteiligen. So vernetzt man gleich mehrere Menschen miteinander, und möglicherweise harmonieren diese Personen besser untereinander.
- Mit einer Entschuldigung das Gespräch beenden: z. B. „Entschuldigen Sie mich bitte, ich habe da jemanden entdeckt, den ich schon länger nicht gesprochen habe/möchte mir noch etwas zu essen holen/ich habe noch eine Verabredung."

Jede Gelegenheit zum Üben von Smalltalk nutzen

Günstige Gelegenheiten sind zum Beispiel:

- eine zufällige Begegnung mit der Nachbarin bzw. dem Nachbarn,
- im Zug oder Bus (oder an der Haltestelle),
- an der Kasse im Supermarkt oder einem anderen Geschäft,
- beim Friseur,
- im Wartezimmer,
- in der Kantine,
- alle Wartesituationen, bei denen man mit anderen Personen in einer Schlage steht oder in einem Raum wartet.

Passende Einstiege und Themen sammeln

Wenn Sie noch am Üben sind, können Sie sich zunächst eine Liste mit möglichen Gesprächseinstiegen, Fragen und Themengebieten anlegen. Natürlich sollten Sie nicht während des Gespräches offensichtlich in eine Liste schauen. Die Liste dient vielmehr der gedanklichen Vorbereitung auf soziale Situationen und hilft dabei, mögliche Themen bei Bedarf im Gedächtnis abrufbar zu haben.

Andere Personen beim Smalltalk beobachten (Lernen am Modell)

Halten Sie Ausschau nach geübten Mitmenschen oder Meistern des Smalltalks. Beim Lernen am Modell beobachten wir andere Menschen und ahmen deren Vorgehensweisen dann nach. Beobachten Sie einmal bewusst, wie andere mit solchen Situationen umgehen, und übernehmen Sie für sich passende Formulierungen, Fragen, Verhaltensweisen. Welche Themen verwenden diese Personen? Wie ist ihre Körperhaltung? Wie vermeiden sie peinliche Pausen und wie beenden sie Situationen?

Infoblatt 8 Kennenlernen

Kennenlernen in sozialen Medien am Beispiel Facebook

Facebook ist ein soziales Netzwerk, das vom gleichnamigen US-amerikanischen Unternehmen Meta Platforms, Inc. (bis Oktober 2021 Facebook, Inc.) betrieben wird. Facebook ermöglicht die Erstellung von Profilen zur Darstellung von Privatpersonen, von Unternehmensseiten sowie von Interessengruppen im Internet. Die Profile können durch Freundschaftsanfragen untereinander vernetzt werden. Dazu wird eine Freundschaftsanfrage an eine andere Person, Gruppe oder Gesellschaft geschickt, die von der anderen Seite dann angenommen oder abgelehnt wird. Der Ersteller eines Profils kann entscheiden, ob seine Beiträge öffentlich oder nur für seine Freunde sichtbar sind. Darüber hinaus bietet Facebook einen Messenger, über den private Nachrichten verschickt werden können. Der Charme von Facebook besteht darin, dass man eine andere Person über deren Seite oder Account gut kennenlernen kann, das Austauschen von Facebook-Adressen weniger verbindlich erscheint als das Austauschen von Telefonnummern und dass Freundschafts-Beziehungen wieder „gelöscht" werden können. Der Begriff „Freundschaft" ist allerdings irreführend, da als „Freunde" unter Umständen auch Menschen bezeichnet werden, die man kaum oder nur oberflächlich oder gar nicht persönlich kennt.

Das 2004 gegründete Netzwerk zählte nach eigenen Angaben im 1. Quartal 2022 rund 2,9 Milliarden Mitglieder, welche die Seite zumindest einmal pro Monat besuchten. Facebook hat also einen extrem hohen Verbreitungsgrad.

Tipps für das Erstellen von Facebook-Accounts

- Denken Sie daran, dass Facebook mittlerweile auch von potenziellen Arbeitgebern genutzt wird. Verwenden Sie deshalb ein nettes, wenig freizügiges Bild, dass auch einen potenziellen Arbeitgeber nicht irritiert.
- Wenn Sie nicht so schnell gefunden werden wollen, verwenden Sie für Ihren Account nicht Ihren richtigen, sondern einen Fantasienamen.
- Halten Sie sich von der Preisgabe allzu privater und intimer Informationen zurück. Dazu zählen sexuelle Präferenzen genauso wie die Information, was Sie zum Frühstück gegessen haben oder dass Sie am Vorabend betrunken waren.
- Posten Sie regelmäßig auf Ihrem Account. Allerdings nicht so häufig, sonst könnte sich eine „Freundin" oder ein „Freund" von den vielen Nachrichten belästigt fühlen.
- Da der Datenschutz in vielen Fällen nicht oder nur unzureichend gewährleistet ist, seien Sie sparsam mit dem Mitteilen von persönlichen Informationen (Telefonnummer, Arbeitgeber, Kinder, wann Sie im Urlaub sind usw.).

Infoblatt 9 — Kennenlernen

Tipps für das Anfreunden in sozialen Medien (z.B. Facebook)

Tipps für das Senden von Freundschaftsanfragen:

- Wenn Sie eine Freundschaftsanfrage senden, teilen Sie kurz mit, woher Sie die angeschriebene Person kennen und warum Sie an einem Kontakt interessiert sind.
- Wenn Sie eine Person noch nicht kennen, sondern bei den Freunden eines Freundes entdeckt haben, schreiben Sie kurz, warum Sie diese Person anschreiben. Verweisen Sie unter Umständen auf gemeinsame Freunde.
- Vermeiden Sie Anzüglichkeiten und Beleidigungen.
- Akzeptieren Sie, auch wenn es Ihnen schwerfällt, wenn die angeschriebene Person eine Freundschaftsanfrage nicht annimmt.

Tipps für das Annehmen von Freundschaftsanfragen

- Wenn Sie eine Person, die Ihnen eine Freundschaftsanfrage sendet, nicht kennen, fragen Sie immer nach, warum Ihnen die andere Person schreibt oder woher Sie sich kennen. Manchmal hilft auch ein Besuch auf dem Account der anfragenden Person.
- Falls Sie die andere Person kennen oder Interesse an einem Kontakt haben, schreiben Sie eine kurze nette Nachricht zurück.
- Falls Sie die Person nicht kennen und/oder an einem Kontakt nicht interessiert sind, lassen Sie die Anfrage unbeantwortet.

Infoblatt 10 — Kennenlernen

Kennenlernen in sozialen Medien am Beispiel Instagram

Instagram ist ein werbefinanzierter Onlinedienst zum Teilen von Fotos, Videos und kurzen Nachrichten, der zu Facebook (Meta Platforms, Inc.) gehört. Hochrechnungen zufolge soll sich die Anzahl der aktiven Nutzer von Instagram im Jahr 2021 auf rund 1,22 Milliarden weltweit belaufen haben.

Ziel ist es, über die geteilten Medien Informationen über sich selbst im eigenen Bekanntenkreis zu verbreiten oder einem breiteren Publikum zugänglich zu machen. Die Bekannten werden als „Follower" bezeichnet. Je mehr Follower eine Person hat, umso mehr ist sie als Werbeträger auch für Unternehmen und deren Produkte (z. B. Modeartikel, Hautpflegeprodukte) interessant.

Instagram-Benutzer mit vielen Followern bezeichnet man auch als „Influencer". Follower können die geposteten Beiträge mit „likes" (zum Beispiel ein Herzchen) kommentieren. Im Gegensatz zu Facebook verläuft die Kommunikation in Instagram eher einseitig bzw. indirekt.

Aber auch wenn man sich über Facebook, Instagram oder Datingportale kennengelernt hat, kommt irgendwann der Zeitpunkt, an dem man sich persönlich trifft und kennenlernt. Wenn sich dann zeigt, dass man sich gegenseitig interessant findet und man die Beziehung im persönlichen Austausch weiterführen will, sind die im Modul Kommunikation besprochenen Fertigkeiten hilfreich.

Infoblatt 11 — Kennenlernen

Kennenlernen in sozialen Medien am Beispiel Tinder

Tinder (Match Group Inc.) ist eine kommerzielle App, die das Ziel hat, das Kennenlernen von Menschen in der näheren Umgebung zu erleichtern. Sie wird sowohl zur Anbahnung von Flirts, zum Knüpfen von Kontakten oder zur Verabredung von unverbindlichem Sex genutzt.

Die Nutzer können, nachdem Sie ein Konto erstellt haben, sich die Fotos und Infos von anderen Nutzern in ihrer Nähe ansehen. Gefällt dem Nutzer eine Person, so wischt er das Bild nach rechts. Gefällt sie ihm nicht, wischt er das Foto nach links. Wenn beide Nutzer ihre Bilder gegenseitig nach rechts gewischt haben, kommt es zu einem sogenannten Match und die beiden Personen können ab diesem Zeitpunkt via Chat miteinander kommunizieren.

Aber auch wenn man sich über Facebook, Instagram, Tinder oder Datingportale oder andere soziale Medien kennengelernt hat, kommt irgendwann der Zeitpunkt, an dem man sich persönlich trifft und kennenlernt. Wenn sich dann zeigt, dass man sich gegenseitig interessant findet und man die Beziehung im persönlichen Austausch weiterführen will, sind die im Modul Kommunikation besprochenen Fertigkeiten hilfreich.

Infoblatt 12 — Kennenlernen

Tipps für einen gelungenen Social Media-Auftritt

Für einen gelungenen Internetauftritt sollten Sie folgende Aspekte beachten:

1. Wählen Sie ein vorteilhaftes Bild von sich aus, dass Sie gut charakterisiert. Verwenden Sie nur aktuelle Bilder.
2. Seien Sie ehrlich. Machen Sie ehrliche Angaben zum Alter, Beruf, Beziehungsstatus und zur Anzahl der Kinder.
3. Seien Sie nett, freundlich und respektvoll.
4. Machen Sie keine zweideutigen Angebote.
5. Schreiben Sie persönlich. Teilen Sie eigene Stärken und Schwächen mit. Interessieren Sie sich für die andere Person.
6. Respektieren Sie die Privatsphäre. Fragen Sie ruhig nach – aber verlangen Sie nicht mehr als Ihr Gegenüber preisgeben möchte. Respektieren Sie, dass es unterschiedliche Geschwindigkeiten beim Kennenlernen gibt.
7. Drängen Sie nicht. Respektieren Sie, wenn die andere Person sich nicht sofort mit Ihnen treffen möchte.
8. Wenn Ihr Interesse erloschen ist, sagen Sie freundlich und respektvoll ab.
9. Respektieren Sie Ihrerseits Absagen. Bedanken Sie sich für den Kontakt.
10. Wenn die andere Person zu aufdringlich wird, haben Sie die Möglichkeit den Kontakt zu blockieren.

Auch wenn man sich über ein Datingportal kennengelernt hat, werden im realen Leben natürlich die Verhaltenstechniken benötigt, die Sie bereits in den letzten Sitzungen kennengelernt haben und die wir Ihnen in den kommenden Sitzungen noch vorstellen werden.

Übung 1 — Kennenlernen

Blickkontakt – Zum Tanz auffordern

Für diese Übung nutzen wir gerne Anekdoten aus dem Argentinischen Tango. Die Übung lässt sich selbstverständlich auch ohne Tanzen und ohne Tango durchführen.

Der Therapeut kann beispielsweise als Einstieg in die Übung etwas über Tango und Buenos Aires erzählen: Aus Angst, einen Korb zu bekommen, laden argentinische Männer potenzielle Tanzpartnerinnen per Blickkontakt ein. Sie holen auf keinen Fall die Dame vom Platz ab, bevor die Dame vorher durch Blickkontakt signalisiert hat, dass sie mit dem Herren tanzen möchte.

Die Teilnehmer sitzen sich in zwei Stuhlreihen gegenüber. In einer Stuhlreihe sitzen die, die auffordern sollen, in der gegenüberliegenden Stuhlreihe sitzen die Teilnehmer, die aufgefordert werden. Diese Übung kann mit oder auch ohne Musik durchgeführt werden. Ziel ist, dass die Auffordernden mit einem Blick zu verstehen geben, dass sie mit einer bestimmten Person tanzen möchten und dass die aufgeforderten Personen durch ein freundliches Nicken oder auch ein Wegschauen zu verstehen geben, dass sie die Einladung annehmen oder auch nicht. Die Übung sollte humorvoll und spielerisch gestaltet werden. Einer der beiden Gruppentherapeuten kann das Auffordern zunächst einmal falsch vormachen.

- Ziele: Die Wirkung von Blickkontakt kennenlernen und selbst üben, Blickkontakt herzustellen.
- Indikation: Selbstunsicherheit, Schüchternheit, Probleme mit Blickkontakt.
- Kontraindikation: keine
- Zeitdauer: 20 Minuten
- Benötigte Materialien: keine
- Partnerübung
- Variationen: z.B. Übung 2 und Übung 3 im Modul Kennenlernen

Übung 2 Kennenlernen

Blickkontakt halten und vermeiden

Wenn zwei Trainer die Gruppe leiten, kann ein sogenanntes Master Roleplay durchgeführt werden. Wenn es nur einen Trainer gibt, kann dieser entweder einen Teilnehmer bitten, mit ihm gemeinsam das Rollenspiel zu realisieren oder zwei Teilnehmer bitten, das nachfolgende Rollenspiel durchzuführen.

Rollenspiel

Die beiden Rollspielpartner setzen sich auf zwei Stühle gegenüber. Die anderen Teilnehmer beobachten. Einer der beiden Rollenspieler erzählt wahlweise eine Geschichte aus seinem Leben oder berichtet von einem Tag aus seinem Urlaub. Der andere Rollenspieler wechselt erkennbar abwechselnd von Blickkontakt *halten* auf Blickkontakt *vermeiden.*

In der nachträglichen Reflexion des Rollenspiels wird erarbeitet, wie sich der erzählende Rollenspieler gefühlt hat, als er Blickkontakt hatte, und wie er sich gefühlt hat, als er keinen hatte. Im Anschluss werden die beobachtenden Teilnehmer gebeten, zu beschreiben, ob sie den Wechsel des Blickkontaktes wahrgenommen haben und wie sich das Halten von Blickkontakt oder das Nicht-Halten von Blickkontakt auf den erzählenden Rollenspieler ausgewirkt hat. Schließlich reflektieren alle Teilnehmer nochmals die Übung und die Wirkung von Blickkontakt.

- Ziele: Die Wirkung von Blickkontakt kennenlernen
- Indikation: Selbstunsicherheit
- Kontraindikation: keine
- Zeitdauer: 20 Minuten
- Benötigte Materialien: keine
- Partnerübung
- Variation: Sie können Zweier- oder Dreiergruppen bilden und die Übung in Kleingruppen durchführen lassen. Die dritte Person beobachtet. Nach jeweils ein paar Minuten ertönt ein Signal und die Rollen werden getauscht.

Übung 3 Kennenlernen

Blickkontakt – Lächeln signalisiert Bereitschaft für Kontaktaufnahme

Ein Teilnehmer, der sich freiwillig meldet, wird aus dem Raum geschickt. Alle außer zwei der im Raum verbleibenden Teilnehmer werden gebeten, ernst zu schauen. Zwei der Teilnehmer werden gebeten, zu lächeln. Anschließend wird der Teilnehmer, der den Raum verlassen hatte, wieder hereingebeten. Dieser wird dann instruiert, sich alle Teilnehmer der Reihe nach anzuschauen und dann zwei Teilnehmer anzusprechen. Überzufällig häufig werden die lächelnden Teilnehmer angesprochen. Im Anschluss reflektieren alle Teilnehmer nochmals die Übung und die Wirkung von Blickkontakt.

- Ziele: Die Wirkung von Blickkontakt kennenlernen
- Indikation: Selbstunsicherheit, Schüchternheit und Probleme mit Blickkontakt
- Kontraindikation: keine
- Zeitdauer: 20 Minuten
- Benötigte Materialien: keine
- Gruppenübung
- Variation: Die im Raum verbleibenden Teilnehmer sprechen sich kurz ab, wer signalisiert, dass er zu einer Kontaktaufnahme bereit ist, und welche Teilnehmer sich abweisend verhalten oder fehlende Bereitschaft signalisieren sollen. Der Teilnehmer, der den Raum wieder betritt, beobachtet die Teilnehmer und schätzt ein, wer von den Teilnehmern im Raum ansprechbar und zu einer Kontaktaufnahme bereit ist und wer nicht.

Übung 4 — Kennenlernen

Blickkontakt – Sich auf das Oberteil und die Socken von Passanten konzentrieren

Die Teilnehmer werden gebeten, allein durch den Ort bzw. die Stadt zu gehen und sich dabei darauf zu konzentrieren, ob bei den entgegenkommenden Passanten die Farbe des Oberteils zu der Farbe der Socken passt. Häufig machen die Teilnehmer dabei die Erfahrung, dass sie von den entgegenkommenden Personen gar nicht wahrgenommen werden.

In der Reflexion wird erarbeitet, dass die Befürchtungen der Teilnehmer, von Passanten „schief" angeschaut zu werden, oft unbegründet sind, dass sie tatsächlich oft gar nicht wahrgenommen werden. Darüber hinaus wird überlegt, welche Konsequenzen aus dieser Übung für den Alltag gezogen werden können.

- Ziele: Die Wirkung von Blickkontakt kennenlernen.
- Indikation: Selbstunsicherheit, Schüchternheit und Probleme mit Blickkontakt
- Kontraindikation: extreme Hemmungen
- Zeitdauer: 30 Minuten
- Benötigte Materialien: keine
- Einzelübung

Übung 5 Kennenlernen

Blickkontakt – Sich auf die Augenfarbe von Passanten konzentrieren

Die Teilnehmer werden gebeten, allein durch den Ort bzw. die Stadt zu gehen und sich dabei darauf zu konzentrieren, welche Augenfarbe die entgegenkommenden Passanten haben. Häufig machen die Teilnehmer dabei die Erfahrung, dass sie von den entgegenkommenden Personen gar nicht wahrgenommen werden.

In der Reflexion wird erarbeitet, dass die Befürchtungen der Teilnehmer, von Passanten „schief" angeschaut zu werden, oft unbegründet sind, dass sie tatsächlich oft gar nicht wahrgenommen werden. Darüber hinaus wird überlegt, welche Konsequenzen aus dieser Übung für den Alltag gezogen werden können.

- Ziele: Die Wirkung von Blickkontakt kennenlernen.
- Indikation: Selbstunsicherheit, Schüchternheit und Probleme mit Blickkontakt
- Kontraindikation: extreme Hemmungen
- Zeitdauer: 30 Minuten
- Benötigte Materialien: keine
- Einzelübung
- Variation: Die Teilnehmer sollen den Fokus auf die Einschätzung legen, wer von den Passanten vermutlich eher zu einer Kontaktaufnahme bereit ist und wer nicht.

Übung 6 — Kennenlernen

Blickkontakt – Passanten anlächeln

Die Teilnehmer werden gebeten, allein durch den Ort bzw. die Stadt zu gehen und dabei möglichst viele Passanten anzulächeln. Der Blickkontakt sollte aber nicht starr, sondern eher zwanglos vonstattengehen. Häufig machen die Teilnehmer die Erfahrung, dass sie entweder von den entgegenkommenden Passanten nicht wahrgenommen werden oder dass diese zurück lächeln.

In der Reflexion wird erarbeitet, dass die Befürchtungen der Teilnehmer, von Passanten „schief" angeschaut zu werden, oft unbegründet sind, dass sie tatsächlich oft gar nicht wahrgenommen werden. Darüber hinaus wird überlegt, welche Konsequenzen aus dieser Übung für den Alltag gezogen werden können.

- Ziele: Die Wirkung von Blickkontakt und Lächeln sowie einer offenen Haltung kennenlernen.
- Indikation: Selbstunsicherheit, Schüchternheit
- Kontraindikation: extreme Hemmungen
- Zeitdauer: 30 Minuten
- Benötigte Materialien: keine
- Einzelübung
- Variationen: Übung 7 des Moduls Kennenlernen

Übung 7 Kennenlernen

Blickkontakt – Passanten beobachten

Die Gruppentherapeuten gehen jeweils mit einem Teil der Gruppenteilnehmer in den Ort bzw. die Stadt und stellen sich gegenüber einer Bus- oder Straßenbahnhaltestelle auf, an der sich gerade Wartende befinden. Die Teilnehmer suchen sich dann eine Person aus der Gruppe der Wartenden aus und schauen diese an. Häufig machen die Teilnehmer die Erfahrung, dass sie entweder von den wartenden Passanten nicht wahrgenommen werden oder dass diese – falls sie die Beobachtung bemerken – selbst nervös werden.

In der Reflexion wird erarbeitet, dass die Befürchtungen der Teilnehmer, von Passanten „schief" angeschaut zu werden, oft unbegründet sind, dass sie tatsächlich von diesen oft gar nicht wahrgenommen werden oder dass bei den Passanten ganz andere Reaktionen ausgelöst werden als die von den Gruppenteilnehmer erwarteten. Darüber hinaus wird überlegt, welche Konsequenzen aus dieser Übung für den Alltag gezogen werden können.

- Ziele: Die Wirkung von Blickkontakt kennenlernen.
- Indikation: Selbstunsicherheit, soziale Ängste
- Kontraindikation: extreme Hemmungen
- Zeitdauer: 30 Minuten
- Benötigte Materialien: keine
- Einzelübung in der Gruppe

Übung 8 Kennenlernen

Blickkontakt – Gespräch beginnen

Die Gruppe wird in Zweiergruppen eingeteilt. Die Teilnehmer setzen sich jeweils zu zweit gegenüber. Die Teilnehmer werden dann instruiert, sich anzuschauen, jedoch ohne sich anzustarren und ohne darum zu konkurrieren, wer es länger aushält. Die Teilnehmer sollen mit ihrem jeweiligen Gegenüber ein Gespräch beginnen, sobald sie merken, dass der Blickkontakt für sie unangenehm wird. In diesem Gespräch können sie z.B. auch ihre momentane Unsicherheit zum Gesprächsthema machen.

In der Reflexion wird erarbeitet, welche Auswirkungen der Beginn des Gesprächs hatte und welche Konsequenzen aus dieser Übung für den Alltag gezogen werden können.

- Ziel: Die Wirkung von Blickkontakt kennenlernen.
- Indikation: Selbstunsicherheit, Schüchternheit, Soziale Phobie
- Kontraindikation: keine
- Zeitdauer: 20 Minuten
- Benötigte Materialien: keine
- Partnerübung

Übung 9 Kennenlernen

Spontanvortrag

Ein Gruppentherapeut oder ein Teilnehmer nennt einem anderen Teilnehmer drei Begriffe. Der Teilnehmer versucht dann diese drei Begriffe in einen Zusammenhang zu bringen und einen kurzen Spontanvortrag vor der Gruppe zu halten. Anschließend wird dieser Vortrag nachbesprochen.

Die Schwierigkeit dieser Übung kann folgendermaßen variiert werden:

- Die Passung der Begriffe ist unterschiedlich (leichte Variante: Stift, Schreibtisch, Abfalleimer; schwierige Variante: Antenne, Gänseblümchen, Taschenrechner).
- Die Anzahl der Begriffe, die in einen Zusammenhang gebracht werden sollen, wird erhöht.
- Der Vortrag soll im Stehen gehalten werden.

- Ziele: Die Spontaneität und Mut, vor und mit anderen zu sprechen erhöhen
- Indikation: Selbstunsicherheit
- Kontraindikation: keine
- Zeitdauer: 20 Minuten
- Benötigte Materialien: keine
- Gruppenübung
- Variationen: Die Teilnehmer sollen über ein ihnen bekanntes oder unbekanntes Thema vor der Gruppe referieren.

Übung 10 — Kennenlernen

Gespräche beginnen und am Laufen halten

Die Teilnehmer werden in Kleingruppen zu jeweils drei bis vier Personen eingeteilt. Die Teilnehmer der Kleingruppen werden gebeten, sich über ein beliebiges Thema zu unterhalten. Sobald ein Gespräch in einer Gruppe zustande gekommen ist, bittet der Gruppentherapeut den Teilnehmer, der das Gespräch in Gang gebracht hat und/oder denjenigen, der das Gespräch am Laufen gehalten hat, die Gruppe zu wechseln. In den anderen Kleingruppen verfährt er genauso. Die Übung endet nach einigen Wechseln mit einer Nachbesprechung.

In der Nachbesprechung wird die Rolle von positiven Selbstaffirmationen („Ich fange jetzt einfach mal an.") herausgearbeitet und für den Alltag nutzbar gemacht.

- Ziele: Lernen, ein Gespräch zu beginnen und am Laufen zu halten. Positive Selbstinstruktionen kennen und nutzen lernen.
- Indikation: Selbstunsicherheit
- Kontraindikation: keine
- Zeitdauer: 20 Minuten
- Benötigte Materialien: keine
- Kleingruppenübung
- Variationen: Übung 11 des Moduls Kennenlernen.

Übung 11 Kennenlernen

Sich spontan über ein Thema austauschen

Die Gruppe wird in Zweiergruppen eingeteilt. Die Teilnehmer sitzen sich zu zweit gegenüber. Die Teilnehmer werden instruiert, sich über eines der unten aufgelisteten Themen (am Flipchart anschreiben) für ca. drei Minuten zu unterhalten. Nach ca. drei Minuten lässt der Gruppenleiter einen Gong ertönen und die Teilnehmer tauschen sich zunächst kurz untereinander aus, wie es ihnen ergangen ist. Danach erklingt wieder ein Signal und die Teilnehmer wechseln zu einem anderen Übungspartner. Hier entscheiden die Übungspartner erneut, über welches der Themen sie sich unterhalten wollen. Der Gruppenleiter entscheidet je nach Gruppensituation, wie viele Wechsel sinnvoll sind. Im Anschluss erfolgt eine kurze Nachbesprechung in der Großgruppe.

Themen am Flipchart:

- Tauschen Sie sich über Wünsche und Träume aus, die Sie haben oder hatten.
- Tauschen Sie sich über Vorbilder oder Idole aus verschiedenen Lebensphasen aus.
- Unterhalten Sie sich über Hobbys, denen Sie in der Vergangenheit nachgegangen sind oder aktuell noch nachgehen.

- Ziele: Smalltalk üben, Spontaneität und Mut, mit anderen zu sprechen, fördern.
- Indikation: Selbstunsicherheit, Schüchternheit, Soziale Phobie
- Kontraindikation: keine
- Zeitdauer: je nach Anzahl der Wechsel, pro Wechsel werden ca. 5 Minuten benötigt.
- Benötigte Materialien: keine (evtl. ein vorbereitetes Flipchart-Blatt mit den Gesprächsthemen)
- Partnerübung
- Variation für Fortgeschrittene: Unterhaltung über eigene Werte und Orientierungen.

Übung 12 Kennenlernen

Körpersignale zum Kennenlernen einsetzen

Bei dieser Partnerübung stehen sich jeweils zwei Teilnehmer gegenüber. Ein Teilnehmer versucht, den anderen Teilnehmer durch die Veränderung seiner Körperhaltung (z. B. Brustkorbvolumen vergrößern oder verkleinern, Schultern hängen lassen oder sich aufrichten) und seiner Mimik (z. B. ernst schauen oder lächeln) dazu zu bewegen, entweder den Abstand zu vergrößern oder näher an ihn heranzukommen. Die Übung wird danach mit wechselnden Rollen wiederholt.

- Ziele: Sich seiner Gestik, Mimik und Körperhaltung bewusst werden, und lernen, eigene Körpersignale gezielt einzusetzen.
- Indikation: Selbstunsicherheit, Soziale Phobie, Mangel an Körperbewusstsein
- Kontraindikation: keine
- Zeitdauer: 20 Minuten
- Benötigte Materialien: keine
- Partnerübung

Übung 13 — Kennenlernen

Sich gegenseitig interviewen

Die Gruppenteilnehmer sitzen jeweils in Zweiergruppen zusammen. Die Teilnehmer werden instruiert, sich gegenseitig anhand der unten skizzierten Fragen zu interviewen (sie dürfen sich dabei auch Notizen machen). Es geht darum, sich anschließend gegenseitig in der Großgruppe vorzustellen.

Teilnehmer A interviewt Teilnehmer B und nach jeweils ca. drei Minuten lässt der Gruppenleiter einen Gong ertönen und es erfolgt der Wechsel, indem Teilnehmer B nun Teilnehmer A interviewt. In der Großgruppe stellen die Teilnehmer dann ihren jeweiligen Interviewpartner kurz vor. Die übrigen Teilnehmer sollen während der jeweiligen Präsentation nur zuhören. Nach jeder Vorstellung haben die jeweils Vorgestellten die Gelegenheit, etwas zu korrigieren oder zu ergänzen.

Mögliche Interviewfragen/Themenbereiche:

- Was machen Sie beruflich?
- Welche Hobbys haben Sie?
- Was machen Sie gerne bzw. womit verbringen Sie gerne Zeit?
- Wie leben Sie?
- Was sagen Freunde über Sie als Person?

- Ziele: Kennenlernen üben, Konzentration auf das Gegenüber, Mut haben, Dinge von sich preiszugeben, vor anderen zu sprechen üben.
- Indikation: Selbstunsicherheit, Schüchternheit, Soziale Phobie, mangelndes Interesse an anderen Personen.
- Kontraindikation: keine
- Zeitdauer: je nach Gruppengröße werden ca. 10 Minuten für das gegenseitige Interviewen sowie jeweils 5 Minuten pro Paar für die Vorstellung benötigt.
- Benötigte Materialien: keine (evtl. ein vorbereitetes Flipchart-Blatt mit den Themenbereichen/Interviewfragen)
- Partnerübung
- Variation für Fortgeschrittene: Interview über eigene Werte und Orientierungen.

Übung 14 (Seite 1/2) Kennenlernen

Kennenlernen in der Gruppe

Die Gruppenleiter verteilen an alle die Liste mit 10 Aufgaben zum „Kennenlernen in der Gruppe" oder decken das vorbereitete Flipchart-Blatt mit den 10 Aufgaben auf. Sie geben den Teilnehmern die Gelegenheit, zunächst zu lesen, welche Aufgaben sie erwarten. Im Anschluss instruieren sie die Gruppe, alle gemeinsam aufzustehen, im Raum umherzulaufen und zu versuchen, alle Aufgaben mit wechselnden Übungspartnern durchzuführen. Jeder Teilnehmer hat somit 10 Aufgaben, es muss jedoch nicht jede Aufgabe mit jedem Übungspartner durchgeführt werden. Im Anschluss tauschen sich die Teilnehmer in der Großgruppe aus.

- Ziele: Aufbau von Spontaneität, Mut und Leichtigkeit.
- Indikation: Selbstunsicherheit, Schüchternheit, Soziale Phobie
- Kontraindikation: keine
- Zeitdauer: ca. 15 bis 20 Minuten
- Benötigte Materialien: Für jeden Teilnehmer einen Ausdruck der 10 Aufgaben zum „Kennenlernen in der Gruppe" und/oder ein vorbereitetes Flipchart-Blatt, auf dem die Aufgaben notiert sind.
- Gruppenübung

Übung 14 (Seite 2/2) — Kennenlernen

Kennenlernen in der Gruppe

Kennenlernen in der Gruppe – Aufgabenliste

Versuchen Sie in den nächsten Minuten möglichst in einer achtsamen Haltung zu bleiben, wenn Sie durch den Raum gehen und immer dann, wenn Sie jemanden begegnen, folgende Kontaktaufnahmen auszuprobieren. Sie müssen nicht unbedingt alle Aufgaben lösen, versuchen Sie auch achtsam wahrzunehmen, ob Sie bestimmte Aufgaben vermeiden möchten oder gerne machen. Bleiben Sie freundlich mit sich selbst.

1. Der anderen Person die Hand geben.
2. Der anderen Person erzählen, warum Sie hier sind.
3. Der anderen Person am Ohrläppchen ziehen.
4. Die andere Person umarmen.
5. Sich bei einer anderen Person am Arm unterhaken und ein Stück gemeinsam gehen.
6. Der anderen Person aus der Hand lesen.
7. Der anderen Person zuzwinkern.
8. Die andere Person zu sich herwinken.
9. Der anderen Person berichten, welches Sternzeichen Sie sind.
10. Vor einer anderen Person stehenbleiben und sich verneigen.

Hausaufgabe 1 Kennenlernen

Mit der Person an der Kasse Kontakt aufnehmen

Versuchen Sie bei Ihrem nächsten Einkauf im Supermarkt, beim Bäcker oder beim Metzger etc. die Person an der Kasse mit einem freundlichen Blickkontakt und einem „Hallo“ zu begrüßen. Machen Sie eine Bemerkung über das Wetter oder über den Stress, den die Person an der Kasse im Moment hat und verabschieden Sie sich mit einem „Tschüss“ oder einem „auf Wiedersehen“. Beobachten Sie bitte genau wie die Angestellten reagieren.

Wo haben Sie geübt: ______________________________

____

Beteiligte Person: ______________________________

____

Beschreiben Sie kurz die Erfahrungen, die Sie bei dieser Übung gemacht haben:

____

____

____

____

____

Womit waren Sie zufrieden:

____

____

____

____

____

Gibt es etwas, was Sie beim nächsten Mal anders machen möchten:

____

____

____

____

____

____

Hausaufgabe 2 Kennenlernen

Mit fremden Personen einen freundlichen Blickkontakt aufnehmen

Versuchen Sie in Ihrem Alltag, z. B. auf der Straße, beim Warten, in öffentlichen Verkehrsmitteln oder beim Einkaufen, Menschen mit einem freundlichen Blickkontakt und gegebenenfalls mit einem Nicken zu begegnen. Beobachten Sie bitte, wie die diese Menschen darauf reagieren. Oft ist es am Anfang einfacher, diese Übung mit Kindern oder älteren Mitmenschen durchzuführen. Vielleicht achten Sie auch darauf, wer Ihnen freundlich und offen erscheint und üben zunächst nur mit diesen Personen.

Wo haben Sie geübt: ______________________________

____

Beschreiben Sie kurz die Erfahrungen, die Sie bei dieser Übung gemacht haben:

____

____

____

____

____

____

Womit waren Sie zufrieden:

____

____

____

____

____

____

Gibt es etwas, was Sie beim nächsten Mal anders machen möchten:

____

____

____

____

____

____

Hausaufgabe 3 — Kennenlernen

Personen zeigen, dass man sie wiedererkannt hat

Versuchen Sie, am Arbeitsplatz, in einem Club, bei einer Party, im Verein, in der Nachbarschaft usw. Personen wiederzuerkennen, und zeigen Sie diesen Personen durch ein Lächeln, eine Geste und eine Begrüßung, dass Sie sie wiedererkannt haben. Beobachten Sie bitte genau, wie die Personen reagieren.

Wo haben Sie geübt: ______________________________

____

Beteiligte Person(en): ______________________________

____

Beschreiben Sie kurz die Erfahrungen, die Sie bei dieser Übung gemacht haben:

____

____

____

____

____

____

Womit waren Sie zufrieden:

____

____

____

____

____

____

Gibt es etwas, was Sie beim nächsten Mal anders machen möchten:

____

____

____

____

____

Hausaufgabe 4 — Kennenlernen

Passanten anlächeln

In Anlehnung an die Übungen, die wir gemeinsam draußen durchgeführt haben, gehen Sie bitte allein durch den Ort bzw. die Stadt und lächeln Sie möglichst viele Passanten an.

Wann und wo haben Sie geübt: ______________________________

____

Beschreiben Sie kurz die Erfahrungen, die Sie bei dieser Übung gemacht haben:

____

____

____

Wurden Sie von Passanten wahrgenommen? Wenn ja, wie haben diese reagiert?

____

____

____

Was bedeuten diese Erfahrungen für Ihren Alltag oder für Sie persönlich?

____

____

____

Womit waren Sie zufrieden:

____

____

____

____

Gibt es etwas, was Sie beim nächsten Mal anders machen möchten:

____

____

____

____

Hausaufgabe 5 — Kennenlernen

Wartende Personen beobachten

Stellen Sie sich bitte in Anlehnung an die in der Gruppe gemeinsam durchgeführten Übungen gegenüber einer Bus- oder Straßenbahnhaltestelle auf, an der sich gerade wartende Personen befinden. Suchen Sie sich eine Person aus der Gruppe der Wartenden aus und sehen Sie sich diese an.

Wann und wo haben Sie geübt: ______________________________

____

Beschreiben Sie kurz die Erfahrungen, die Sie bei dieser Übung gemacht haben:

____

____

____

Wurden Sie von Passanten wahrgenommen? Wenn ja, wie haben diese reagiert?
Gab es Reaktionen, die Sie nicht erwartet haben?

____

____

____

Was bedeuten diese Erfahrungen für Ihren Alltag, oder für Sie persönlich?

____

____

____

Womit waren Sie zufrieden:

____

____

____

Gibt es etwas, was Sie beim nächsten Mal anders machen möchten:

____

____

____

____

Hausaufgabe 6 Kennenlernen

Eine Person um einen kleinen Gefallen bitten

Bitten Sie einen Nachbarn oder einen Arbeitskollegen um einen kleinen Gefallen. Sie können z. B. den Nachbarn um etwas Salz bitten oder dass er an einem bestimmten Tag ein Paket für Sie annimmt oder Ähnliches. Beobachten Sie bitte genau, wie die jeweilige Person reagiert.

Wo haben Sie geübt: ______________________________

____

Beteiligte Person(en): ______________________________

____

Beschreiben Sie kurz die Erfahrungen, die Sie bei dieser Übung gemacht haben:

____

____

____

____

____

Womit waren Sie zufrieden:

____

____

____

____

____

Gibt es etwas, was Sie beim nächsten Mal anders machen möchten:

____

____

____

____

____

____

____

Hausaufgabe 7 — Kennenlernen

Möglichkeiten sammeln, sich digital auszutauschen

Gibt es eine Person in Ihrer sozialen Umgebung, mit der Sie sich gerne digital austauschen würden? Sammeln Sie Möglichkeiten, wie Sie dies tun könnten.

Hausaufgabe 8 Kennenlernen

Eine Person zu einer gemeinsamen Unternehmung einladen

Überlegen Sie, welche Person aus Ihrem Bekannten- oder Kollegenkreis Sie zu einer gemeinsamen Unternehmung einladen könnten. Und trauen Sie sich, diese Person zu fragen.

Wen haben Sie gefragt: ______________________________

Beschreiben Sie bitte die Erfahrungen, die Sie bei dieser Übung gemacht haben. Haben Sie sich getraut zu fragen? Wie war das Treffen?

____

____

____

____

____

____

____

Womit waren Sie zufrieden:

____

____

____

____

____

Gibt es etwas, was Sie beim nächsten Mal anders machen möchten:

____

____

____

____

____

Hausaufgabe 9 — Kennenlernen

Smalltalk im Alltag üben

Bei dieser Hausaufgabe geht es darum, Smalltalk im Alltag zu üben. Erinnern Sie sich: Für den Einsatz von Smalltalk gibt es viele Gelegenheiten, z. B.: bei einer zufälligen Begegnung mit den Nachbarn, im Zug oder Bus (oder an der Haltestelle), an der Kasse im Supermarkt oder einem anderen Geschäft, beim Friseur, im Wartezimmer, in der Kantine und insgesamt bei allen Wartesituationen mit anderen Personen.

Wenn Sie möchten, können Sie hier eine Liste mit Einstiegsthemen oder Sätzen, Fragen oder Themengebieten erstellen, die Ihnen das Üben erleichtern.

____

____

____

____

____

____

____

Wo haben Sie geübt: ____________________

____

Beteiligte Person(en): ____________________

____

Beschreiben Sie kurz die Erfahrungen, die Sie bei dieser Übung gemacht haben:

____

____

Womit waren Sie zufrieden:

____

____

Gibt es etwas, was Sie beim nächsten Mal anders machen möchten:

____

____

____

Hausaufgabe 10 Kennenlernen

Andere Personen zu sich nach Hause einladen

Laden Sie eine Bekannte bzw. einen Bekannten oder eine Kollegin bzw. einen Kollegen zu einem Essen, zu Kaffee und Kuchen oder einem Getränk mit kleinen Snacks zu sich nach Hause ein.

Wen haben Sie gefragt: ______________________________

____

Beschreiben Sie bitte die Erfahrungen, die Sie bei dieser Übung gemacht haben. Haben Sie sich getraut haben zu fragen? Wie war das Treffen?

____

____

____

____

____

____

____

Womit waren Sie zufrieden:

____

____

____

____

____

____

____

Gibt es etwas, was Sie beim nächsten Mal anders machen möchten:

____

____

____

____

____

____

7 Bitten äußern, berechtigte Interessen durchsetzen und Nein sagen

7.1 Einführung

In diesem Modul beschäftigen wir uns mit dem sozial kompetenten Äußern von Bitten, mit dem angemessenen Durchsetzen berechtigter Interessen und mit dem Wahren eigener Grenzen durch Neinsagen.

Ein häufig geäußerter Veränderungswunsch von Patientinnen ist, ihre Selbstsicherheit, ihr Selbstbewusstsein und ihre Selbstbehauptungsfähigkeiten zu erhöhen. Frühe Ansätze zum Thema Selbstsicherheit und Training sozialer Kompetenzen (z. B. Ullrich de Muynck & Ullrich, 1976; Hinsch & Pfingsten, 2015) haben sich auf Selbstbehauptung und Rechte durchsetzen fokussiert. Aus unserer Sicht sind Selbstbehauptung, Neinsagen und soziale Kompetenz nicht unabhängig von Macht, Freundschaft, Empathie usw. Wir nutzen daher Ideen, die wir bei Linehan (2015b) und Bohus und Wolf-Arehult (2013) finden, nämlich Fertigkeiten für interpersonelle Effektivität und das Ausbalancieren verschiedener Orientierungen in zwischenmenschlichen Situationen.

Wir orientieren uns in diesem Band an der Haltung der dritten Welle der Psychotherapie, in der die Dialektik, also das Ausbalancieren verschiedener Aspekte oder Orientierungen, eine wichtige Rolle spielt. Nämlich:

- Sich selbst behaupten, eigenen Bedürfnisse und Wünsche durchsetzen und mit den Bedürfnissen anderer Menschen ausbalancieren können.
- Beziehungsaspekte, Selbstachtung und Zielerreichung flexibel austarieren können.

In jeder zwischenmenschlichen Situation entscheiden wir (in der Regel schnell und unbewusst), was uns in dieser Situation wichtig ist: Wir entscheiden, welches Ziel wir erreichen wollen, wie die andere Person nach der Situation über uns denken soll und wie wir über uns selbst nach der Situation denken wollen. Diese Abwägungen werden bei Bohus und Wolf-Arehult (2013) als „Orientierungen" bezeichnet. Oft sind in einer Situation auch mehrere Orientierungen von Bedeutung. Wir ordnen diese Orientierungen dann nach Wichtigkeit.

In Anlehnung an Bohus und Wolf-Arehult (2013) unterscheiden wir drei Orientierungen:

- *Zielorientierung:* Auf eine angemessene Art das bekommen, was man will und von anderen braucht.
- *Orientierung auf die Beziehung:* Das Wohl der Beziehung steht im Mittelpunkt dieser Orientierung.
- *Orientierung auf Selbstrespekt/Selbstachtung:* Auf eine angemessene Art dafür sorgen, dass die Selbstachtung erhalten bleibt (oder sogar erhöht wird).

7.2 Didaktisches Vorgehen und Einsatz der Hausaufgaben und der Info- und Übungsblätter

Übergeordnetes Ziel. Den Patientinnen soll ermöglicht werden, ihren bisherigen Kommunikationsstil zu analysieren, gegebenenfalls zu korrigieren und neue Fertigkeiten zu erlernen, die einen sozial kompetenten Kommunikationsstil ermöglichen. Die Teilnehmerinnen sollen die drei Orientierungen Beziehung, Ziel und Selbstachtung, sowie die dafür erforderlichen Fertigkeiten kennenlernen. Sie sollen darin unterstützt werden, diese Fertigkeiten flexibel anwenden zu können. In der Weiterentwicklung des ursprünglichen Selbstbehauptungskonzepts (Ullrich de Muynck & Ullrich, 1976) geht es uns darum, dass die Teilnehmerinnen lernen, sich sozial kompetent zu verhalten, indem sie zunächst die drei Orientierungen auf das Ziel, die Beziehung und die Selbstachtung je nach situationalen Erfordernissen erkennen und nach individueller Wichtigkeit ordnen.

Die Teilnehmerinnen sollen unterscheiden lernen, ob es Ihnen um die Aufnahme, Verbesserung oder den Erhalt einer Beziehung, um Aspekte von Selbstachtung oder um das Erreichen von Zielen geht. Im nächsten Schritt sollen die Teilnehmerinnen durch Informationsvermittlung, Übungen und Hausaufgaben Wissens- und Verhaltensstrategien lernen, um die Angemessenheit einer Bitte oder Forderung zu überprüfen und diese in einer in dem gegebenen sozialen Kontext angemessenen Intensität zu äußern oder abzulehnen.

Sie sollen die folgenden Fertigkeiten kennenlernen und üben: Angemessen um etwas bitten, berechtigte Interessen durchsetzen und Nein sagen. Wir sehen „um etwas bitten" und „Forderungen durchsetzen" als zwei Pole einer Dimension. Im Folgenden bezeichnen wir diese Dimension als „ein Ziel bei einer anderen Person verfolgen". Die Teilnehmerinnen sollen zum einen einschätzen lernen, in welcher Intensität sie ein Ziel bei anderen Personen verfolgen können, zum anderen, in welcher Intensität sie Bitten oder Forderungen anderer ablehnen können.

Hinweis

Für dieses Modul benötigen die Teilnehmerinnen einige Vorkenntnisse. Entsprechend sollten die Gruppenleiterinnen mit der Gruppe vorab entweder das Modul Kommunikation bereits komplett durchgearbeitet haben oder es sollten zunächst folgende Fertigkeiten mit der Gruppe erarbeitet werden:

- Ich-Botschaften,
- Validieren,
- Äußern und Regulieren von Gefühlen,
- Achtsamkeit in der Beziehung.

7.2.1 Bitten äußern – ein Ziel bei einer anderen Person verfolgen

Infoblatt 1: Drei Orientierungen in zwischenmenschlichen Situationen und Infoblatt 2: Fertigkeiten für das Umsetzen der drei Orientierungen

Ziel: Die Teilnehmerinnen sollen die drei Orientierungen (Ziel, Beziehung und Selbstachtung) kennenlernen und gewichten lernen.

Didaktik: Die Gruppenleiterinnen sammeln gemeinsam mit den Teilnehmerinnen Beispiele für Bitten und berechtigte Forderungen, die die Teilnehmerinnen bisher nicht geäußert bzw. gestellt haben. Sie tragen zudem die Gründe zusammen, warum die Teilnehmerinnen diese Bitten und/oder Forderungen nicht geäußert bzw. gestellt haben. Sie erkundigen sich dann bei den Teilnehmerinnen nach erfolgreichen und nach weniger erfolgreichen Versuchen, ein Ziel bei anderen Personen zu verfolgen (z. B. eine Forderung durchzusetzen) und leiten gemeinsam mit den Teilnehmerinnen daraus Einflussfaktoren ab, die sich aus der Analyse der genannten Beispiele ergeben.

Die Gruppenleiterinnen erarbeiten im Anschluss mit der Gruppe die drei Orientierungen (Ziel, Beziehung und Selbstachtung) anhand von Infoblatt 1 (vgl. Seite 207 und Online-Materialien) oder zeichnen anhand des Infoblattes ein Kuchendiagramm auf das Flipchart und entwickeln daraus die drei Orientierungen.

Die Gruppenleiterinnen erläutern, dass je nachdem, auf welche Orientierung die Teilnehmerinnen den Schwerpunkt setzen, das Verhalten unterschiedlich ausfallen sollte. Es kann erläutert werden, dass die drei Orientierungen zusammen einen Wert von 100 % annehmen, d. h. dass die Gewichtungen der drei Orientierungen sich zu einem Wert von 100 addieren. Ist in zwischenmenschlichen Situationen das Ziel die Verbesserung der Beziehung oder der Erhalt der Selbstachtung, reduzieren sich die drei Orientierungen ausnahmsweise auf zwei Orientierungen (Orientierung auf Ziel und Beziehung oder Orientierung auf Ziel und Selbstachtung fallen dann zusammen).

Die Gruppenleiterinnen zeichnen ein Kuchendiagramm auf das Flipchart und diskutieren mit den Teilnehmerinnen, wie die Verteilung bei den nachfolgenden dargestellten Beispielsituationen aussehen könnte.

Beispiel 1

Herr A. hat ein Abendessen für einen guten Freund zubereitet und sich dabei sehr viel Mühe gegeben. Er kocht nicht sehr gerne, hat aber Herrn B. zuliebe sein Bestes gegeben. Herr B. findet das Abendessen nur mittelmäßig gelungen.

Wenn die Beziehung ansonsten in Ordnung ist, gewichtet Herr B. bei seiner Reaktion die Orientierung auf die Beziehung höher als die beiden anderen Orientierungen. Wenn Herr B. als zweitwichtigste Orientierung das Ziel hätte, seinen Freund zu motivieren, öfter zu kochen, wird seine Reaktion validierend und wertschätzend ausfallen.

Die Verteilung bzw. die Gewichtung der drei Orientierungen könnte wie in Abbildung 6 dargestellt aussehen.

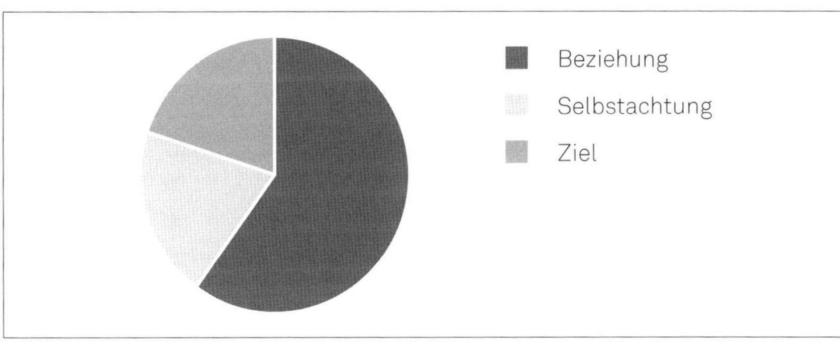

Abbildung 6: Gewichtung der drei Orientierungen – Beispiel 1

Beispiel 2

Herr C. geht regelmäßig in einem hochpreisigen Restaurant essen. Er kennt die Besitzer und das Personal und das Essen schmeckt ihm normalerweise sehr gut. Schmeckt ihm das Essen bei einem seiner Besuche aber nur sehr mittelmäßig, gewichtet er die Orientierung auf die Selbstachtung und das Ziel höher als die Orientierung auf die Beziehung. Wenn er gefragt wird, ob und wie es geschmeckt hat, wird er deshalb wahrscheinlich zurückmelden, dass es ihm nicht so gut wie sonst geschmeckt hat oder dass er enttäuscht ist.

Die Verteilung bzw. die Gewichtung der drei Orientierungen könnte wie in Abbildung 7 dargestellt aussehen.

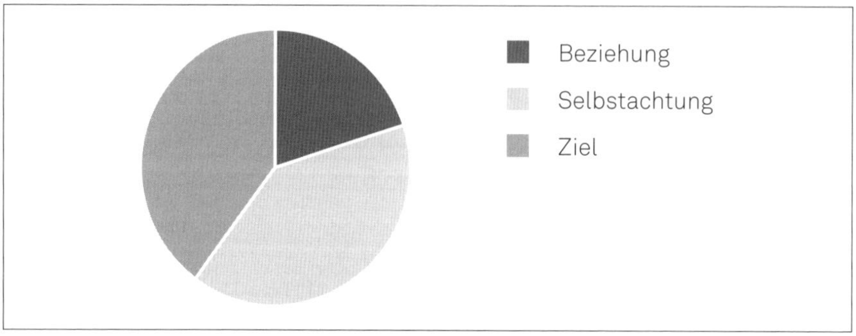

Abbildung 7: Gewichtung der drei Orientierungen – Beispiel 2

Beispiel 3

Herr D. geht essen und bekommt nach seiner Bestellung das falsche Gericht serviert. Darüber hinaus schmeckt ihm das Gericht nicht. In diesem Fall wird Herr D. die Orientierung auf Selbstachtung und Ziel höher gewichten als die Orientierung auf die Beziehung. Er wird das Gericht einfordern, welches er bestellt hatte.

Die Verteilung bzw. die Gewichtung der drei Orientierungen könnte wie in Abbildung 8 dargestellt aussehen.

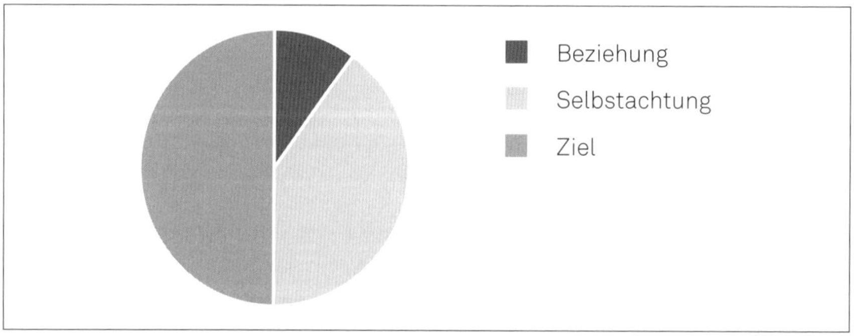

Abbildung 8: Gewichtung der drei Orientierungen – Beispiel 3

Die Gruppenleiterinnen erkundigen sich bei den Teilnehmerinnen, ob sie sich einem bestimmten Muster zuordnen würden, wie sie üblicherweise in zwischenmenschlichen Situationen ihre Schwerpunkte setzen. Sollten aus den Beiträgen der Teilnehmerinnen keine Muster erkennbar sein, erklären die Trainerinnen, dass selbstunsichere Menschen oder Menschen mit mangelnden sozialen Fertigkeiten oft dazu neigen, eine der Orientierungen zu vernachlässigen, nämlich die Orientierung auf die Selbstachtung und/oder die Orientierung auf das Ziel zugunsten einer Orientierung auf die Beziehung. Aggressive oder selbstzentrierte Menschen vernachlässigen demgegenüber häufig die Orientierung auf die Beziehung zugunsten einer Orientierung auf das Ziel.

Die Gruppenleiterinnen erläutern, dass man unabhängig von der Gewichtung der drei Orientierungen in der Lage sein sollte, angemessen um etwas zu bitten, eine Bitte abzulehnen oder seine Bedürfnisse zu kommunizieren bzw. berechtigte Interessen durchzusetzen. Später wird noch ein Ablaufschema vorgestellt, mit dessen Hilfe man die Intensität des Bittens bzw. die Intensität der Ablehnung regulieren kann.

Die Gruppenleiterinnen teilen nun auch noch Infoblatt 2 (vgl. Seite 208 und Online-Materialien) aus und wiederholen nochmals kurz die bereits bekannten Fertigkeiten für die jeweiligen Orientierungen.

Die Gruppenleiterinnen wiederholen nochmals eine der Übungen zu Ich-Botschaften und/oder zum Validieren aus dem Modul Kommunikation (vgl. in Kapitel 5 beispielsweise die Übung 3, 4 oder 7).

Als Übung für zu Hause kann gegebenenfalls bereits die Hausaufgabe 1 (vgl. Seite 225 und Online-Materialien) mitgegeben und in der nächsten Sitzung nachbesprochen werden. Es geht darum, eine Person um eine Kleinigkeit zu bitten. Zur Wiederholung von Fertigkeiten wie Validieren oder Ich-Botschaften-Senden kann aber auch eine Hausaufgabe aus dem Modul Kommunikation erneut mitgegeben werden (vgl. in Kapitel 5 beispielsweise die Hausaufgabe 12 und 13).

Infoblatt 3: Bitten äußern – Nachdrücklichkeit überprüfen

Ziel: Die Teilnehmerinnen sollen verstehen lernen, dass je nach sozialem Kontext und spezifischen Randbedingungen Bitten mit unterschiedlicher Intensität vorgetragen werden sollten.

Didaktik: Die Gruppentrainerinnen erläutern, dass wir in zahlreichen Alltagssituationen zwischenmenschliche Fertigkeiten benötigen. Zum Beispiel,

- wenn wir an einem Parkautomat stehen und bemerken, dass wir nicht genügend Kleingeld zum Bezahlen des Parktickets haben,
- wenn wir unser Recht auf einen bestimmten Sitzplatz einfordern, wenn eine andere Person auf dem von uns reservierten Platz im Zug sitzt,
- wenn wir nur einen Liter Milch kaufen und an der Kasse vorgelassen werden möchten, weil wir es sehr eilig haben.

Die Gruppenleiterinnen erläutern anhand des Infoblattes 3 (vgl. Seite 255 und Online-Materialien), dass sich zwischen „eine Bitte äußern" und „eine berechtigte Forderung durchsetzen" ein Kontinuum aufspannt. Sie erarbeiten gemeinsam mit den Teilnehmerinnen, dass es vor dem Äußern einer Bitte zunächst notwendig ist, einige Fragen zu klären, um festzulegen, mit welcher Nachdrücklichkeit, eine Bitte geäußert werden sollte. Fragen, die man sich in diesem Zusammenhang stellen sollte, sind:

- Weiß ich genau, was ich von der anderen Person möchte? Falls nicht, sollte ich noch einmal nachdenken, Informationen einholen und erneut prüfen, ob ich die Bitte äußern möchte.
- Ist die andere Person in der Lage bzw. fähig, meine Bitte zu erfüllen? Falls nicht, ist es nicht sinnvoll, die Bitte zu äußern. (Es geht hier um die prinzipielle Fähigkeit der anderen Person, eine Bitte zu erfüllen bzw. einer Forderung nachzukommen, und nicht darum, ob die andere Person dazu Lust oder Zeit hat.)

In Anlehnung an das von Bohus und Wolf-Arehult (2013) vorgestellte Flussdiagramm, schlagen wir zwei Checklisten vor, in denen verschiedene Parameter abgefragt werden, die darüber bestimmen, wie intensiv ein Ziel bei einer anderen Person verfolgt werden kann (vgl. Infoblatt 4 auf Seite 210) oder eine Bitte abgelehnt werden sollte (vgl. Infoblatt 8 auf Seite 214).

Infoblatt 4: Ein Ziel bei einer anderen Person verfolgen – Checkliste und Infoblatt 5: Strategien zum Äußern von Bitten

Ziel: Die Teilnehmerinnen sollen anhand einer Checkliste einschätzen lernen, mit welcher Nachdrücklichkeit eine Bitte in einer bestimmten Situation vorgetragen werden sollte. Zudem sollen Sie Strategien zum Äußern von Bitten kennenlernen.

Didaktik: Die Gruppenleiterinnen teilen das Infoblatt 4 (vgl. Seite 210 und Online-Materialien) aus und gehen gemeinsam mit der Gruppe die Checkliste auf Infoblatt 4 (Ein Ziel bei einer anderen Person verfolgen) durch. Anhand des Beispiels einer Teilnehmerin oder eines eigenen Beispiels arbeiten die Gruppenleiterinnen die Checkliste Punkt für Punkt durch. Das Ergebnis ist: Je mehr der Fragen der Checkliste mit Ja beantwortet werden können, desto nachdrücklicher kann die Bitte vorgetragen werden.

Anschließend werden mithilfe des Infoblatts 5 (vgl. Seite 211 und Online-Materialien) Strategien zum Äußern von Bitten vermittelt. Dazu können mit den Gruppenteilnehmerinnen Rollenspiele durchgeführt werden (vgl. hierzu die Übung 1 auf Seite 217, die Übung 2 auf Seite 218 und die Übung 3 auf Seite 219 sowie die Online-Materialien). Je nach Bedarf kann es sinnvoll sein, zu diesem Thema eine weitere Sitzung anzuberaumen und in dieser Sitzung die Themen nochmals aufzugreifen und weitere Rollenspiele durchzuführen. Es bietet sich dann an, die in den Eingangsrunden gesammelten Beispiele der Teilnehmerinnen für die Rollenspiele zu nutzen und in der Gruppe zu bearbeiten.

Als Übung für zu Hause kann eine Auswahl der Hausaufgaben 1 bis 3 (vgl. Seite 225 bis Seite 227 und Online-Materialien) mitgegeben und in der nächsten Sitzung nachbesprochen werden. Die Teilnehmer sollen üben, eine Person um eine Kleinigkeit oder um einen größeren Gefallen zu bitten oder in einem Restaurant einen Rechnungsbeleg einfordern.

Infoblatt 6: Was sind berechtigte Interessen oder Forderungen?

Ziel: Die Teilnehmerinnen sollen lernen, was berechtigte Interessen und Forderungen sind und woraus diese (juristisch) abgeleitet werden können.

Didaktik: Mit den Teilnehmerinnen kann bei Bedarf das Thema Forderungen stellen und Rechte einfordern bearbeitet werden. Dazu wird Infoblatt 6 (vgl. Seite 212 und Online-Materialien) ausgeteilt und in der Gruppe gemeinsam bearbeitet werden.

7.2.2 Nein sagen – Bitten ablehnen

Infoblatt 7: Bitten ablehnen – Nein sagen, Infoblatt 8: Eine Bitte ablehnen oder Nein sagen – Checkliste und Infoblatt 9: Strategien zur Ablehnung einer Bitte und zum Neinsagen

Ziel: Die Teilnehmerinnen sollen lernen, einzuschätzen, mit welcher Nachdrücklichkeit bzw. Bestimmtheit sie Bitten und unberechtigte Forderungen in einem bestimmten sozialen Kontext ablehnen können. Durch Informationsvermittlung, Übungen und Hausaufgaben soll dazu Wissen erworben werden. Es sollen Verhaltensstrategien eingeübt werden, mit deren Hilfe Bitten in angemessener Form abgelehnt werden können.

Didaktik: Die Gruppenleiterinnen sammeln zusammen mit den Teilnehmerinnen Beispiele für Situationen, in denen es den Teilnehmerinnen schwergefallen ist, Bitten und unberechtigte Forderungen anderer Personen abzulehnen. Dabei sollte auch nach erfolgreichen und weniger erfolgreichen Versuchen, Bitten und Forderungen abzulehnen, gefragt werden.

Die Gruppenleiterinnen erläutern anhand des Infoblattes 7 (vgl. Seite 213 und Online-Materialien), dass sich zwischen „freundlich eine Bitte ablehnen“ und „auf keinen Fall die Bitte der anderen Person erfüllen“ ein Kontinuum aufspannt. Analog zu Infoblatt 4 kann mithilfe der Checkliste auf Infoblatt 8 (vgl. Seite 214 und Online-Materialien) zum Thema Neinsagen eingeschätzt werden, wie nachdrücklich „Nein“ in einer bestimmten Situation gesagt werden kann.

Auch hier gilt es, vor einer Entscheidung einige grundlegende Fragen zu klären, bevor sich mit der Nachdrücklichkeit der Erfüllung oder Ablehnung einer Bitte beschäftigt werden kann:

- Weiß ich genau, was die andere Person von mir will? Falls nicht, sollte ich weitere Informationen einholen und erneut prüfen.
- Bin ich in der Lage bzw. bin ich fähig, die Bitte zu erfüllen? Falls nicht, lehne ich die Bitte ab. (Hier geht es um die Einschätzung der eigenen prinzipiellen Fähigkeit, die Bitte erfüllen zu können, nicht darum, ob man gerade Zeit oder Lust

hat.). So müsste ich (Simone Saurgnani) beispielsweise die Bitte um Übersetzung eines Fachtextes ins Italienische ablehnen, weil meine Italienischkenntnisse zu gering sind.
- Kann ich frei entscheiden (oder bin ich beispielsweise in einer Abhängigkeitsposition bzw. in Gefahr, gekündigt zu werden, wenn ich die Bitte ablehne oder Ähnliches)? Wenn ich mich in einer Abhängigkeitsposition befinde, kann es sinnvoll sein, die Bitte zu erfüllen, ich versuche dann aber, den Schaden oder Aufwand für mich möglichst gering zu halten, und verhandle nach Möglichkeit.

Im Anschluss geht es um die Nachdrücklichkeit der Ablehnung. Die Gruppenleiterinnen teilen hierzu das Infoblatt 8 (vgl. Seite 214 und Online-Materialien) aus und gehen gemeinsam mit der Gruppe die Checkliste auf Infoblatt 8 durch. Die Checkliste sollte Punkt für Punkt anhand des Beispiels einer Teilnehmerin oder eines eigenen Beispiels bearbeitet werden. Je mehr der Fragen der Checkliste mit Nein beantwortet werden können, desto nachdrücklicher kann eine Bitte abgelehnt werden.

Die Gruppenleiterinnen erklären, dass sich hier wiederum ein Kontinuum an Verhaltensweisens anbietet: Auf der einen Seite des Kontinuums steht das freundliche Ablehnen einer Bitte (z. B., wenn eine gute Freundin darum bittet, mit Ihrem Auto für ein Wochenende wegfahren zu können, obwohl Sie das Auto selbst benötigen). Auf der anderen Seite des Kontinuums steht das klare Ablehnen unberechtigter Forderungen, wenn etwa persönliche Rechte eingeschränkt oder behindert werden oder wenn unmoralische oder gar illegale Bitten oder Forderungen an Sie herangetragen werden.

Je mehr der Fragen der Checkliste mit Ja beantwortet werden, umso weniger beharrlich und umso freundlicher und beziehungsorientierter sollte die Bitte abgelehnt werden. Hilfreich sind hierbei Blickkontakt, Lächeln und ein angemessener, nicht zu lauter Tonfall sowie eine Begründung für die Ablehnung der Bitte.

Wenn viele oder gar alle der Fragen der Checkliste mit Nein beantwortet werden, haben sich folgende Verhaltensregeln als hilfreich erwiesen: Das Neinsagen sollte möglichst konkret, kurz und eindeutig vorgetragen werden. Die ablehnende Reaktion darf keine persönlichen Angriffe enthalten. Die Ablehnung sollte notfalls mehrmals im gleichen Wortlaut wiederholt werden („Schallplatte-mit-Sprung-Technik"). Da Diskussionen der anderen Person helfen könnten, uns den Wind aus den Segeln zu nehmen bzw. uns abzulenken, sollten Diskussionen beim Neinsagen vermieden werden. Sicherer Blickkontakt und sicheres Auftreten (zugewandte Körperhaltung, ernster Gesichtsausdruck, ruhige und selbstsichere Gestik) helfen dabei, das berechtigte Ablehnen zu unterstreichen.

Anschließend werden mithilfe des Infoblatts 9 (vgl. Seite 215 und Online-Materialien) Strategien zur Ablehnung einer Bitte und zum Neinsagen vermittelt. Dazu können mit den Gruppenteilnehmerinnen Rollenspiele durchgeführt werden (vgl. hierzu die Übung 4 auf Seite 220, die Übung 5 auf Seite 221 und die Übung 6 auf Seite 222 sowie die Online-Materialien). Je nach Bedarf kann es wiederum sinnvoll sein, zu diesem Thema eine weitere Sitzung anzuberaumen und in dieser Sitzung die Themen nochmals aufzugreifen und weitere Rollenspiele durchzuführen. Auch hier bietet es sich dann an, die in den Eingangsrunden gesammelten Beispiele der Teilnehmerinnen für die Rollenspiele zu nutzen und in der Gruppe zu bearbeiten.

Als Übung für zu Hause kann eine Auswahl der Hausaufgaben 4 bis 6 (vgl. Seite 228 bis Seite 230 und Online-Materialien) mitgegeben und in der nächsten Sitzung nachbesprochen werden. Es geht darum, eine (kleine) Bitte bzw. eine unberechtigte Forderung abzulehnen.

Infoblatt 10: Verhandeln

Geschickt verhandeln zu können ist eine hilfreiche Fertigkeit in verschiedenen Situationen. Wie weiter gezeigt wurde, gibt es Situationen, in denen wir – um Schadensbegrenzung zu betreiben – eine Forderung (obgleich unberechtigt) nicht ablehnen können. Solche Situationen können sein:

- Eine andere Person hat viel Macht über mich (z. B. Mein Chef bittet mich, ihm beim Umzug zu helfen. Als Reaktion bietet sich an, sanft zuzustimmen und mitzuteilen, nur für eine begrenzte Zeit zur Verfügung stehen zu können).
- Jemand bedroht mich mit einer Waffe und will mein Geld (Reaktion: Geld geben, Leben schützen).

Wenn beide Parteien gute Argumente haben und es kein Richtig oder Falsch gibt, sollte ein Kompromiss ausgehandelt werden, z. B. wenn Sie in die Berge fahren möchten und Ihr Partner den Urlaub am Meer verbringen möchte.

Ziel: Nicht immer können Ziele hundertprozentig erreicht werden. Manchmal hat die andere Person auch gute Argumente oder die Situation ist unklar oder schwer einzuschätzen. Die Teilnehmer sollen lernen, in solchen Situationen ihren eigenen Standpunkt zu vertreten und wirkungsvoll zu verhandeln.

Didaktik: Als Vorübung empfehlen wir, mit den Teilnehmerinnen die Übung 7 zum Debattieren üben durchzuführen (vgl. Seite 177 und Online-Materialien). Da selbstunsichere Menschen oft Schwierigkeiten haben, die eigene Meinung zu vertreten, eignet sich diese Übung auch dazu, Teilnehmerinnen zu befähigen, sich sozial kompetent mit anderen Ansichten auseinanderzusetzen. Teilen Sie anschließend Infoblatt 10 (vgl. Seite 216 und Online-Materialien) aus. Im nächsten Schritt sammeln die Gruppenleiterinnen gemeinsam mit den Teilnehmerinnen Situationen, in denen in der Vergangenheit Verhandeln angesagt gewesen wäre, sowie die Gründe, die das verhindert haben. Die Trainerinnen erarbeiten mit den Teilnehmerinnen anhand des Infoblattes 10 und anhand der von den Teilnehmerinnen eingebrachten Beispiele Verhandlungsstrategien. Die Gruppenleiterinnen führen Rollenspiele zu diesen Beispielsituationen durch. Sollten von den Teilnehmerinnen keine geeigneten Beispiele genannt werden, kann die Übung 7 (vgl. Seite 223 und Online-Materialien) sowie die Übung 8 (vgl. Seite 224 und Online-Materialien) genutzt werden.

7.3 Modul Bitten äußern, berechtigte Interessen durchsetzen und Nein sagen: Infoblätter, Übungen und Hausaufgaben

Infoblatt 1 **Bitten äußern**

Drei Orientierungen in zwischenmenschlichen Situationen

In jeder zwischenmenschlichen Situation entscheiden wir (in der Regel schnell und unbewusst), was uns in dieser Situation wichtig ist: (a) Welches Ziel wollen wir erreichen? (b) Wie soll die andere Person nach der Situation über uns denken? (c) Wie wollen wir über uns selbst nach der Situation denken? Diese Schwerpunkte, die wir bei der Entscheidungsfindung in einer Situation berücksichtigen, können auch als „Orientierungen" verstanden werden. Oft sind an Situationen mehrere Orientierungen beteiligt. Menschen ordnen diese Schwerpunkte dann nach Wichtigkeit. Das Ganze kann man sich also wie bei einem Kuchen vorstellen: Alle drei Orientierungen zusammen ergeben den ganzen Kuchen (also 100 %). Wenn man für eine Orientierung eine hohe Wichtigkeit festlegt, und damit ein großes Stück abschneiden will, muss der Rest zwischen den verbleibenden Orientierungen aufgeteilt werden (vgl. Abbildung).

Die drei Orientierungen

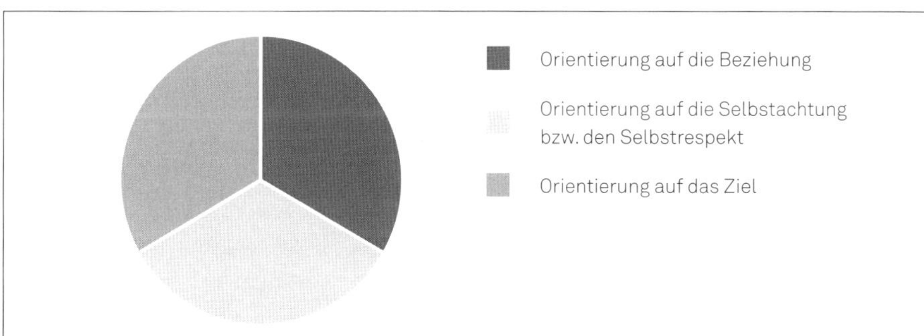

Bei der **Orientierung auf das Ziel** geht es hauptsächlich um ein bestimmtes Ziel, welches erreicht werden soll (z. B. bei einem Gespräch mit dem Vorgesetzten beharrlich um eine Lohnerhöhung bitten). Dazu ist es zunächst notwendig, zu wissen, welches Ziel oder welche Ziele man überhaupt erreichen möchte. Zudem sollte man in der Lage sein, Rechte durchzusetzen und andere Personen in angemessener Form dazu zu bringen, Dinge zu tun, die man von ihnen erwartet, und dabei die eigene Meinung ernst zu nehmen.

Bei der **Orientierung auf die Beziehung** steht die Beziehung der Beteiligten im Mittelpunkt (z. B. Eine Freundin bittet mich beim Umzug um Mithilfe. Eigentlich möchte ich selbst genau an diesem Tag in Urlaub fahren, entscheide mich dann jedoch dazu, der Freundin zu helfen).

Bei der **Orientierung auf die Selbstachtung** ist die Wahrung oder Verbesserung von Selbstachtung oder Selbstrespekt in der Situation am wichtigsten (z. B. Eine Person wird häufig gebeten, den Schichtdienst an den Feiertagen zu übernehmen. Während andere Kollegen sich weigern, den Dienst zu übernehmen, traut sich die Person nicht, die Übernahme des Dienstes abzulehnen).

Infoblatt 2 — Bitten äußern

Fertigkeiten für das Umsetzen der drei Orientierungen

Für die Umsetzung der drei Orientierungen (Ziel, Beziehung und Selbstachtung) in zwischenmenschlichen Situationen werden unterschiedliche Fertigkeiten benötigt.

Bei der Orientierung auf die **Beziehung** werden folgende Fertigkeiten benötigt:

- Ich-Botschaften (vgl. Infoblatt 13 bis 17 im Modul Kommunikation),
- Validieren (vgl. Infoblatt 19 bis 21 im Modul Kommunikation),
- Gefühle äußern (vgl. Infoblatt 8, 11 und 12 im Modul Kommunikation),
- Achtsamkeit in der Beziehung (vgl. Infoblatt 26 und 27 im Modul Kommunikation).

Hilfreiche Fragen für effektives Verhalten bei Orientierung auf die Beziehung:

1. Wie möchte ich, dass die andere Person nach der Situation über mich denkt (unabhängig davon, ob ich die gewünschten Ergebnisse oder Veränderungen erreiche oder nicht)?
2. Wie muss ich mich verhalten, um diese Beziehung beginnen, erhalten oder verbessern zu können, sodass mich die andere Person (weiterhin) mag und respektiert?

Bei der Orientierung auf die **Selbstachtung/Selbstrespekt** werden folgende Fertigkeiten benötigt:

- Ich-Botschaften (vgl. Infoblatt 13 bis 17 im Modul Kommunikation),
- Validieren: Es geht darum, vor allem sich selbst mit eigenen Bedürfnissen, Wünschen, Gedanken, Gefühlen und Verhalten zu validieren (vgl. Infoblatt 19 bis 21 im Modul Kommunikation),
- Gefühle äußern und regulieren (vgl. Infoblatt 8 bis 12 im Modul Kommunikation),
- Selbstsicheres Nein-Sagen und Äußern von Bitten (vgl. Infoblatt 1 bis 9 im Modul Bitten äußern, berechtigte Interessen durchsetzen und Nein sagen).

Hilfreiche Fragen für effektives Verhalten bei Orientierung auf die Selbstachtung:

1. Wie möchte ich mich nach dem Ende der Situation fühlen (unabhängig davon, ob die erwünschten Ergebnisse oder Veränderungen eintreten oder nicht)?
2. Was muss ich tun, um mich so zu fühlen? Was wird funktionieren (im Sinne von „Was ist effektiv und was nicht?“)?

Bei der Orientierung auf das **Ziel** werden folgende Fertigkeiten benötigt:

- Klare Kommunikation, Ich-Botschaften (vgl. Infoblatt 13 bis 17 im Modul Kommunikation),
- Validieren (vgl. Infoblatt 19 bis 21 im Modul Kommunikation),
- Selbstsicheres Nein-Sagen und Äußern von Bitten (vgl. Infoblatt 1 bis 9 im Modul Bitten äußern, berechtigte Interessen durchsetzen und Nein sagen),
- Verhandeln (vgl. Infoblatt 10 im Modul Bitten äußern, berechtigte Interessen durchsetzen und Nein sagen)

Hilfreiche Fragen für effektives Verhalten bei Orientierung auf das Ziel:

1. Welche Ziele, Ergebnisse oder Veränderungen möchte ich bei dieser zwischenmenschlichen Begegnung erreichen?
2. Was muss ich tun, um die von mir gewünschten Ergebnisse zu erzielen? Was wird funktionieren (im Sinne von „Was ist vermutlich effektiv und was nicht?“)?

Infoblatt 3 — Bitten äußern

Bitten äußern – Nachdrücklichkeit überprüfen

Zwischen „eine Bitte äußern“ und „eine berechtigte Forderung bzw. ein berechtigtes Interesse durchsetzen“ spannt sich ein Kontinuum auf. Man kann sich dieses Kontinuum als eine Linie mit zwei Enden bzw. Polen vorstellen. Je nachdem, wo auf dem Kontinuum eine Situation anzusiedeln ist, wird mehr oder weniger nachdrücklich (intensiv) miteinander kommuniziert. Zwischen „eine Bitte äußern“ und „ein berechtigtes Interesse durchsetzen“ gibt es einen deutlichen Unterschied, was die Nachdrücklichkeit der Kommunikation anbelangt, viele Situationen sind in Bezug auf die Nachdrücklichkeit (Intensität) eher zwischen diesen beiden Polen einzuordnen.

Im Folgenden ist die Dimension „Bei einer anderen Person ein Ziel verfolgen“ dargestellt:

Kontinuum: Bitte äußern/Ziel verfolgen

freundlich bitten mit Ablehnung umgehen können	selbstsicher berechtigtes Interesse durchsetzen

Es gibt einige grundlegende Voraussetzungen für das Äußern von Bitten, die zuerst geklärt sein müssen, bevor man sich mit der Nachdrücklichkeit der Äußerung einer Bitte beschäftigen kann:

- Weiß ich genau, was ich von der anderen Person möchte? Falls nicht, sollte ich nochmals nachdenken, Informationen einholen und neu prüfen, ob ich die Bitte wirklich äußern möchte.
- Ist die andere Person in der Lage bzw. fähig, die Bitte zu erfüllen? Falls nicht, ist es nicht sinnvoll, die Bitte zu äußern. Es geht hier um die Einschätzung der prinzipiellen Fähigkeit der anderen Person, die Bitte zu erfüllen, nicht in erster Linie darum, ob die andere Person Zeit oder Lust hat, die Bitte zu erfüllen.

So würde man zum Beispiel eine Freundin, die eine Tierhaarallergie hat, nicht bitten, mehrere Tage auf ein Haustier aufzupassen. Ebenso würde man einen Freund, der knapp bei Kasse ist, nicht um 10.000 Euro bitten.

Eine Checkliste, anhand der Sie prüfen können, wie nachdrücklich Sie in einer sozialen Situation eine Bitte äußern sollten, finden Sie im Infoblatt 4 (vgl. Modul Bitten äußern, berechtigte Interessen durchsetzen und Nein sagen).

Infoblatt 4 — Bitten äußern

Ein Ziel bei einer anderen Person verfolgen – Checkliste

Bevor Sie eine Bitte äußern oder versuchen, eine Forderung durchzusetzen bzw. ein Ziel bei einer anderen Person zu verfolgen, sollten Sie zunächst einige Überlegungen anstellen: Wenn Sie genau wissen, was Sie von der anderen Person möchten, und wenn Sie zudem wissen, dass die andere Person Ihnen geben könnte, um was Sie die Person bitten möchten, dann sollten Sie anhand der folgenden Fragen überlegen, wie bestimmt oder weniger bestimmt Sie Ihre Bitte äußern sollten.

Fragen	Ja	Nein
Ist der Zeitpunkt günstig, um die Bitte zu äußern?	☐	☐
Hat die andere Person Zeit, meine Bitte zu erfüllen?	☐	☐
Habe ich ein Recht auf das, worum ich bitte?	☐	☐
Habe ich in der Vergangenheit schon viel für die andere Person gemacht?	☐	☐
Ist die Bitte unserer Beziehung angemessen? Passt die Bitte zu unserer Beziehung?	☐	☐
Ist die andere Person für die Erfüllung meiner Bitte zuständig? (Oder ist jemand anders zuständig oder war es anders vereinbart? Wenn Letzteres gilt, dann „Nein".) *Zuständig bedeutet in diesem Fall beispielweise, dass Eltern für das Wohl ihrer Kinder verantwortlich/zuständig sind oder dass ein Arbeitnehmer dafür verantwortlich/zuständig ist, dass er die Tätigkeiten erledigt, für die er eingestellt wurde.*	☐	☐
Ist das Äußern der Bitte für meine langfristigen Ziele wichtig? Es geht darum, zu überprüfen, ob eine Bitte geäußert werden sollte, weil die Erfüllung der Bitte langfristig für die Erreichung von Zielen wichtig ist. *Beispielsweise könnte man an einen Studierenden denken, der aus Angst vermeidet, eine andere Person um Unterstützung bei der Erledigung von Hausaufgaben zu bitten, und deswegen den Studienabschluss nicht schafft.*	☐	☐
Dient es meinem Selbstwert, wenn ich die Bitte äußere?	☐	☐

Hinweis: Je mehr der Fragen mit „Ja" beantwortet werden können, umso näher befinden wir uns am Pol „Berechtigte Forderung stellen" und umso nachdrücklicher kann also eine Bitte geäußert werden. Je weniger der Fragen mit „Ja" beantwortet werden können, desto vorsichtiger und weniger nachdrücklich sollte die Bitte ausfallen.

Infoblatt 5 — Bitten äußern

Strategien zum Äußern von Bitten

Wenn Sie nur wenige der Fragen des Infoblattes 4 (vgl. Modul Bitten äußern, berechtigte Interessen durchsetzen und Nein sagen) mit „Ja" beantworten können, sollten Sie Ihre Bitte freundlich und vorsichtig und wenig beharrlich vorbringen. Dies würde zum Beispiel zutreffen, wenn Sie in einem Parkhaus am Kassenautomaten stehen und bemerken, dass Sie keine passenden Münzen zur Hand haben und daher einen Passanten um Wechselgeld bitten möchten. Hilfreich ist es in einer solchen Situation, Blickkontakt aufzunehmen, zu lächeln und die Bitte in einem angemessenen, nicht zu lauten Tonfall vorzutragen und zu begründen. Eine offene entspannte Körperhaltung und eine freundliche Wortwahl unterstützen zusätzlich diese Haltung.

Kontinuum: Bitte äußern/Ziel verfolgen

freundlich bitten mit Ablehnung umgehen können	selbstsicher berechtigtes Interesse durchsetzen

Auf der anderen Seite des Kontinuums stehen berechtigte Forderungen, die möglichst konkret, kurz und eindeutig vorgetragen werden sollten. Ein Beispiel hierfür wäre eine Situation in einem Restaurant, wenn Sie feststellen, dass die Rechnung nicht stimmt. Oder das Gespräch mit einem Handwerker, der sich nicht an die Absprachen gehalten hat. Berechtigte Forderungen dürfen keine persönlichen Angriffe enthalten. Die Forderung sollte notfalls stereotyp wiederholt werden („Schallplatte-mit-Sprung-Technik"). Diskussionen helfen der anderen Person, Zeit zu gewinnen und abzulenken. Deshalb sollten Diskussion vermieden werden, wenn es darum geht, eine berechtigte Forderung durchzusetzen. Ein sicherer Blickkontakt und sicheres Auftreten, eine zugewandte, aufrechte Körperhaltung, ein ernster Gesichtsausdruck sowie eine ruhige und selbstsichere Gestik helfen dabei, die berechtigten Forderungen zu unterstreichen.

Grundsätzlich sollten Bitten vorurteilsfrei, konkret und eindeutig vorgebracht werden. Es sollte Blickkontakt gehalten und persönliche Angriffe sollten vermieden werden.

Wenn Sie eine Situation auf dem obigen Kontinuum eher auf der linken Seite einordnen, und damit eine Bitte freundlich und vorsichtig vorbringen wollen, dann:

- seien Sie freundlich,
- erklären Sie, warum Sie um etwas bitten,
- sprechen Sie langsam und mit angemessener Lautstärke,
- akzeptieren Sie gegebenenfalls ein „Nein".

Je weiter rechts Sie die Situation auf dem obigen Kontinuum einordnen, umso nachdrücklicher können Sie Ihre Bitte äußern. In diesem Fall gilt:

- Zeigen Sie einen ernsten Gesichtsausdruck,
- nehmen Sie eine aufrechte Körperhaltung ein,
- sprechen Sie bestimmt und deutlich,
- wiederholen Sie notfalls stereotyp Ihre Forderung („Schallplatte-mit-Sprung-Technik").

Infoblatt 6 — Bitten äußern

Was sind berechtigte Interessen oder Forderungen?

Berechtigte Forderungen leiten sich aus Rechten ab, die sich gesetzlich oder ethisch begründen lassen. Während sich juristische Rechte gesetzlich begründen lassen und auch dort nachzulesen sind, ist die Definition der ethischen Rechte sehr viel schwieriger. Manchmal lässt sich beides auch nicht voneinander trennen.

Zu den juristischen Rechten gehören z. B.

- das Recht auf körperliche Unversehrtheit,
- das Recht auf Datenschutz,
- das Recht auf Kündigungsschutz,
- das Recht auf Versammlungsfreiheit,
- das Recht mangelhafte Artikel zurückzugeben.

Zu den ethischen Rechten gehören z. B.

- das Recht, (unberechtigte) Bitten abzuschlagen,
- das Recht auf Ruhe,
- das Recht, in einem höflichen und ruhigen Ton angesprochen zu werden,
- das Recht, einer ungebetenen Person, den Zutritt zur eigenen Wohnung zu verweigern,
- das Recht, in einem Restaurant eine kalte Suppe oder ein „schlechtes" Essen zu reklamieren,
- das Recht, sich über zu laute Musik zu beschweren,
- das Recht, sich in einem Geschäft beraten zu lassen und anschließend, ohne etwas zu kaufen, das Geschäft wieder zu verlassen.
- Andere Rechte: ______________________________

Infoblatt 7 — Nein sagen

Bitten ablehnen – Nein sagen

Die Bitte einer anderen Person abzulehnen oder Nein zu sagen, fällt vielen Menschen schwer. Wenn beispielsweise ein Freund erneut ein Werkzeug ausleihen möchte, obwohl er das zuletzt geliehene Werkzeug noch nicht zurückgegeben hat, oder wenn eine Freundin mit uns spazieren gehen möchte und wir eigentlich keine Zeit dafür haben, fällt es uns häufig schwer, die jeweilige Bitte abzulehnen. So sagen wir eventuell aus Angst, nicht mehr gemocht zu werden, Ja, obwohl wir eigentlich lieber Nein sagen möchten. So wie es soziale Kompetenz erfordert, um eine Bitte zu äußern, braucht es auch soziale Kompetenz, um eine Bitte abzulehnen und/oder unser Recht durchzusetzen.

Auch zwischen „eine Bitte nett ablehnen“ und „selbstsicher Nein sagen“ und sich abgrenzen spannt sich ein Kontinuum auf. Man kann sich dieses Kontinuum wiederum als eine Linie mit zwei Enden bzw. Polen vorstellen. Je nachdem, wo auf dem Kontinuum eine Situation anzusiedeln ist, kann man eine Bitte mehr oder weniger nachdrücklich ablehnen.

Kontinuum: Nein sagen/Bitte ablehnen

die Bitte der anderen Person freundlich ablehnen, in Erwägung ziehen, die Bitte evtl. doch noch zu erfüllen	selbstsicher ablehnen und die Bitte der anderen Person auf keinen Fall erfüllen

Es gibt einige grundlegende Voraussetzungen für das Ablehnen einer Bitte, die zuerst geklärt sein müssen, bevor man sich mit der Nachdrücklichkeit der Ablehnung einer Bitte beschäftigen kann:

- Weiß ich genau, was die andere Person von mir will? Falls nicht, sollte ich mehr Information einholen und neu prüfen, ob ich die Bitte ablehnen möchte oder sogar muss.
- Bin ich in der Lage bzw. bin ich fähig, die Bitte zu erfüllen? Falls nicht, sollte ich die Bitte ablehnen. Es geht hier um die Einschätzung der eigenen prinzipiellen Fähigkeit, die Bitte zu erfüllen, nicht darum, ob ich Zeit oder Lust habe, sie zu erfüllen. Zum Beispiel müsste eine Person die Bitte um Übersetzung eines Fachtextes ins Italienische ablehnen, wenn ihre Italienischkenntnisse zu gering sind.
- Kann ich frei entscheiden oder befinde ich mich in einer Abhängigkeitsposition? Laufe ich beispielsweise Gefahr, gekündigt zu werden, wenn ich die Bitte ablehne? Wenn ich in einer Abhängigkeitsposition bin, kann es sinnvoll sein, die Bitte zu erfüllen. Man sollte dann jedoch versuchen, den Schaden bzw. den Aufwand für die eigene Person möglichst gering zu halten. Nach Möglichkeit verhandle ich in einer solchen Situation.

Eine Checkliste, anhand der Sie prüfen können, wie nachdrücklich Sie in einer sozialen Situation eine Bitte ablehnen können, finden Sie im Infoblatt 8 (vgl. Modul Bitten äußern, berechtigte Interessen durchsetzen und Nein sagen).

Infoblatt 8 — Nein sagen

Eine Bitte ablehnen oder Nein sagen – Checkliste

Bevor Sie eine Bitte erfüllen oder ablehnen, sollten Sie zunächst einige Überlegungen anstellen: Wenn Sie genau wissen, was die andere Person von Ihnen möchte, und Sie fähig sind, dieser Person das zu geben, worum sie Sie bittet, und Sie zudem nicht von dieser Person abhängig sind, dann sollten Sie anhand der folgenden Fragen prüfen, wie nachdrücklich Sie die Bitte ablehnen sollten bzw. überlegen, ob Sie die Bitte eventuell doch erfüllen möchten.

Fragen	Ja	Nein
Ist der Zeitpunkt ungünstig, um die Bitte abzulehnen? (Achtung, doppelte Verneinung)	☐	☐
Habe ich Zeit, die Bitte zu erfüllen?	☐	☐
Hat die andere Person ein Recht auf das, worum sie mich bittet?	☐	☐
Hat die andere Person schon viel für mich getan?	☐	☐
Ist die Bitte unserer Beziehung angemessen? Passt die Bitte zu unserer Beziehung?	☐	☐
Bin ich für die Erfüllung dieser Bitte zuständig? (Oder ist jemand anders zuständig oder war es anders vereinbart? Wenn Letzteres gilt, dann „Nein") *Zuständig bedeutet in diesem Fall beispielweise, dass Eltern für das Wohl ihrer Kinder verantwortlich/zuständig sind oder dass ein Arbeitnehmer dafür verantwortlich/zuständig ist, dass er die Tätigkeiten erledigt, für die er eingestellt wurde.*	☐	☐
Ist die Erfüllung der Bitte der anderen Person für die Erreichung meiner langfristigen Ziele wichtig?	☐	☐
Dient es meinem Selbstwert, wenn ich die Bitte der anderen Person erfülle? Kann ich noch in den Spiegel schauen, wenn ich der Bitte nachkomme?	☐	☐

Hinweis: Je mehr der Fragen mit „Nein" beantwortet werden können, desto bestimmter kann und sollte die Bitte abgelehnt werden. Je mehr der Fragen mit „Ja" beantwortet werden können, desto weniger nachdrücklich bzw. vehement und umso freundlicher und beziehungsorientierter sollte die Bitte abgelehnt werden.

Infoblatt 9 — Nein sagen

Strategien zur Ablehnung einer Bitte und zum Neinsagen

Wenn viele der Fragen in der Checkliste im Infoblatt 8 (vgl. Modul Bitten äußern, berechtigte Interessen durchsetzen und Nein sagen) mit „Ja“ beantwortet werden können, befinden wir uns auf der linken Seite des Kontinuums (freundliches Ablehnen einer Bitte). Hilfreich ist es in einer solchen Situation, Blickkontakt aufzunehmen, zu lächeln und die Bitte in einem angemessenen, nicht zu lauten Tonfall sowie begründet abzulehnen. Wenn beispielsweise eine sehr gute Freundin Sie darum bittet, ihr zu helfen, den Garten winterfest zu machen, und diese Freundin Ihnen in der Vergangenheit schon häufig geholfen hat, Sie jedoch für dieses Wochenende eigentlich geplant haben, wegzufahren, dann könnten Sie der Freundin anbieten, ihr an einem anderen Wochenende zu helfen (vgl. hierzu auch Infoblatt 10 zum Verhandeln im Modul Bitten äußern, berechtigte Interessen durchsetzen und Nein sagen).

Kontinuum: Nein sagen/Bitte ablehnen

die Bitte der anderen Person freundlich ablehnen, mit der Frustration der anderen Person umgehen können, in Erwägung ziehen, die Bitte evtl. doch noch zu erfüllen	selbstsicher ablehnen und die Bitte der anderen Person auf keinen Fall erfüllen

Auf der anderen Seite des Kontinuums geht es um die klare Ablehnung unberechtigter Forderungen, wenn etwa persönliche Rechte eingeschränkt oder behindert werden, unmoralische oder gar illegale Bitten oder Forderungen gestellt werden. Wenn beispielsweise ein entfernter Bekannter bereits mehrfach Ihr Auto ausgeliehen hat und es bisher immer mit leerem Tank und einen Tag später als vereinbart wieder zurückgegeben hat, empfiehlt es sich, die Bitte, sich erneut das Auto ausleihen zu dürfen, deutlich abzulehnen.

Grundsätzlich sollten Bitten vorurteilsfrei, konkret und eindeutig ablehnt werden. Es sollte Blickkontakt gehalten und persönliche Angriffe sollten vermieden werden.

Wenn Sie eine Situation auf dem obigen Kontinuum eher auf der linken Seite einordnen, und damit eine Bitte freundlich und vorsichtig ablehnen wollen, gilt Folgendes:

- Seien Sie freundlich,
- erklären Sie, warum Sie die Bitte ablehnen,
- sprechen Sie langsam und mit angemessener Lautstärke,
- akzeptieren Sie die Frustration der anderen Person und wenden Sie selbst Strategien der Emotionsregulation an.
- Prüfen Sie unter Umständen auch, ob Sie die Bitte doch erfüllen möchten.

Je mehr Sie eine Situation auf dem obigen Kontinuum auf der rechten Seite einordnen, umso nachdrücklicher sollten Sie die Bitte ablehnen. Hier gilt:

- Zeigen Sie einen ernsten Gesichtsausdruck,
- nehmen Sie eine aufrechte Körperhaltung ein,
- sprechen Sie bestimmt und deutlich,
- wiederholen Sie notfalls stereotyp Ihre Ablehnung („Schallplatte mit Sprung-Technik“),
- bleiben Sie möglichst konkret, kurz und eindeutig bei der Ablehnung,
- vermeiden Sie Diskussionen, da diese der anderen Person helfen, Zeit zu gewinnen und abzulenken,
- zeigen Sie eine ruhige und selbstsichere Gestik.

Infoblatt 10 — Nein sagen

Verhandeln

Immer wieder können Menschen in eine Situation gelangen, in der sie eine Bitte bzw. Forderung, auch wenn sie unberechtigt ist, nicht einfach ablehnen können. In solchen Situationen kann dann die Fertigkeit des Verhandelns sehr hilfreich sein. Geschickt verhandeln zu können ist beispielsweise hilfreich, wenn

- eine Person sich in einer Abhängigkeitsposition befindet und daher eine unangenehme Bitte des Gegenübers erfüllen muss, um großen Schaden abzuwenden. In einer solchen Situation sollte man versuchen, Schadensbegrenzung zu betreiben.
- die Situation unklar ist und beide Parteien gute Argumente für ihre jeweilige Position bzw. Sicht der Dinge haben. In einem solchen Fall sollte ein Kompromiss ausgehandelt werden.

Ein echter Kompromiss tut immer beiden Verhandlungsseiten etwas weh, bringt aber auch beide Seiten weiter. Kompromisse basieren auf dem Grundprinzip des Gebens und Nehmens. Wenn beide Verhandlungsparteien sich fair verhalten, werden sie etwas zurückgeben, wenn sie etwas bekommen.

Auch das Verhandeln kann man sich als Kontinuum vorstellen: Auf der linken Seite geht es um eine freundliche und kooperative Form des Verhandelns, auf der rechten Seite dagegen um Verhandlungen, die hart und unnachgiebig geführt werden.

Kontinuum: Verhandeln

freundlich, kooperativ und ruhig verhandeln	unnachgiebig und hart verhandeln

Wenn Sie verhandeln müssen oder wollen, dann

- fordern oder erbitten Sie für die Zugeständnisse, die Sie selbst machen, etwas von der anderen Person.
- Wenn Sie „stecken bleiben“ erinnern Sie sich daran, dass festgefahrene Verhandlungen oft wieder in Bewegung kommen, sobald jemand ein Zugeständnis macht.
- Bleiben Sie Ihren Werten treu und verraten Sie sich selbst nicht.

Wenn Sie eine Verhandlungssituation auf dem obigen Kontinuum eher auf der linken Seite einordnen, dann

- seien Sie freundlich,
- erklären Sie, warum Ihre Position für Sie wichtig ist,
- sprechen Sie langsam und mit angemessener Lautstärke,
- machen Sie Zugeständnisse und erbitten Sie Gegenleistungen.

Je mehr eine Situation auf dem obigen Kontinuum auf der rechten Seite einzuordnen ist, um so nachdrücklicher können Sie verhandeln:

- Zeigen Sie einen ernsten Gesichtsausdruck,
- nehmen Sie eine aufrechte Körperhaltung ein,
- sprechen Sie bestimmt und deutlich,
- wiederholen Sie notfalls stereotyp Ihre Argumente („Schallplatte-mit-Sprung-Technik“),
- zeigen Sie eine ruhige und selbstsichere Gestik.

Übung 1 — Bitten äußern

Parkautomat

Bei dieser Partnerübung werden zwei Teilnehmerinnen gebeten, an einem Rollenspiel teilzunehmen. Eine Teilnehmerin spielt eine Person, die am Parkautomat kein Kleingeld hat. Die Person bittet daher eine andere Teilnehmerin, die eine Passantin spielt, ihr Geld zu wechseln.

- Ziele: Selbstsicher eine Bitte äußern
- Indikation: Selbstunsicherheit
- Kontraindikation: keine
- Zeitdauer: 20 Minuten
- Benötigte Materialien: Geldstücke
- Partnerübung
- Variationen: Eine andere Person bitten, in der Schlange an der Kasse vorgelassen zu werden; eine andere Person bitten, einem etwas aus dem Regal weiter oben zu reichen; eine andere Person bitten, einem bei der Bedienung des Fahrkartenautomaten behilflich zu sein; etc.

Übung 2 — Bitten äußern

Beim Umzug helfen

Bei dieser Partnerübung werden zwei Teilnehmerinnen gebeten, an einem Rollenspiel teilzunehmen. Eine Teilnehmerin spielt eine Person, die eine Freundin bzw. einen Freund bittet, ihr beim Umzug zu helfen. Die beiden Personen sind miteinander gut bekannt, sie gehen gelegentlich zusammen einen Kaffee trinken. Sie sind weder beruflich noch privat voneinander abhängig. Die Person, die um Hilfe bittet, hat die andere Person in der Vergangenheit auch bereits einmal spät abends nach Hause gefahren und dafür einen größeren Umweg in Kauf genommen.

- Ziele: Selbstsicher eine Bitte äußern
- Indikation: Selbstunsicherheit
- Kontraindikation: keine
- Zeitdauer: 20 Minuten
- Benötigte Materialien: keine
- Partnerübung

Übung 3 Bitten äußern

Pizzeria

Bei dieser Partnerübung werden zwei Teilnehmerinnen gebeten, an einem Rollenspiel teilzunehmen. Eine Teilnehmerin spielt einen Gast in einer Pizzeria, die andere Teilnehmerin stellt eine Servicekraft in der Pizzeria dar. Die Teilnehmerin, die den Gast spielt, bestellt ihre Lieblingspizza. Die Bedienung bringt ihr eine Pizza mit einem nicht bestellten Belag (alternativ: die Pizza ist kalt).

Die Teilnehmerin, die den Gast spielt, hat nun die Aufgabe, die Pizza zu reklamieren. Die Teilnehmerin, die die Servicekraft spielt, soll ihr diese Aufgabe möglichst schwermachen.

Nach einigen Versuchen, die Pizza zu reklamieren, bittet die Therapeutin die Gast-Teilnehmerin mit nach draußen und erklärt ihr die „Schallplatte-mit-Sprung-Technik“ (Ständiges stereotypes Wiederholen der Forderung, ohne sich auf eine Diskussion einzulassen, kombiniert mit Blickkontakt und selbstsicherem Vortragen der Reklamation), die sie dann im Rollenspiel umsetzen soll.

Anschließend diskutieren alle Teilnehmerinnen gemeinsam die beiden Varianten des Vorgehens.

- Ziele: Selbstsicher Forderungen durchsetzen
- Indikation: Selbstunsicherheit
- Kontraindikation: keine
- Zeitdauer: 20 Minuten
- Benötigte Materialien: Tisch, Stühle, Gegenstand, der als Pizza dienen kann
- Partnerübung
- Variationen: Bereits in der Vorbesprechung darauf hinweisen, dass es in dieser Übung darum geht, die Schallplatte-mit-Sprung-Technik zu üben, und diese Vorgehensweise üben lassen ohne die oben skizzierte Unterbrechung.

Übung 4 — Nein sagen

Über Parteiprogramm diskutieren

Bei dieser Partnerübung werden zwei Teilnehmerinnen gebeten, an einem Rollenspiel teilzunehmen. Eine Teilnehmerin spielt eine Person, die in der Stadt von einer anderen Person angesprochen wird, mit der Bitte, mit ihr über das Programm einer politischen Partei zu diskutieren. Dieses Parteiprogramm ist jedoch nicht kompatibel mit den politischen Ansichten, der Person, die angesprochen wird.

Die Teilnehmerin, die angesprochen wird, hat die Aufgabe, sich nicht auf eine Diskussion einzulassen und sich schnell zu verabschieden.

- Ziele: Selbstsicher eine Bitte ablehnen
- Indikation: Selbstunsicherheit
- Kontraindikation: keine
- Zeitdauer: 20 Minuten
- Benötigte Materialien: keine
- Partnerübung
- Variationen: siehe Übung 5 und Übung 6 im Modul Bitte äußern, berechtigte Interessen durchsetzen und Nein sagen

Übung 5 — Nein sagen

Unterstützung bei der Organisation eines Gartenfestes ablehnen

Bei dieser Partnerübung werden zwei Teilnehmerinnen gebeten, an einem Rollenspiel teilzunehmen. Eine Teilnehmerin spielt eine Person, die von einer Freundin bzw. einem Freund gebeten wird, ihr bei der Organisation eines Gartenfestes zu helfen.

Die beiden Personen sind miteinander gut bekannt, sie gehen gelegentlich zusammen einen Kaffee trinken. Sie sind weder beruflich noch privat voneinander abhängig. Die Person, die um Hilfe bittet, hat die andere Person in der Vergangenheit auch bereits einmal spät abends nach Hause gefahren und dafür einen größeren Umweg in Kauf genommen.

- Ziele: Selbstsicher eine Bitte ablehnen
- Indikation: Selbstunsicherheit
- Kontraindikation: keine
- Zeitdauer: 20 Minuten
- Benötigte Materialien: keine
- Partnerübung
- Variationen: siehe Übung 4 und Übung 6 im Modul Bitten äußern, berechtigte Interessen durchsetzen und Nein sagen

Übung 6 Nein sagen

Versicherungsvertreterin

Bei dieser Partnerübung werden zwei Teilnehmerinnen gebeten, an einem Rollenspiel teilzunehmen. Eine Teilnehmerin spielt eine Versicherungsvertreterin, die andere eine Person, bei der die Versicherungsvertreterin an der Wohnungstür klingelt. Die Versicherungsvertreterin ist ziemlich aufdringlich und lässt sich nicht „abwimmeln".

Die Versicherungsvertreterin hat die Aufgabe, es der anderen Person schwerzumachen, sie loszuwerden. Nach einigen Versuchen der Wohnungsinhaberin, die Versicherungsvertreterin loszuwerden, bittet die Therapeutin die Teilnehmerin, die die Wohnungsinhaberin spielt, mit nach draußen und erklärt ihr die „Schallplatte-mit-Sprung-Technik" (Ständiges stereotypes Wiederholen der Ablehnung, ohne sich auf eine Diskussion einzulassen, kombiniert mit Blickkontakt und selbstsicherem Vorgetragen der Bitte, endlich zu gehen).

- Ziele: Selbstsicher unberechtigte Forderungen ablehnen
- Indikation: Selbstunsicherheit
- Kontraindikation: keine
- Zeitdauer: 20 Minuten
- Benötigte Materialien: keine
- Partnerübung
- Variationen: siehe Übung 4 und Übung 5 im Modul Bitten äußern, berechtigte Interessen durchsetzen und Nein sagen

Übung 7 Nein sagen

Debattieren üben

Debattieren zu üben ist eine gute Möglichkeit, größere Sicherheit im Verhandeln und Ablehnen von Bitten bzw. Forderungen zu erlangen. Für die Übung wird die Gruppe in Paare eingeteilt, die jeweils miteinander debattieren sollen. Die Teilnehmerinnen können sich für Ihre Debatten entweder selbst ein Thema aussuchen, über das sie diskutieren möchten, oder die Trainerinnen geben einige Themen vor. Hierzu kann auf Themen zurückgegriffen werden, die gerade aktuell in den Medien sind, oder auf folgende Themen, die erfahrungsgemäß zu Diskussionen anregen:

- Sollte Marihuana legalisiert werden?
- Sollte es eine staatliche pädagogische Schulung für Eltern geben („Eltern-Führerschein")?
- Sollte Prostitution verboten werden?
- Sollte es ein verpflichtendes soziales Jahr geben?
- Sollte das Betteln in Innenstädten verboten werden?
- Sollten ungesunde Lebensmittel teurer sein als gesunde?

Die beiden Gesprächspartner einigen sich jeweils vorab darüber, wer von ihnen die Argumente für und wer die Argumente gegen das Thema vertritt. Es empfiehlt sich, die Übungsdauer auf ca. drei Minuten zu begrenzen. Im Anschluss können sich die Paare kurz über die Erfahrungen, die sie bei der Diskussion gemacht haben, und die Gefühle, die sie wahrgenommen haben, austauschen.

In der Großgruppe wird im Anschluss zusätzlich besprochen, welche Argumente die Teilnehmerinnen verwendet haben, was gut funktioniert hat und welche Strategien eher nicht zielführend waren. Daran anschließend können die Paare sich erneut zusammenfinden und über ein anderes Thema debattieren. Alternativ können auch neue Paare gebildet und Debatten nach dem oben skizzierten Ablauf geführt werden.

- Ziele: Selbstsicher eine Meinung vertreten
- Indikation: Selbstunsicherheit, verhandeln lernen
- Kontraindikation: keine
- Zeitdauer: 20 Minuten
- Benötigte Materialien: ggf. Debattierthemen am Flipchart auflisten
- Partnerübung
- Variationen: Die Paare einigen sich zunächst darauf, wer eine Debattierfrage einbringen und vertreten darf. Die ausgewählte Person stellt eine Behauptung auf (z. B.: „Eltern sollten einen Elternführerschein mit entsprechender vorheriger Schulung machen müssen, bevor sie ein Kind bekommen."). Die Übungspartnerin hinterfragt die Behauptung mit einer „Warum"-Frage (z. B.: Warum bist du dieser Meinung? Warum sollte der Führerschein das Elternsein verbessern? Warum ist das relevant?). Die Person, die die Behauptung eingebracht hat, beantwortet die Frage, indem sie entsprechende Begründungen liefert. Diese Begründungen stellt die Übungspartnerin wiederum mit einer „Warum"-Frage in Frage (insgesamt drei Mal). Die Begründungsphasen sollten nicht länger als ca. eine Minute dauern.

Übung 8 Nein sagen

Urlaub verschieben

Bei dieser Partnerübung werden zwei Teilnehmerinnen gebeten, an einem Rollenspiel teilzunehmen. Eine Teilnehmerin spielt eine Führungskraft, die andere eine Mitarbeiterin. Die Führungskraft bzw. Vorgesetzte bittet die Mitarbeiterin in einer fordernden Art und Weise, einen bereits gebuchten Urlaub zu verschieben und begründet dies mit einem dringenden Projekt. Die Mitarbeiterin hatte vor Kurzem um eine Gehaltserhöhung gebeten und befürchtet nun bei einer Ablehnung der Bitte Nachteile.

Die Aufgabe der Teilnehmerin, die die Mitarbeiterin spielt, besteht darin, mit ihrer Vorgesetzten zu verhandeln und einen Kompromiss zu finden. Im Anschluss diskutieren und ergänzen alle Teilnehmerinnen der Gruppe die im Rollenspiel gezeigten Lösungsmöglichkeiten.

- Ziele: Soziale kompetent verhandeln
- Indikation: Selbstunsicherheit
- Kontraindikation: keine
- Zeitdauer: 20 Minuten
- Benötigte Materialien: keine
- Partnerübung

Hausaufgabe 1 — Bitten äußern

Eine Person um eine Kleinigkeit bitten

Bitten Sie in der nächsten Woche eine Person, die Sie kennen, um eine Kleinigkeit. Das kann eine Person aus der Nachbarschaft sein, die Sie um ein bisschen Salz bitten, oder eine Freundin bzw. ein Freund, die bzw. den Sie darum bitten, Ihnen ein Buch auszuleihen, oder Ähnliches. Benutzen Sie zur Vorbereitung bitte das Infoblatt 1 im Modul Bitten äußern, berechtigte Interessen durchsetzen und Nein sagen.

Ort/Zeitpunkt: ______________________________

____

Beteiligte Person: ______________________________

____

Mit welcher Intensität haben Sie Ihre Bitte ausgedrückt? ______________________________

____

Was genau haben Sie gesagt?

____

____

____

Wie waren Ihre Gestik, Mimik und Körperhaltung?

____

____

____

Wie hat die andere Person genau reagiert?

____

____

____

Beschreiben Sie kurz die Erfahrungen, die Sie bei dieser Übung gemacht haben:

____

____

____

Hausaufgabe 2 — Bitten äußern

Eine Person um einen größeren Gefallen bitten

Bitten Sie in der nächsten Woche eine Person, die Sie kennen, um etwas Größeres. Das kann eine Person aus der Nachbarschaft sein, die Sie darum bitten, Ihnen bei etwas zu helfen (z. B. sich während Ihres Urlaubes um Ihre Post bzw. Ihre Zeitung zu kümmern, Ihre Blumen zu gießen), oder eine Freundin bzw. ein Freund, die bzw. den Sie darum bitten, etwas für Sie zu erledigen (z. B. Ihnen ein Werkzeug zu besorgen, etwas im Internet zu recherchieren, Ihnen bei der Installation Ihres neuen Notebooks zu helfen). Benutzen Sie zur Vorbereitung bitte das Infoblatt 1 im Modul Bitten äußern, berechtigte Interessen durchsetzen und Nein sagen.

Ort/Zeitpunkt: ______________________________

____

Beteiligte Person: ______________________________

____

Mit welcher Intensität haben Sie Ihre Bitte ausgedrückt? ______________________________

____

____

Was genau, haben Sie gesagt?

____

____

____

Wie waren Ihre Gestik, Mimik und Körperhaltung?

____

____

Wie hat die andere Person genau reagiert?

____

____

Beschreiben Sie kurz die Erfahrungen, die Sie bei dieser Übung gemacht haben:

____

____

____

Hausaufgabe 3 — Bitten äußern

Um einen Rechnungsbeleg bitten

Wenn Sie das nächste Mal mit Freunden essen gehen, bitten Sie um die Rechnung und kontrollieren Sie die Rechnung genau, ohne sich bei der Bedienung dafür zu entschuldigen. Alternativ können Sie auch um einen Bewirtungsbeleg bitten, also um den Ausdruck Ihrer Rechnung, den Sie gemeinsam mit Ihren Steuerunterlagen beim Finanzamt einreichen könnten. Benutzen Sie zur Vorbereitung bitte das Infoblatt 1 im Modul Bitten äußern, berechtigte Interessen durchsetzen und Nein sagen.

Ort/Zeitpunkt: ______________________________

____

Beteiligte Person: ______________________________

____

Mit welcher Intensität haben Sie Ihre Bitte ausgedrückt? ______________________________

____

Was genau, haben Sie gesagt?

____

____

____

Wie waren Ihre Gestik, Mimik und Körperhaltung?

____

____

____

Wie hat die andere Person genau reagiert?

____

____

____

Beschreiben Sie kurz die Erfahrungen, die Sie bei dieser Übung gemacht haben:

____

____

____

Hausaufgabe 4 — Nein sagen

Die kleine Bitte einer anderen Person ablehnen

Versuchen Sie bitte in der nächsten Woche, eine kleine Bitte, die eine andere Person an Sie heranträgt, abzulehnen. Eine solche Bitte könnte sein, dass eine Freundin bzw. ein Freund anruft und fragt, ob Sie Zeit haben, oder jemand im beruflichen Kontext bittet Sie sehr kurzfristig um ein Telefonat. Benutzen Sie zur Vorbereitung bitte das Infoblatt 7 und das Infoblatt 8 im Modul Bitten äußern, berechtigte Interessen durchsetzen und Nein sagen.

Ort/Zeitpunkt: ______________________________

____

Beteiligte Person: ______________________________

____

Mit welcher Intensität haben Sie Ihre Bitte abgelehnt? ______________________________

____

Was genau, haben Sie gesagt?

____

____

____

Wie waren Ihre Gestik, Mimik und Körperhaltung?

____

____

____

Wie hat die andere Person genau reagiert?

____

____

____

Beschreiben Sie kurz die Erfahrungen, die Sie bei dieser Übung gemacht haben:

____

____

____

Hausaufgabe 5 — Nein sagen

Eine Bitte ablehnen

Versuchen Sie bitte in der nächsten Woche, einer Person, die Sie kennen, eine Bitte abzuschlagen. Das kann eine Person aus der Nachbarschaft sein, die Sie darum bittet, ihr zu helfen. Sie haben dazu wirklich keine Zeit, würden die Bitte normalerweise aber trotzdem erfüllen. Die Bitte kann auch durch eine Freundin bzw. einen Freund an Sie herangetragen werden. Sie bzw. er bittet Sie darum, etwas für sie bzw. ihn zu erledigen (ein Werkzeug zu besorgen, etwas im Internet zu recherchieren, ihr bzw. ihm bei der Installation des neuen Notebooks zu helfen, o.Ä.). Benutzen Sie zur Vorbereitung bitte das Infoblatt 7 und das Infoblatt 8 im Modul Bitten äußern, berechtigte Interessen durchsetzen und Nein sagen.

Ort/Zeitpunkt: ______________________________

____

Beteiligte Person: ______________________________

____

Mit welcher Intensität haben Sie Ihre Bitte abgelehnt? ______________________________

____

Was genau, haben Sie gesagt?

____

____

____

Wie waren Ihre Gestik, Mimik und Körperhaltung?

____

____

Wie hat die andere Person genau reagiert?

____

____

Beschreiben Sie kurz die Erfahrungen, die Sie bei dieser Übung gemacht haben:

____

____

____

Hausaufgabe 6 — Nein sagen

Eine unberechtigte Forderung ablehnen

Versuchen Sie in der nächsten Zeit, eine Forderung, die unberechtigt ist, abzulehnen. Es könnte beispielsweise sein, dass eine andere Person Sie laut anspricht und Sie sich die Lautstärke verbitten, oder dass eine andere Person Ihnen ein unmoralisches Angebot macht, oder dass Ihnen jemand eine überzogene Rechnung stellt. Benutzen Sie zur Vorbereitung bitte das Infoblatt 7 und das Infoblatt 8 im Modul Bitten äußern, berechtigte Interessen durchsetzen und Nein sagen.

Ort/Zeitpunkt: ______________________________

____

Beteiligte Person: ______________________________

____

Mit welcher Intensität haben Sie die unberechtigte Forderung abgelehnt? ______________

____

Was genau, haben Sie gesagt?

____

____

____

Wie waren Ihre Gestik, Mimik und Körperhaltung?

____

____

____

Wie hat die andere Person genau reagiert?

____

____

____

Beschreiben Sie kurz die Erfahrungen, die Sie bei dieser Übung gemacht haben:

____

____

8 Achtsamkeit

8.1 Einführung

Aus unterschiedlichen Gründen wenden wir seit vielen Jahren Achtsamkeit in unseren Einzel- und Gruppentherapien an. Auch wenn die Zunahme der Beliebtheit und Bekanntheit des Achtsamkeits-Konzeptes sehr erfreulich ist, führte der „Hype“ um Achtsamkeit (van Dam et al., 2018) auch zu einer Verwirrung und teilweise Verwässerung des Konzeptes. Regelmäßig treffen wir auf Patienten (aber auch Kollegen), die mit den Augen rollen und schon gar keine Lust mehr haben, das Konzept kennenzulernen. Es gibt zunehmend kritische Stimmen zur starken Kommerzialisierung von Achtsamkeit, sowie zum „pseudobuddhistischen Wohlfühlwahn in westlichen Gesellschaften“ (Purser, 2019; Forbes, 2019). Ein Problem ist sicher auch, dass im Klinikalltag häufig Psychotherapeuten in Ausbildung bereits die Anleitung von Gruppentherapien übernehmen müssen, ohne vorher über ausreichend Zeit zu verfügen, sich in das entsprechende Therapiekonzept einzuarbeiten. Gerade beim Achtsamkeits-Ansatz ist es jedoch von großer Bedeutung, die Übungen gemeinsam und regelmäßig zu praktizieren und auftauchende Detailfragen mit anderen Praktizierenden zu besprechen. Achtsamkeit Praktizierende können dabei unablässig Neues kennenlernen und das Konzept – sowie sich selbst – immer tiefer verstehen (Huppertz, 2009, 2015).

Unsere Begeisterung für das Konzept ist dennoch ungebrochen und es ist uns ein großes Anliegen, die Haltung und die Fähigkeiten im Zusammenhang mit Achtsamkeit weiterzugeben und zu teilen: Wenn Menschen Achtsamkeit praktizieren, haben sie damit das Potenzial, ihre Umwelt und sich selbst tiefer kennenzulernen, innerlich zu wachsen und zu verändern. Es gibt aber noch einen weiteren Grund, warum wir denken, dass Achtsamkeit auch in Gruppentherapien, die sich mit dem Aufbau des Selbstwerts, der Stärkung sozialer Kompetenzen und der Förderung eines stabileren Selbstwertgefühls beschäftigen, nicht fehlen sollte: Beim Training sozialer Kompetenzen geht es unter anderem um die Wahrnehmung, Akzeptanz *und* Veränderung von eigenen Gedanken, Gefühlen und Verhaltensimpulsen. Aus unserer Sicht ist Achtsamkeit dabei eine Basisfertigkeit und Einstellung sich selbst, anderen Menschen und der Umwelt gegenüber, die unabdingbar ist.

Die Wurzeln des psychologischen Verständnisses von Achtsamkeit liegen im Buddhismus (Buchheld & Walach, 2004). Für ein vertieftes Verständnis der Ursprünge werden dem interessierten Leser die weiterführenden Bücher und Texte von Huppertz (z.B. 2009, 2015, 2021, 2022), Huppertz, Saurgnani und Schneider (2013), Williams und Kabat-Zinn (2018), Samyutta-Nikāya[1] sowie Heidenreich und Michalak (z.B. 2009, 2018) ans Herz gelegt.

Die Haltung der Achtsamkeit hielt Einzug in die Psychotherapie, als deutlich wurde, dass eine rein auf Veränderung ausgerichtete therapeutische Haltung den Problemen der Patienten nicht gerecht wird: Viele unserer Patienten kommen mit Problemen, die wir aktiv nicht mehr verändern können, weil die Ursachen zum Beispiel in der Vergangenheit liegen (Linehan, 1996, 2015b; Luoma, Hayes & Walser, 2009). Hier geht es vielmehr darum, den Patienten einen anderen Umgang mit Vergangenem zu ermöglichen. Achtsamkeitsbasierte Verfahren verbreiten sich mit der „dritten Welle" der Verhaltenstherapie seither in verschiedenen klinischen Ansätzen (Khoury et al., 2013; Michalak, Heidenreich & Williams, 2022; Heidenreich, Grober & Michalak, 2014). Gerade bei chronifizierten Störungen oder komplexen Zusammenhängen geht es oft darum, dass wir mit den Patienten gemeinsam lernen, Dinge zu akzeptieren, gemeinsam Ungerechtigkeit und Unveränderlichkeit, Schmerz und Schwere auszuhalten. Aber auch in allen anderen Psychotherapien spielen Akzeptanz und Annahme von Gefühlen, Gedanken und Verhalten eine zentrale Rolle: Bevor eine Person etwas verändern kann, ist es sinnvoll, die Dinge als *im Moment noch* gegeben zu akzeptieren. Ein zentraler Punkt bei erfolgreichen Expositionstherapien (unabhängig in welchem Zusammenhang) ist die Akzeptanz der aversiven, unangenehmen Gefühle, die bislang vermieden wurden. Da in Achtsamkeitsübungen Akzeptanz ständig geübt wird, unterstützen sie alle Formen von Psychotherapie und stellen somit den Königsweg zur Akzeptanz dar.

Die Stärken der dritten Welle in der Verhaltenstherapie sind:

- Patienten darin zu unterrichten, unterscheiden zu lernen, was veränderlich ist und was besser akzeptiert werden sollte, um keine Energie zu verpulvern und zusätzliches Leid zu erzeugen.
- Patienten Haltungen und Strategien zu vermitteln, damit sie lernen, mit Grenzen der Veränderlichkeit umzugehen.
- Patienten Fertigkeiten und Strategien näherzubringen, wie sie lernen können, zu akzeptieren.
- Von besonderer Bedeutung ist, dass Therapeuten gemeinsam mit ihren Patienten üben.

Wichtig ist jedoch auch, Veränderungen anzugehen, wenn Situationen und Eigenschaften veränderbar sind und sinnvollerweise auch verändert werden sollten.

1 Vgl. 56:11, https://www.dhammatalks.org/suttas/SN/SN56_11.html

Achtsamkeit ist heute bei vielen Störungsbildern laut den Behandlungsleitlinien Bestandteil einer guten Therapie, z. B. bei wiederkehrenden Depressionen, Borderline-Persönlichkeitsstörungen, Sucht, Generalisierter Angststörung und Posttraumatischen Belastungsstörungen. Verschiedene Anwendungsbereiche von achtsamkeitsbasierten Ansätzen sind in Tabelle 1 beispielhaft aufgelistet.

Tabelle 1: Anwendungsbereiche achtsamkeitsbasierter Ansätze

Störungsbereiche	Therapeutischer Ansatz	Quellen
Ängste, Schmerzen, Hauterkrankungen etc.	• Mindfulness-Based Stress Reduction (MBSR)	Kabat-Zinn (2006, 2013)
Rückfallprophylaxe bei Depression	• Mindfulness-Based Cognitive Therapy (MBCT)	Segal, Williams und Teasdale (2015)
Abhängigkeits-erkrankungen	• Mindfulness-Based Relapse Prevention (MBRP) • Dialektisch-Behaviorale Therapie bei Sucht: DBT-Sucht	Bowen, Chawla und Marlatt (2012); Zimmermann, Förster und Reiske (2021)
Borderline-Persönlichkeitsstörungen, Traumafolgestörungen, Essstörungen	Ansätze mit Achtsamkeits-Elementen: • Interaktives Skillstraining für Borderline-Patienten • Dialektisch-Behaviorale Therapie (DBT) bei PTSD: DBT-PTSD • Therapie der Essstörungen durch Emotionsregulation	Linehan (1996, 2015a); Bohus und Wolf-Arehult (2013); Sipos und Schweiger (2022)
Affektive Störungen, Angststörungen, Essstörungen, Stress- und Traumafolgestörungen, chronische Schmerzen, Substanzabhängigkeiten und schizophrene Störungen	• Akzeptanz- und Commitmenttherapie (ACT)	Zum Beispiel: Hayes, Strosahl und Wilson (2014); Eifert und Forsyth (2009)
Psychotische Erkrankungen	• Achtsamkeitsorientierung bei Psychosen • Achtsamkeit bei psychotischen Störungen	Taylor und Abba (2013); Böge und Hahn (2021)

8.1.1 Wirkung von Achtsamkeit

Im Rahmen von Achtsamkeitsübungen schulen wir unsere Aufmerksamkeit und unser Gewahrsein. Wir verbessern damit unsere Fähigkeit zur Selbstregulierung und werden befähigt, mentale Prozesse besser kontrollieren zu können. Das allgemeine psychische Wohlbefinden kann sich damit deutlich erhöhen und die Entwicklung spezifischer Fähigkeiten wie Ruhe, Klarheit und Konzentration können gefördert werden (Walsh & Shapiro, 2006).

Achtsamkeitsmeditation kann das metakognitive Bewusstsein fördern, Grübeln durch den Verzicht auf perseverative kognitive Aktivitäten verringern und die Aufmerksamkeit durch die Verbesserung des Arbeitsgedächtnisses erhöhen (z. B. Segal et al., 2015). Diese kognitiven Verbesserungen tragen wiederum zu effektiven Emotionsregulierungsstrategien bei.

Die Achtsamkeitsforschung konnte insbesondere folgende Vorteile feststellen:

- Verringertes Grübeln: Mehrere Studien haben gezeigt, dass Achtsamkeit Grübeln reduzieren kann (Chambers, Lo & Allen, 2008).
- Stressabbau (Hofmann, Sawyer, Witt & Oh, 2010), Steigerung des positiven Affekts und Reduktion von Ängsten und negativen Affekten (Farb et al., 2010; Williams, 2010).
- Verbesserung des Arbeitsgedächtnisses (Jha et al., 2010).
- Verbesserung der Fähigkeit, die Aufmerksamkeit zu fokussieren und ablenkende Informationen zu unterdrücken (Moore & Malinowski, 2009).
- Reduktion der emotionalen Reaktivität (Ortner, Kilner & Zelazo, 2007).
- Erhöhung der kognitiven Flexibilität (Siegel, 2007): Meditation aktiviert die Gehirnregion, die mit adaptiveren Reaktionen auf stressige oder negative Situationen verbunden ist (Cahn & Polich, 2006; Davidson, Kabat-Zinn, Schumacher, Rosenkranz, Muller, Santorelli et al., 2003). Die Aktivierung dieser Region korrespondiert mit einer schnelleren Erholung zur Baseline nach einer negativen Provokation (Davidson, 2000; Davidson, Jackson & Kalin, 2000).
- Andere positive Effekte: Achtsamkeit kann die Selbsteinsicht, Moral, Intuition und Modulation von Ängsten verbessern – hier handelt es sich um Funktionen, die mit dem mittleren präfrontalen Hirnbereich in Verbindung stehen (Davidson, Kabat-Zinn, Schumacher, Rosenkranz, Muller, Santorelli et al., 2003).

8.1.2 Was ist Achtsamkeit?

Wie weiter unten ausgeführt wird, gibt es verschiedene Auffassungen darüber, was Achtsamkeit ist und wie sie verstanden werden kann. In diesem Buch wird Achtsamkeit vor allem als eine innere Haltung dem Leben gegenüber verstanden: anderen Menschen, mir selbst, der Natur, meiner Umgebung, dem aktuellen Geschehen, dem Hier und Jetzt gegenüber – mit allem was dazugehört, egal ob es unangenehm oder angenehm ist, mir gerade entgegenkommt oder nicht. Man kann

Achtsamkeit als psychologischen Prozess verstehen, als eine spezifische Form der Aufmerksamkeitslenkung und annehmenden offenen Umgang mit den Erfahrungen während dieser Aufmerksamkeitslenkung (Bishop et al., 2004; Heidenreich & Michalak, 2003). Willentlich gelenkte Aufmerksamkeit wird auf in der Gegenwart (im Hier und Jetzt) ablaufende äußere (z.B. Dinge oder Ereignisse) und innere Erlebnisinhalte (z.B. Gedanken, Gefühlen oder Körperempfindungen) gerichtet. Automatische Reaktionen auf diese Erlebnisinhalte werden als solche wahrgenommen, es wird allerdings versucht, ihnen nicht Folge zu leisten. Automatische Reaktionen werden somit unterlassen, ihre Impulse aber beobachtet, zur Kenntnis genommen bzw. verbalisiert.

Die innere Haltung, in der Achtsamkeitsübungen durchgeführt werden, spielt eine zentrale Rolle: Sie ist gekennzeichnet durch eine offene und annehmende, nicht verurteilende Haltung gegenüber äußeren und inneren Erlebnisinhalten – unabhängig davon, ob diese als angenehm oder unangenehm erlebt werden (Höfling, 2011).

Definitionen von Achtsamkeit

Es existiert derzeit keine allgemeingültige Definition von Achtsamkeit. Unsere Lösung ist deswegen folgende:

Merke

Wenn du mit Achtsamkeit arbeitest, verdeutliche zu Beginn, nach welchem Konzept du vorgehst!

Verschiedene Ansätze betonen unterschiedliche Aspekte: Hayes und Feldman (2004) sehen Achtsamkeit als alternative Strategie zu Strategien der Emotionsvermeidung auf der einen Seite und übermäßiger Besorgnis und Emotionalität auf der anderen Seite. Man kann über Achtsamkeit als „trait" oder „state" nachdenken (Bishop et al., 2004), als Skills, welche punktuell eingesetzt werden (Brown, Ryan & Creswell, 2007), als generelle Haltung und als Übungspraxis wie in der Meditation. Achtsamkeit wird auch als Mittel gesehen, um zu mehr Selbsterkenntnis und „Weisheit" zu gelangen. Im Folgenden stellen wir eine kleine Auswahl an Achtsamkeitsdefinitionen vor. Wählen Sie bitte die für Sie passende Definition aus und passen Sie Ihren Sprachgebrauch und die Materialien an Ihre Vermittlung- und Übungspraxis an.

Eine in der Psychotherapie mittlerweile weltweit angewandte (aber nicht unumstrittene) Definition von Achtsamkeit in der Psychotherapie stammt von *Jon Kabat-Zinn*[2]: *"Mindfulness is awareness that arises through paying attention, on purpose,*

2 Vgl. https://www.mindful.org/jon-kabat-zinn-defining-mindfulness/

in the present moment, non-judgementally". Leider wurde bei der Übersetzung in die deutsche Sprache der Begriff „non-judgementally" oft mit „nicht bewertend" statt „nicht verurteilend", oder „nicht urteilend" übersetzt. Das führte und führt zu vielen unnötigen Auseinandersetzungen und Irritationen, weil wir ohne Bewertung schlicht und ergreifend nicht durch das Leben kommen. Eine zielführendere Übersetzung lautet: *„Achtsamkeit ist Gewahrsein oder Bewusstheit, welche durch eine nicht verurteilende absichtsvolle Aufmerksamkeit im gegenwärtigen Moment entsteht".* Es geht nicht darum, keinerlei Bewertungen mehr abzugeben, sondern sich seiner Bewertungen gewahr zu werden und sie während der Achtsamkeitspraxis auch wieder loslassen zu können.

Die 2009 von mir (Simone Saurgnani) mitgegründete Arbeitsgemeinschaft Achtsamkeit in Darmstadt hat sich zur Aufgabe gemacht, achtsamkeitsbasierte Gruppenkonzepte für verschiedene Anwendungsgebiete zu entwickeln und zu verbreiten (Huppertz, 2009, 2015, 2021; Huppertz et al., 2013). Die Kolleginnen und Kollegen der AG Achtsamkeit verstehen Achtsamkeit bevorzugt als Übungspraxis, die in eine Haltung münden kann. Sie sind von dem weitreichenden Potenzial einer achtsamen Haltung zum Leben, gegenüber anderen Menschen, der Natur und nicht zuletzt sich selbst gegenüber überzeugt.

Ähnlich wie die sieben Faktoren von Kabat-Zinn (2006) werden nach der *Definition der AG Achtsamkeit* Bestimmungsstücke verwendet, die eine achtsame Haltung (im Sinne eines Zustandes) ausmachen. Nach dieser Auffassung ist eine achtsame Haltung *bewusst, absichtslos, gegenwärtig, offen/experimentell, akzeptierend, teilnehmend.* Gegenüber den Patienten ist es zudem wichtig, zu betonen, dass es sich um eine grundsätzlich wohlwollende, freundliche Haltung (auch sich selbst und der Übungspraxis gegenüber) handelt.

Diese Bestimmungsstücke (Einstellungen) werden während der Übungspraxis nach und nach erarbeitet und erklärt. Sie hängen zusammen bzw. sind voneinander abhängig. Die Arbeit an einer Einstellung dauert in der Regel etwas länger, weil es eine umfassendere innere Veränderung ist. Wir treffen während der Arbeit an einer Einstellung immer wieder auf bereits erlernte Automatismen, die wir während der Übungen versuchen zu de-automatisieren und zu „überlernen". Die Arbeit an einem der Bestimmungsstücke führt jeweils zu den anderen Bestimmungsstücken:

- *Bewusst:* In der Haltung der Achtsamkeit gehen wir nicht in Trance, sondern bleiben wach und präsent, und begeben uns gewollt und absichtlich in eine bestimmte Haltung.
- *Absichtslos:* Nichts erreichen wollen (manchmal auch Nicht-Greifen oder Nicht-Anhaften genannt): Alle Ziele für die Zeit *während der Praxis* loslassen, lediglich beobachten, was geschieht.
- *Gegenwärtig:* Immer, wenn wir bemerken, dass wir in die Vergangenheit oder in die Zukunft abdriften, bleiben wir freundlich mit uns selbst und kehren in den gegenwärtigen Augenblick zurück.

- *Offen/experimentell:* Wir nehmen gegenüber den eigenen Erfahrungen die Rolle eines teilnehmenden Beobachters ein. Aktivitäten des Gehirns registrieren wir als Gedanken und Gefühle, als mentale Ereignisse, nicht mehr und nicht weniger. Eine Bereitschaft und innere Einstellung der Offenheit gewinnen, alles so zu sehen, als wäre es das erste Mal. Die Erwartungen vergangener Erfahrungen bemerken und sie loslassen. Man sagt manchmal auch dazu: „Den Geist des Anfängers bewahren".
- *Akzeptierend:* Wir verstehen und akzeptieren, dass Dinge ihre eigene Zeit brauchen, um sich oder ihre Wirkung zu entfalten. Dazu gehört zum Beispiel Geduld uns selbst gegenüber: Unser Gehirn wird weiterhin zunächst Urteile fällen, weil es das gewohnt ist. Es wird auch weiter abdriften oder abgelenkt sein. Wir werden auch weiter Gefühle haben. Sie gehören zu unserer Realität.
- *Teilnehmend:* Achtsamkeit ist einerseits eine aufnehmende, empfangende und wahrnehmende innere Haltung. Andererseits ist sie eine innerlich sehr aktive Haltung, nämlich mit innerer Bereitschaft am gegenwärtigen Geschehen des Wahrnehmens und Aufnehmens teilzuhaben und teilzunehmen.

Marsha Linehan (2015b) unterscheidet zwischen Achtsamkeit und Achtsamkeitsskills.

Die „core skills" für Achtsamkeit sind intuitive Weisheit („wise mind") als eine innere Haltung, die man einnehmen kann, und die „Was-Fertigkeiten" und „Wie-Fertigkeiten".
- Unter „Was-Fertigkeiten" versteht sie: *Wahrnehmen, Beschreiben und Teilhaben.*
- Unter „Wie-Fertigkeiten"versteht sie: *Nicht-Verurteilend (annehmend), konzentriert auf den Augenblick und wirkungsvoll.*

Wichtig sind ihr dabei:
- ein bewusstes Leben mit Gewahrsein im gegenwärtigen Augenblick, was bedeutet aus dem Autopiloten oder automatisierten Verhaltensweisen auszusteigen, um teilzunehmen und im eigenen Leben präsent zu sein.
- die Bereitschaft, nicht zu verurteilen, den Augenblick abzulehnen oder ihn nicht haben zu wollen.
- die innere Haltung, die Erfahrung eines jeden Augenblicks offen in sich aufzunehmen, anstatt die Gegenwart zu ignorieren, an der Vergangenheit festzuhalten oder schon nach der Zukunft greifen zu wollen.

Im interaktiven Skillstraining (Bohus & Wolf-Arehult, 2013) sowie im Handbuch der Dialektisch-Behavioralen Therapie (Linehan, 2016) finden sich vielfältige deutschsprachige didaktische Infoblätter zu allen Fertigkeiten und zur inneren Haltung.

Achtsamkeit nach Fruzzetti

Alan Fruzzetti (2006, 2019) beschreibt in Anlehnung an die Dialektisch-Behaviorale Therapie (DBT) das Konzept der „Achtsamkeit in Beziehungen“ wie folgt:

> „Achtsamkeit in Beziehungen bedeutet, achtsam zu sein hinsichtlich einer anderen Person, oder deiner aktuellen Konversation oder Austausch mit dieser anderen Person. Das heißt, der anderen Person Aufmerksamkeit zu geben, genau hinzuhören/hinzusehen. Es bedeutet, ausgeglichen zu werden und zu bleiben, der Beziehung gewahr zu sein, und dafür bewusst zu sein, dass alles was ich tue, eine Auswirkung auf mein Gegenüber und unsere Beziehung und alles was der Andere tut, eine Auswirkung auf mich hat. Achtsamkeit in Beziehungen bedeutet, in der Beziehung präsent zu sein, mit Bewusstheit, Einfühlungsvermögen und ohne Verurteilungen.“ (übersetzt nach Fruzzetti & Hoffman, 2012, S. 13)

Der Schlüssel zu Achtsamkeit in der Beziehung ist, *nicht verurteilend* zu sein. Das bedeutet, die Dinge so zu sehen, wie sie sind, beschreibend und ohne voreilige Schlussfolgerungen zu ziehen, Interpretationen anzustellen, Urteile zu fällen oder Vorwürfe zu machen. Andere oder uns selbst zu verurteilen ist Gift für unser Wohlergehen und Gift für unsere Beziehungen. Verurteilungen führen in die Eskalation. Fruzzetti & Hoffman (2012) empfehlen: „Versuche die Situation, das Ereignis und/oder die Person nicht zu verurteilen, oder Dinge als gut oder schlecht zu bewerten. Keine Verurteilungen, keine Vorwürfe, nur die Fakten“ (frei übersetzt nach Fruzzetti & Hoffman, 2012, S. 14).

Das, was Alan Fruzzetti als Achtsamkeit in der Beziehung bezeichnet, haben wir bereits im Kapitel 5 zur Kommunikation integriert (siehe dort beispielsweise „Übung 10: Verbundenheit durch ein Bild spüren“ sowie „Übung 11: Achtsamkeit in der Beziehung durch Tango“). Wir haben deshalb darauf verzichtet, in diesem Kapitel hierzu nochmals eigene Info- und Übungsblätter zu integrieren. Weitere Vorschläge für Übungen lassen sich auch bei Gunia und Quiroga Murcia (2017) sowie bei Trasselli, von Auer und Gunia (2022) finden.

Die meisten Therapeuten und Trainer, die mit Patienten und Klienten nach dem achtsamkeitsbasierten Konzept arbeiten und Achtsamkeit selbst praktizieren, können mit den Definitionen von Kabat-Zinn, Linehan, Bohus oder Huppertz mitgehen. Hilfreiche Materialien zum didaktischen Vorgehen sowie Übungsbeispiele lassen sich auch im Skillstraining finden (Linehan, 2015a; Bohus & Wolf-Arehult, 2013).

Fazit

Es gibt nicht *die* Definition von Achtsamkeit, aber unter den meisten Personen, die mit Achtsamkeit arbeiten bzw. Achtsamkeit unterrichten, gibt es einen groben Konsens, der mit Respekt, Offenheit, Interesse und Dankbarkeit für den Augenblick zu tun hat.

8.1.3 Dimensionen von Achtsamkeit und Auswahl der Übungen

In vielen Achtsamkeitstraditionen liegt ein starker Fokus auf der inneren Achtsamkeit. Wir möchten Sie dazu ermutigen, die Dimensionen innere und äußere Achtsamkeit sowie fokussierte und weite Achtsamkeit zu Hilfe zu nehmen, um zu entscheiden, welche Art der Übung in einer bestimmten Situation hilfreich ist:

- Bei der *äußeren Achtsamkeit* sind wir achtsam gegenüber unserer Umwelt.
- Bei der *inneren Achtsamkeit* sind wir achtsam gegenüber unseren mentalen und emotionalen Prozessen, Körperempfindungen und Verhaltensimpulsen.
- Bei der *fokussierten Achtsamkeit* gehen wir achtsam mit einem bestimmten Ereignis oder Objekt um. Auf diesem liegt der Fokus.
- Bei der *weiten Achtsamkeit* sind wir gegenüber der gesamten gegenwärtigen Situation achtsam und nehmen alles wahr, was gerade ist und geschieht: Objekte, Menschen, Ereignisse, auch Empfindungen, Gefühle, Gedanken usw. Wir halten dabei nichts fest, bleiben offen für den nächsten Moment.

Eine weitere Form von Achtsamkeit, die bei vielen Störungsbildern wichtig ist, ist die *relationale Achtsamkeit*: Hier sind wir achtsam dafür, wie wir mit unserer Umwelt interagieren und verbunden sind. Der Fokus liegt darauf, wahrzunehmen, wie wir an Situationen und Beziehungen teilnehmen.

Bei ungeübten Teilnehmern bieten sich äußere, fokussierte Achtsamkeitsübungen an. In der Regel kann man Teilnehmer auch einfach danach fragen, welche Erfahrungen sie mit Übungen mit geschlossenen Augen gemacht haben oder mit längeren, nach innen gerichteten Übungen oder Atemübungen. Sie können meist gut einschätzen, ob solche Übungen für sie schon machbar sind oder Angst und Unruhe erzeugen. Ansonsten bietet es sich auch an, sich am im Kasten (in Anlehnung an Huppertz, 2009) dargestellten Schema zu orientieren.

Formen der Achtsamkeit und emotionale Stabilität

Emotionale Instabilität	↔	**Emotionale Stabilität**
Fokussierte Achtsamkeit	↔	Weite Achtsamkeit
Äußere Achtsamkeit	↔	Innere Achtsamkeit

Mit emotionaler Stabilität oder Instabilität ist hier die Fähigkeit zur Kontrolle und Modulation der eigenen Emotionen gemeint. Emotional stabile Personen verfügen über ausgeglichenere und wenig sprunghafte emotionale Reaktionen sowie über die Fähigkeit und Fertigkeiten zur raschen Überwindung von Misserfolgen und Rückschlägen. Oft können Patienten intuitiv einer dieser Gruppen bzw. den entsprechend passenden Übungen zugeordnet werden. Zudem erleichtern auch tagesform- oder situationsabhängige Zustände häufig die Zuordnung zu passenden Übungen.

8.1.4 Formelle und informelle Übungspraxis

Formelle Übungen sind Achtsamkeitsübungen in Form von klar definierten Übungen oder Meditationen, die mit einer zeitlichen Vorgabe (z. B. 10 Minuten) in den Alltag regelmäßig eingebaut werden. Um die Achtsamkeit in den Alltag zu transferieren, bieten sich zudem auch informelle Achtsamkeitsübungen an: In der AG Achtsamkeit (Huppertz, 2021) wurde die Erfahrung gemacht, dass Teilnehmer in Achtsamkeitsgruppen über längere Zeiträume hinweg hauptsächlich informell üben. Wir legen daher den Teilnehmern nahe, nicht „nur" eine achtsame Haltung bei alltäglichen Verrichtungen einzunehmen, sondern durchaus auch etwas zu verändern, wie beispielsweise die Zähne mit der ungewohnten Hand zu putzen, das Treppensteigen mit dem anderen Fuß zu beginnen oder auch einmal rückwärtszulaufen. Für informelle Übungen eignen sich beispielsweise alltägliche Objekte oder Tätigkeiten, die eine ausreichende Absichtslosigkeit erlauben: Gehen, Atmen, Essen (z. B. einzelne Nahrungsmittel betasten, riechen, sehr langsam essen) sowie Routinetätigkeiten im Haushalt oder im Garten. Sehr hilfreich ist es auch, kleine Pausen im Alltag zu nutzen, um weite Achtsamkeit (vgl. Kapitel 8.1.3) zu üben. Wir empfehlen den Teilnehmern, auch bei informellen Übungen diese bewusst zu beginnen, indem sie sich kurz die Haltung der Achtsamkeit vergegenwärtigen, und bewusst zu beenden. Es kann hilfreich sein, sich für die Übung auf einen bestimmten Zeitraum (z. B. drei Minuten) festzulegen.

8.1.5 Warum Achtsamkeit einfach, aber auch nicht einfach ist

Der transformierende Charakter der Achtsamkeit hat vor allem mit der Begegnung mit sich selbst und einer anderen Art der Begegnung mit der „Mitwelt" und Umwelt zu tun: Wenn ich während der Übung alles offen annehme, also annehme, was ich denke, fühle, welche Verhaltensimpulse oder Bedürfnisse ich habe, dann werde ich stark mit meiner eigenen Struktur konfrontiert. Das ist einer der Gründe, warum Achtsamkeit nicht so einfach zu erlernen ist. Wenn ich Achtsamkeit in der Art und Weise übe, wie oben dargestellt, stelle ich mich *auch* der Langeweile, Angst, Trauer, dem Abgelenktsein, meiner Frustration, usw.

Vor allem eine nach innen gerichtete Achtsamkeit ist also eine *Exposition*. Wenn ungeübte und eher instabile Patienten die Augen schließen sollen und sogleich mit nach innen gerichteter Achtsamkeit arbeiten sollen, werden sie unter Umständen mit ihrer Ungeduld, ihren eigenen Invalidierungen und Selbstabwertungen, angstbesetzten Gedanken und Körpersensationen usw. konfrontiert. Diese können dann Angst- und Panikattacken auslösen. Bei Patienten mit Traumafolgestörungen können Intrusionen und Flashbacks ausgelöst werden. Das bedeutet nicht, dass wir Patienten mit Samthandschuhen anfassen müssen, sondern dass wir ihnen die Wahlmöglichkeit lassen, die Augen zu schließen oder offen zu lassen. Sie kommen oft mit einer problematischen Emotionsregulation oder verwandten Problemen wie Phobien in die Therapie und haben noch keinen funktionalen Umgang mit den Problemen gelernt. Expositionstherapie lege artis setzt immer zunächst eine ausführliche Psychoedukation voraus und einen „informed consent" (informierte Einwilligung). Wenn diese Voraussetzungen erfüllt sind, unterstützt unserer Ansicht nach eine achtsame Haltung – auch belastenden inneren Prozessen gegenüber – den Heilungsprozess.

Damit Patienten aufgrund ihrer Ängste nicht handlungsunfähig werden, bietet es sich daher an, den Patienten am Anfang vor allem eher kurze, nach außen gerichtete Achtsamkeitsübungen (z. B. Bewertungen loslassen, Wahrnehmen und Beschreiben üben) zu vermitteln, um im Verlauf der Behandlung – nach weiteren Erklärungen, nachdem eine Einwilligung vorliegt und mit zunehmender Erfahrung – dann auf längere, nach innen gerichtete Übungen überzugehen.

Die Krux mit der Absichtslosigkeit. Wenn wir Achtsamkeitsübungen durchführen, haben wir *vor* der Übungspraxis natürlich Absichten, sonst würden wir nicht üben. Im Sinne der Achtsamkeit ist es allerdings, *während* der Übung bzw. Meditation alle Absichten (immer wieder) wahrzunehmen und loszulassen. Wir profitieren bei der Achtsamkeit sozusagen von den Nebenwirkungen: Gelassenheit, Entspannung, mehr Verbundenheit, feineres Wahrnehmen, Ruhe, Daseinsfreude usw. sind nur einige der positiven Effekte, die Teilnehmer berichten. Es gilt also den Teilnehmern zu vermitteln, dass die einzige hilfreiche Absicht *während* einer Achtsamkeitsübung die Absicht ist, achtsam zu sein, Achtsamkeit üben zu wollen.

8.1.6 Wie können Teilnehmer zum Üben motiviert werden?

Eine der häufigsten Fragen in Seminaren zu Achtsamkeit in der Psychotherapie betrifft die Motivation zur Durchführung von Übungen. Auch Therapeuten oder Trainer, die selbst zumindest regelmäßig üben und von der Praxis in Achtsamkeit profitieren, müssen sich immer wieder motivieren, weiterhin Achtsamkeit zu praktizieren. Wenigen gelingt dies durch eine zutiefst intrinsische Motivation und das sofortige Erleben der bereichernden Wirkung. Die meisten anderen Menschen müssen sich mit Gedanken an die langfristigen positiven Konsequenzen motivieren oder sich mittels Ritualen und Gedächtnisstützen helfen. Es ist in der Regel sinnvoll, ausführlich und offen mit den Teilnehmern über die Hürden bei der Übungspraxis zu sprechen und gemeinsam Lösungsmöglichkeiten zu erarbeiten. Wenn Menschen dagegen mit dem klaren Wunsch oder Arbeitsauftrag in die Therapie oder in ein Training kommen, Achtsamkeit kennenzulernen oder daran arbeiten zu wollen, ist die Einführung und Umsetzung von Achtsamkeitsübungen leichter: Die Motivation ist bereits vorhanden.

Viele Menschen kommen in eine Psychotherapie mit einem (mehr oder weniger) klaren Arbeitsauftrag in Richtung Veränderung. Je nach Störungsbild und den für dieses Störungsbild aktuell gültigen Psychotherapieleitlinien (DGPPN, NICE; z. B. DGPPN, BÄK, KBV & AWMF, 2023) können achtsamkeitsbasierte Methoden in den therapeutischen Prozess integriert werden. Sollen Achtsamkeitsübungen in der Behandlung zum Einsatz kommen, ist es wichtig, Patienten im Rahmen der Psychoedukation über den Sinn und die Funktionalität von Achtsamkeitsübungen aufzuklären. Die Freiwilligkeit der Übungen und das Vertrauen in die Neugierde und in Gruppenprozesse helfen dabei, Patienten für eine Übungspraxis zu motivieren. Ähnlich wie bei Rollenspielen können etwaige Bedenken auf Seiten der Patienten bzw. Teilnehmer am einfachsten umschifft werden, indem der Therapeut bzw. der Gruppenleiter ganz selbstverständlich mit leichten Übungen in der Sitzung beginnt und so den Teilnehmern ein Kennenlernen der Übungspraxis ermöglicht.

Wie oben beschrieben, geht es im Verlauf aller Therapien letztlich um Akzeptanz und Annahme von Gefühlen, Gedanken und Verhaltensimpulsen. Da Achtsamkeitsübungen ein guter Weg für das Erlernen von Akzeptanz sind, passen sie auch in Gruppentherapien hervorragend ins Repertoire.

Auch Unterbrechungs-, Aktivierungs- und Reorientierungstechniken, die im therapeutischen Kontext regelhaft zur Anwendung kommen, bieten einen therapienahen Einstieg oder Anknüpfungspunkt für Achtsamkeitsübungen, z. B.:

- 3-2-1-Übung (äußere Achtsamkeit),
- körperbezogene Übungen wie Abklopfen, Schütteln, Ausstreichen,
- im Therapieraum stehen, sitzen oder gehen bzw. auf einer Treppe in der Nähe des Therapieraums,
- Wahrnehmung von Licht und Schatten oder von Lücken,
- Geh-Übungen, die außerhalb des Therapieraumes gemeinsam mit dem Klienten durchgeführt werden (10 bis 20 Minuten in einer achtsamen Haltung und mit verschiedenen Geschwindigkeiten gehen, z. B. zunächst schnelles Gehen, dann langsamer gehen, das eigene Tempo finden, und anschließend wieder schneller gehen, etc.). Diese Übung kann grundsätzlich auch im Therapieraum durchgeführt werden, ein Settingwechsel (Außenbereich) bietet häufig jedoch enormes Potenzial. Draußen ist es schnell und einfach möglich, äußere Achtsamkeit anzuleiten und den Patienten eine Idee zu geben, was gemeint ist.

Häufig ist auch festzustellen, dass Patienten davon profitieren, wenn ihr Therapeut modellhaft einen inneren Dialog in einer achtsamen Haltung laut äußert (z. B. „Ach, so ist das also jetzt gerade. Jetzt werde ich gerade abgelenkt *und* kehre zu den Geräuschen hier draußen zurück.“ „Ich merke meinen Ärger, atme aus und lasse los und kehre wieder zu meinem Fokus zurück.“). Ebenso hilfreich erleben Patienten, die Anleitung zu Wechseln von äußerer Achtsamkeit zu innerer Achtsamkeit.

8.1.7 Grenzen und Kontraindikationen

So erfreulich es ist, dass das Konzept der Achtsamkeit immer weitere Kreise zieht, müssen wir uns auch der Grenzen und Kontraindikationen bewusst sein. Wenn wir Achtsamkeit mit dem Gießkannenprinzip über alle Patienten hinweg und bei allen Indikationen anwenden wollen, geht das schief: Bei vielen Angststörungen stellen expositionsbasierte Verfahren in der Verhaltenstherapie nach wie vor die State-of-the-art-Behandlung dar und sollten auch nach Möglichkeit und Indikation favorisiert werden. Das Rational der Konfrontation in der Kognitiven Verhaltenstherapie und das Rational der Achtsamkeit passen nur bedingt zusammen: Während ich in der Konfrontationstherapie gezielt angstauslösende Situationen oder Stimuli aufsuche bei gleichzeitiger Unterbindung des Sicherheitsverhaltens, will Achtsamkeit nur das wahrnehmen, was gerade geschieht. Wenn Achtsamkeitsübungen vor der Konfrontationsbehandlung eingeübt werden und die Psychoedukation und Motivation nicht klar sind, ist die Gefahr groß, dass nach außen gerichtete Achtsamkeitsübungen als Escape-Strategien, Ablenkung oder Vermeidungsstrategien verwendet werden. Es ist daher wichtig, aufzupassen, dass Achtsamkeitsübungen die Konfrontation mit einem Problem nicht abschwächen. Es ist bekannt, dass Exposition besonders erfolgreich ist, wenn die damit verbundenen Gefühle nicht aktiv abgeschwächt werden, sondern habituieren. Deshalb besteht ein Teil der Arbeit von Therapeuten in der Konfrontationstherapie darin, Patientinnen immer wieder in die Exposition zu führen und dabei sogar die Gefühle aktiv zu verstärken.

Wenn man sich vergegenwärtigt, dass innere Achtsamkeit immer auch eine Form von Exposition (mit eigenen Gedanken, Gefühlen, Verhaltensimpulsen) darstellt, dann ist es wichtig, nicht ohne kognitive Vorbereitung mit den Übungen zu beginnen bzw. nicht zu früh mit innerer Achtsamkeit oder längerer nach innen gerichteter Aufmerksamkeit zu beginnen. Hier kann man sich häufig auch auf die Intuition der Patienten verlassen. Die Patienten wissen in der Regel, ob sie solche Übungen schon machen können bzw. wollen.

8.1.8 Auf ein Wort

Bei aller Offenheit für verschiedene Übungen und Therapieansätze ist es unseres Erachtens dennoch wichtig, klarzumachen, was Achtsamkeit ist und was nicht (nach der jeweiligen Definition). Viele Bücher und Manuale, die sich mittlerweile auf dem Markt befinden, mischen sehr wertvolle Übungen aus Bereichen und Therapieformen, wie z. B. Hypnotherapie, Fantasiereisen, Genusstraining und Entspannungstechniken, zusammen und bezeichnen sie dann als Achtsamkeitsübungen. Das ist für viele Patienten verwirrend und schade für das Achtsamkeitskonzept. Die erwähnten Techniken sind sehr wertvoll und sollten unbedingt weiter eingesetzt werden, sie sind jedoch keine Achtsamkeitsübungen im engeren Sinn. Das ist nicht schlimm! Ob eine Übung nun eine Achtsamkeitsübung ist oder nicht, kann meist anhand der Indikation oder anhand des Ziels der jeweiligen Übung erkannt werden: Alle Übungen, die Entspannung, Genuss oder ein Gefühl von Sicherheit zum Ziel haben, sind in der Regel mit Absichten (während der Übung) verbunden. Dadurch ist das offene Wahrnehmen des Moments bereits eingeschränkt und der Übende ist nicht mehr absichtslos und offen. Daher würde man solche Übungen eher nicht den Achtsamkeitsübungen zuordnen. Solche Übungen vermitteln jedoch trotzdem wichtige und unverzichtbare Strategien und Fähigkeiten, die für Patienten sehr hilfreich sind.

Achtsamkeitsübungen im engeren Sinn haben das Ziel, die Haltung oder den Zustand der Achtsamkeit zu erfahren und zu üben. Nicht mehr, aber auch nicht weniger. Manchmal ist es sinnvoll, Achtsamkeitsübungen und andere Interventionen bzw. Techniken zu kombinieren. In dem Fall ist es unseres Erachtens wichtig, diese Kombination den Patienten gegenüber transparent zu machen, und zu erklären, warum so vorgegangen wird: Manche Übungen, die keine Achtsamkeitsübungen sind, ermöglichen es, bestimmte Aspekte von Achtsamkeit erfahrbar zu machen. Beispielweise kann eine imaginative Übung, wie z. B. „Gedanken auf Blätter setzen und sie einen Fluss hinuntertreiben lassen“, den Aspekt des Loslassens nahebringen. Durch die Übung „Bewertendes vs. nicht bewertendes Wahrnehmen und Beschreiben“ (Huppertz, 2015) kann ein Aspekt der achtsamen Haltung verdeutlicht werden, nämlich die massive Wirkung von vorschnellem Bewerten oder Verurteilen. Vorschnelles Bewerten kann unsere Wahrnehmung einengen und dazu führen, dass wesentliche Aspekte der Gegenwart oder der Situation nicht in unsere Wahrnehmung einbezogen werden.

Achtsamkeit ist also für Erwachsene eine hoch künstliche Haltung und keine natürliche Versunkenheit, wie wir sie häufig bei Kindern beobachten können. Bei regelmäßiger Übung (ca. 10 Minuten am Tag) kann die Praxis der Achtsamkeit leicht werden!

8.2 Didaktisches Vorgehen und Einsatz der Info- und Übungsblätter

Übergeordnetes Ziel: Das Ziel dieser Einheit ist, den Teilnehmern Informationen über Achtsamkeit zu vermitteln und bei den Teilnehmern Interesse zu wecken, regelmäßig Achtsamkeit zu praktizieren.

Allgemeine Didaktik: Abhängig von der Interessenlage in der Gruppe können die Gruppenleiter entscheiden, ob sie mit kurzen (äußeren) Achtsamkeitsübungen in der Gruppe starten und später erst die Informationsblätter austeilen oder ob sie zunächst anhand der Informationsblätter eine Psychoedukation zum Thema Achtsamkeit durchführen. Die Entscheidung hängt von der jeweiligen Gruppe ab: Wenn eine Gruppe zu Beginn Offenheit und Interesse zeigt, mehr über Achtsamkeit zu erfahren, wird die Psychoedukation leichtfallen. Genauso gut kann aber auch mit kleinen Übungen gestartet werden, um so erst das Interesse und die Lust auf Achtsamkeit zu wecken.

Achtsamkeitsübungen in Gruppen können umgesetzt werden

- als Ritual: Eine Achtsamkeitsübung wird als Einstiegsübung zu Beginn und/oder am Ende der Sitzung durchgeführt (Nicht fragen, machen!).
- als eingestreute Achtsamkeitsübungen, die zu bestimmten inhaltlichen Punkten passen.
- als Achtsamkeitsblitzlicht (anstelle von langen Befindlichkeitsrunden).
- als kurze Übungen zum „Erden“ oder „Ankommen“ (in einer achtsamen Haltung durchgeführt).

Freiwilligkeit und Selbstverantwortung: Es ist wichtig, darauf hinzuweisen, dass alle Übungen freiwillig sind, und Übungen gegebenenfalls auch verändert werden können. So kann eine Übung, die mit einer Bewegung einhergeht, so verändert werden, dass sie keine Schmerzen versucht, wenn beispielsweise eine Person Probleme mit der Schulter hat. Abwandlungen von Übungen sind auch denkbar, wenn sich ein Teilnehmer gerade mit einer bestimmten Übung besonders schwertut oder wenn eine Übung für eine Person gerade nicht geeignet ist. Die Teilnehmer sollten dazu ermutigt werden, beim Auftauchen von unangenehmen Gefühlen und Gedanken nicht gleich aufzugeben. Es gibt aber durchaus Situationen, in denen es wirkungsvoller ist, die Übung abzuwandeln oder einfach in einer achtsamen Haltung sitzen zu bleiben, bis die restlichen Teilnehmer der Gruppe die Übung beendet haben.

Stimme und Sprache: Achtsamkeit bedeutet wach und gegenwärtig zu sein, entsprechend sollten die Trainer möglichst keine Entspannung oder Hypnose induzierende Stimme modulieren oder betont langsam oder ruhig sprechen. Es empfiehlt sich, eine normale, wache und präsente Stimmlage zu wählen. Die Trainer sollten für die Anleitung der Übungen einfache Formulierungen nutzen, die alle Personen verstehen können, und schwierige Fremdworte vermeiden. Patienten hilft es, wenn Trainer im Rahmen der Anleitung beispielhaft einen achtsamen inneren Dialog, der kleinschrittig die eigene Erfahrung abbildet und Dinge von außen mit einbindet, laut aussprechen.

Folgende Formulierungen haben sich als hilfreich erwiesen:

- „Ich lade Sie ein, an dem Platz, den Sie gerade im Leben einnehmen, anzukommen ... wahrzunehmen, wie sich die Kontaktstellen des Körpers mit dem Stuhl anfühlen ...“
- „Es gibt gerade nichts zu tun oder zu bearbeiten ...“
- „Anstrengungen loslassen ...“
- „Vielleicht haben Sie jetzt einen Impuls ..., nehmen Sie ihn wahr und lassen Sie ihn auch wieder los ...“

- „Es gibt gerade nichts richtig oder falsch zu machen ..."
- „Wahrnehmen ..."
- „Alles ist willkommen/alles darf da sein, Gedanken, Gefühle, Impulse ..."
- „Sich immer wieder öffnen für den Moment ..."
- „Ablenkungen wahrnehmen, freundlich mit sich bleiben *und* wieder zum Fokus zurückkehren ..."
- „Ah, so ist es jetzt gerade ... *und* ich atme ..."
- Falls es ein lautes Geräusch im Raum oder außerhalb gibt, kann dieses Geräusch aufgegriffen werden: „Und die Straßenbahn ... und wir sitzen und atmen ..."
- „Unnötige Anspannungen loslassen ..."

Dauer der Übungen benennen: In der Regel finden es Teilnehmer hilfreich, wenn sie vorab wissen, wie lange die Übung in etwa dauern wird.

Pausen in der Anleitung: Je nachdem, wie viel Erfahrung die Teilnehmer bereits mit Achtsamkeitsübungen haben, ist es unserer Erfahrung nach beruhigend und sinnvoll, Anfänger eher eng mit Stimme und Anleitung zu begleiten. Es sollten also nur kürzere Pausen gemacht und die Teilnehmer nicht zu lange der „Stille" überlassen werden. Wenn die Teilnehmer schon Erfahrungen mit Achtsamkeitsübungen gesammelt haben, können die Pausen länger sein und Phasen der Stille länger anhalten.

Alle Übungen sind Experimente: Jede Übung ist immer wieder neu und anders. Auch wenn ich die gleiche Übung am nächsten Tag wiederhole, kann ich eine vollkommen andere Erfahrung machen. Ermutigen Sie die Teilnehmer, sich immer wieder für die Erfahrung, die sie *dieses* Mal machen, zu öffnen und Erwartungen loszulassen. Erklären Sie, dass die Erfahrungen immer wieder anders sein können.

Anleitungen sind Anregungen: Alle Anleitungen, die wir anbieten, sind Vorschläge oder Anregungen. Die Teilnehmer können und dürfen diesen Anregungen im Sinne der Eigenverantwortung folgen oder Abwandlungen davon durchführen und eigene Übungen daraus entwickeln. In der Nachbesprechung kann dann gemeinsam überlegt werden, ob es sich bei der Abwandlung noch um eine Achtsamkeitsübung gehandelt hat oder nicht.

Umgang mit Ablenkungen: Während der Übungen wird es immer wieder passieren, dass wir den Fokus verlieren. Das ist normal. Unser Gehirn vergleicht ständig unzählige Parameter und versucht, dafür zu sorgen, dass es unserem Körper und Geist gut geht. Es ist sozusagen die Aufgabe des Gehirns, sich nicht dauerhaft zu fokussieren. Ein weiterer Grund für Ablenkungen oder Abschweifungen sind Langeweile oder gelernte Prozesse wie Grübeln oder Gedankenkarussell („monkey mind"). Im Rahmen *weiter* Achtsamkeitsübungen setzen wir unserem Geist keinen Fokus, sondern versuchen, alles zuzulassen, was gerade in das Zentrum der Aufmerksamkeit kommt. Bei allen anderen Achtsamkeitsübungen setzen wir einen oder mehrere Fokusse, was ungewohnt ist. Bei Ablenkungen geht es immer wieder um einen freundlichen Umgang mit sich selbst *und* um die Einladung, wieder zum Fokus zurückzukehren. Achtsamkeit ist eine offene Haltung: Wenn ich mich gerade in etwas festbeiße (einen Gedanken, ein Gefühl, ein Problem, einen Verhaltensimpuls), kann ich versuchen, mich zu öffnen *und* etwas mehr wahrzunehmen („Und was ist da noch?").

Unnötige Anstrengungen und Anspannungen loslassen: Viele Patienten haben im Laufe ihrer Biografie eine Struktur entwickelt, aufgrund der sie meinen, sich sehr anstrengen zu müssen. Das wird sich im Rahmen von Achtsamkeitsübungen zunächst habituell fortsetzen. Es ist daher sinnvoll, immer wieder einfließen zu lassen, dass die Patienten bzw. Teilnehmer unnötige Anstrengungen und Anspannungen loslassen dürfen und können. Oft kommt es dadurch im Verlauf des Trainings zu einer sehr funktionalen Generalisierung: „Ah, ich muss nicht ...!"

Sharing: Nach jeder Übung bieten wir die Möglichkeit eines sogenannten Sharings an. So wie die Übungen freiwillig sind, sind es auch die Sharings. Die Teilnehmer *können* und *dürfen* mitteilen, was sie erlebt haben, oder ihre Fragen stellen, sie *müssen* aber nichts sagen. Vor allem in Gruppentherapien sind die Sharings häufig sehr wertvoll: Die Teilnehmer erfahren zum einen, dass andere Teilnehmer ähnliche Schwierigkeiten haben, wie sie selbst, aber auch, dass Erfahrungen oft sehr unterschiedlich sind, sich zum Teil sogar diametral gegenüberstehen. Die Teilnehmer können sich gegenseitig Mut machen, sich bei Schwierigkeiten unterstützen und gemeinsam Lösungen finden.

Infoblatt 1: Wissenswertes zu Achtsamkeit

Teilen Sie Infoblatt 1 (vgl. Seite 250 und Online-Materialien) aus und lassen Sie entweder die Gruppenteilnehmer reihum den Text laut vorlesen oder geben Sie den Teilnehmern Gelegenheit, die Informationen selbst in Ruhe zu lesen. Decken Sie entweder ein vorbereitetes Flipchart mit den Bestimmungsstücken von Achtsamkeit (bewusst, absichtslos, gegenwärtig, offen/experimentell, akzeptierend, teilnehmend; vgl. Seite 236–237) oder mit Ihrer Definition von Achtsamkeit auf oder schreiben Sie die Bestimmungsstücke sukzessive an, während Sie die Bedeutung mit den Teilnehmern erarbeiten.

Erklären Sie die Unterschiede zwischen innerer und äußerer sowie zwischen weiter und fokussierter Achtsamkeit. Als Einstieg eignet sich die 3-2-1-Übung als eine fokussierte äußere Achtsamkeitsübung. Erläutern Sie auch den Unterschied zwischen formeller und informeller Achtsamkeit. Besprechen Sie mit den Teilnehmern, dass alle Übungen freiwillig sind und im Anschluss der Übungen immer ein kurzes Sharing angeboten wird, in dem die Teilnehmer etwas sagen *können*, aber *nicht müssen*. Besprechen Sie mit den Teilnehmern die Unterschiede von Bewertungen und Verurteilungen. Machen Sie darauf aufmerksam, dass wir ohne Bewertungen nicht gut im Leben klarkommen und das Bewerten in vielen Kontexten sinnvoll ist. Bei der Praxis von Achtsamkeit geht es darum, eigenes Bewerten und vor allem Verurteilen zu bemerken und sich wieder davon zu lösen, um sich erneut auf das Wahrnehmen zu fokussieren.

Sie können während der Sitzungen nach und nach die Achtsamkeitsübungen von Übungsblatt 1 (vgl. Seite 257 und Online-Materialien) mit der Gruppe durchführen und natürlich auch andere Übungen ergänzen. Übungsblatt 1 kann gleichzeitig auch zur Unterstützung von Übungen zu Hause genutzt werden.

Infoblatt 2: Was ist Akzeptanz und wie geht akzeptieren?

Das Infoblatt 2 (vgl. Seite 253 und Online-Materialien) beschäftigt sich mit dem Konzept der Akzeptanz. Die Gruppenleiter erarbeiten gemeinsam mit den Teilnehmern eine Liste an Dingen, die man verändern kann, und eine Liste an Dingen, die sinnvollerweise akzeptiert werden sollten. Sie diskutieren gemeinsam mit den Teilnehmern, was Akzeptanz ist und was nicht. Sie gehen dabei auch auf sprachliche Feinheiten wie den Unterschied zwischen „Annehmen" und „Hinnehmen" ein: Ersteres ist ein aktives, offenes Geschehen, letzteres ein passives, erduldendes Geschehen.

Die Gruppenleiter teilen das Infoblatt 2 aus und diskutieren mit den Teilnehmern weiter: Es kann vorkommen, dass Teilnehmer zunächst etwas aufgebracht sind, wenn man mit ihnen das Konzept der Akzeptanz erarbeitet. Die Gruppenleiter erläutern deshalb, dass Akzeptanz einer inneren Haltung entspricht und dass diese Haltung oft nicht leicht einzunehmen ist, auch wenn sie sinnvoll erscheinen mag. Wenn ich etwas verliere, was mir wichtig ist, werden Trauer und Hilflosigkeit, vielleicht Ärger und Einsamkeit als Gefühle folgen. Die Gruppenleiter erklären, dass es bei Akzeptanz auch darum geht, unangenehme Gefühle, Impulse und Gedanken zu akzeptieren, dies jedoch nicht einfach ist und häufig lange dauern kann. Sie diskutieren die Feinheiten in Bezug auf die Frage, wann es sinnvoll ist, Gedanken und Gefühle zu verändern (bei nicht hilfreichen Strukturen, die veränderbar sind) und wann Akzeptanz das Mittel der Wahl ist. Wenn etwas nicht mehr veränderbar ist, kann und darf jede Person grundsätzlich selbst bestimmen, ob sie sich weiterhin für Leiden, Ambivalenz oder Akzeptanz entscheidet.

Die Gruppenleiter erläutern weiterhin, dass Achtsamkeit eine grundlegende Fertigkeit für Akzeptanz darstellt und Achtsamkeit deshalb inzwischen große Bedeutung in Psychotherapie und Beratung erlangt hat. Die Gruppenleiter streuen bei Bedarf kleine Gedankenexperimente (z. B. „Denken Sie in den nächsten drei Minuten nicht an einen rosaroten Elefanten" oder „Was passiert, wenn man mit aller Macht einen mit Luft gefüllten Ball unter Wasser drückt?") ein und lassen die Teilnehmer die Erfahrung machen, dass automatische Gedanken und Verhaltensimpulse zwar sehr schnell auftreten, wir ihnen aber nicht folgen müssen. Beziehungsweise, dass Gedankenunterdrückung oft nur kurzfristig hilft und langfristig meist nicht sinnvoll ist oder zum Gegenteil dessen führt, was wir anstreben.

Die Gruppenleiter teilen Übungsblatt 2 (vgl. Seite 259 und Online-Materialien) entweder noch in der Sitzung zum gemeinsamen Bearbeiten in Zweiergruppen aus oder geben das Übungsblatt als Aufgabe mit nach Hause. In der anschließenden Sitzung sollen dann die aufgekommenen Fragen diskutiert werden. Im Übungsblatt geht es um die Unterscheidung von Dingen, die veränderbar sind, und Dingen, die gegebenenfalls akzeptiert werden sollten.

Die Gruppenleiter erläutern, dass man zwischen spontan auftretenden, automatischen Gedanken, Impulsen und Gefühlen, Gedankenstrukturen, länger andauernden Gefühlszuständen und tatsächlichem Verhalten unterscheiden kann. Oft ist die Akzeptanz dieser mentalen (und körperlichen) Ereignisse eine Voraussetzung für eine Veränderung. Wir müssen akzeptieren, dass Veränderung Zeit braucht, und wir müssen manchmal akzeptieren, dass Strukturen nicht mehr veränderbar sind. Nicht veränderbare Tatsachen sind beispielsweise Naturkatastrophen, die Endlichkeit des Lebens oder der Tod. Diese Sachverhalte sind auch im bekannten Gelassenheitsgebet zusammengefasst:

Gib mir die Gelassenheit, Dinge hinzunehmen, die ich nicht ändern kann,
den Mut, Dinge zu ändern, die ich ändern kann,
und die Weisheit, das eine vom anderen zu unterscheiden.

Reinhold Niebuhr (1892–1971)

Es lohnt sich, mit den Teilnehmern ausführlich über das Thema Veränderbarkeit und Akzeptanz zu diskutieren. Eine Stärke der meisten Verfahren der dritten Welle der Verhaltenstherapie ist das Verständnis, dass wir eben nicht alles verändern können und es auch nicht müssen.

Infoblatt 3: Umgang mit Hürden bei der Durchführung von Achtsamkeitsübungen

Erfahrungsgemäß ist es sinnvoll, die Hürden, die sich bei der Praxis von Achtsamkeit ergeben können, wiederholt und offen mit den Teilnehmern zu besprechen. Das Infoblatt 3 (vgl. Seite 255 und Online-Materialien) beschreibt sowohl Hürden bei der Übungspraxis als auch mögliche Problemlösungen. Die Therapeuten diskutieren in der Gruppe, welche Lösungen die einzelnen Teilnehmer selbst für diese Probleme haben. Dabei zeigt sich häufig, dass die Teilnehmer sich gegenseitig mit wertvollen Ideen inspirieren. Die Trainer sollten sich zudem nicht scheuen, über eigene Hürden bei der Praxis von Achtsamkeit zu sprechen. Es ist für Patienten sehr entlastend zu hören, dass auch Therapeuten manchmal keine Lust haben, Achtsamkeit zu praktizieren bzw. dass sie sich mit selbstgewählten Strategien zum Üben motivieren müssen. Die im Infoblatt 3 aufgeführten Prinzipien zum Umgang mit Hürden, gelten für viele Situationen, in denen Menschen Dinge nicht umsetzen, die sie sich vorgenommen haben.

8.3 Modul Achtsamkeit: Info- und Übungsblätter

Infoblatt 1 (Seite 1/3) **Achtsamkeit**

Wissenswertes zu Achtsamkeit

Warum ist das Thema Achtsamkeit so präsent und warum wird Achtsamkeit auch in Psychotherapien eingesetzt?

Um herauszufinden, was eine gute Psychotherapie ausmacht, werden weltweit Studien durchgeführt. Derzeit weist die Studienlage darauf hin, dass die Praxis von Achtsamkeit bei vielen psychischen Störungen helfen kann. Hierzu gehören beispielsweise Depressionen, die Generalisierte Angststörung, Zwangsstörungen, Essstörungen, Burnout, Hauterkrankungen, Persönlichkeitsstörungen und mit Stress verbundene Erkrankungen.

In den Psychotherapieleitlinien, die von anerkannten wissenschaftlichen Institutionen gemeinsam erarbeitet und publiziert werden, ist festgehalten, worin eine gute Psychotherapie besteht, und welche Interventionen angewandt werden sollten, also welche Fertigkeiten Psychotherapeuten ihren Patienten beibringen sollten. In den aktuellen Leitlinien zur Behandlung der oben angeführten Störungen ist Achtsamkeit als Behandlungsmethode ausdrücklich aufgeführt. Genauso, wie der Aufbau von Aktivitäten zum Behandlungsstandard bei depressiven Störungen zählt, wird der Einsatz von Achtsamkeitsstrategien derzeit zur professionellen Behandlung vieler Problembereiche empfohlen.

Wirkung von Achtsamkeit

Die Haltung der Achtsamkeit und vor allem die Praxis von Achtsamkeit kann dazu führen, dass:

- wir uns besser selbst regulieren können,
- sich unser allgemeines psychisches Wohlbefinden verbessert,
- Fähigkeiten, wie z.B. sich besser konzentrieren können oder zur Ruhe zu kommen, gefördert werden,
- wir unsere gedanklichen und emotionalen Prozesse unter eine stärkere freiwillige Kontrolle bringen können,
- wir weniger grübeln,
- wir anders mit Stress umgehen können,
- wir flexibler im Denken werden,
- wir fokussierter bleiben können,
- wir in Beziehungen zufriedener sind.

Was spricht für Achtsamkeit und gegen UN-Achtsamkeit?

Jeder kennt Situationen, in denen er in einen anderen Raum gelaufen ist und nicht mehr wusste, was er da eigentlich wollte. Unachtsamkeit gehört ein Stück weit zum Leben dazu, und wir schaffen es sicher nicht, *immer* achtsam sein. Wir nennen dieses automatisierte Funktionieren auch „Autopiloten-Modus“ oder kurz „Autopilot“. Das hilft uns oft im Leben, automatisiert und gleichzeitig mehrere Dinge zu erledigen. So wissen beispielsweise Eltern von kleineren Kindern nur zu gut, dass es ohne diesen Modus oft nicht funktioniert. Zu viel UN-Achtsamkeit bzw. der Versuch, zu viele Dinge auf einmal zu machen, führt jedoch regelmäßig zu Fehlern, Konflikten, Streit, dem Verlust von Gegenständen, dem Kaputtgehen von Dingen und Stress.

Es gibt Situationen, in denen Achtsamkeit nicht angesagt ist, aber auch viele Situationen, in denen Achtsamkeit als „Haltung im Sein“ gut klappen kann: Immer dann, wenn ich *etwas nicht verändern will* oder *kann*, kann ich Achtsamkeit praktizieren. Natürlich auch immer dann, wenn ich Lust zum Üben habe.

Infoblatt 1 (Seite 2/3) **Achtsamkeit**

Wissenswertes zu Achtsamkeit

Definition von Achtsamkeit

Bei den Übungen in der Gruppe wird vorwiegend mit folgender Definition von Achtsamkeit gearbeitet: Die Haltung der Achtsamkeit ist

- bewusst,
- absichtslos,
- gegenwärtig,
- offen/experimentell,
- akzeptierend,
- teilnehmend.

Fokussierte und weite sowie äußere und innere Achtsamkeit

Wir unterscheiden zwischen fokussierter und weiter sowie zwischen innerer und äußerer Achtsamkeit:

- Bei der **fokussierten Achtsamkeit** gehen wir achtsam mit einem bestimmten Ereignis oder Objekt um. Dieses bildet dann den Fokus der Übung.
- In der **weiten Achtsamkeit** sind wir gegenüber der gesamten gegenwärtigen Situation achtsam und nehmen alles wahr, was gerade ist und geschieht: Wir nehmen Objekte, Menschen, Ereignisse, aber auch unsere Empfindungen, Gefühle, Gedanken usw. wahr. Wir halten dabei nichts fest, analysieren nichts und wollen nichts verändern, sondern bleiben offen für den nächsten Moment.
- Zwischen beiden Formen (fokussiert und weit) gibt es Übergänge. So können wir z. B. den Fokus wechseln oder gleichzeitig auf Musik und unsere Atmung oder Bewegung achten.
- In der **äußeren Achtsamkeit** sind wir achtsam für unsere Umwelt.
- In der **inneren Achtsamkeit** sind wir achtsam für unsere mentalen und emotionalen Prozesse und Körperempfindungen.

Formelle und informelle Achtsamkeit

Zudem wird zwischen formellen und informellen Achtsamkeitsübungen unterschieden:

- **Formelle Achtsamkeit:** In diesem Fall wird Achtsamkeit in Form von klar definierten Übungen oder Meditationen geübt, indem Sie diese Übungen mit einer zeitlichen Vorgabe in Ihren Alltag einbauen.
- **Informelle Achtsamkeit:** Informelle Achtsamkeitsübungen sind Übungen, die im Rahmen alltäglicher Tätigkeiten bzw. Verrichtungen durchgeführt werden können. Geeignet sind Objekte oder Tätigkeiten des Alltags, die eine ausreichende Absichtslosigkeit erlauben: u. a. gehen, atmen, essen (z. B. einzelne Nahrungsmittel betasten, dann daran riechen und sehr langsam essen) sowie Routinetätigkeiten im Haushalt (z. B. abspülen, bügeln, putzen) oder im Garten (z. B. Unkraut jäten, Rasen mähen). Sehr hilfreich ist es auch, kleine Pausen im Alltag zu nutzen, um weite Achtsamkeit zu üben. Dazu eignen sich beispielsweise alle Wartesituationen (Ampel, Bushaltestelle, Schlange an der Kasse, etc.).
- Auch bei informellen Übungen sollten Sie sich bewusst am Beginn der Übung kurz die Haltung der Achtsamkeit vergegenwärtigen und die Übung bewusst wieder beenden. Es kann hilfreich sein, sich dabei auf einen bestimmten Zeitraum (z. B. drei Minuten) festzulegen.

Infoblatt 1 (Seite 3/3) **Achtsamkeit**

Wissenswertes zu Achtsamkeit

Vom „Bewerten“ (Verurteilen) zum Wahrnehmen, Beschreiben und Spüren

Wir bewerten oft und rasch. Dabei verwenden wir in der Regel Maßstäbe wie „richtig – falsch“, „schön – hässlich“, „gut – böse“ usw. Bewertungen sind oft sinnvoll und notwendig. Ohne Bewertungen kommen wir nicht durch das Leben. Manchmal führen sie aber auch zu vorschnellen Ideen und eher zu „Verurteilungen“ einer Situation oder Begegnung und machen unsere Wahrnehmung eng. Dadurch verpassen wir wichtige Aspekte einer Situation oder Begegnung.

In der Haltung der Achtsamkeit kommt es darauf an, solche spontanen Verurteilungen zu erkennen und im offenen Kontakt mit den Dingen, Menschen und Prozessen zu bleiben, also weiter zu spüren, wahrzunehmen etc., wenn man erkannt hat, *dass* man gerade verurteilt oder vorschnell bewertet hat. Es geht darum, sich dann wieder zu öffnen und vorurteilsfreier wahrzunehmen. Die Haltung der Achtsamkeit lädt dazu ein, auch dann freundlich mit sich selbst zu bleiben, wenn man merkt, dass man vorschnell geurteilt hat!

Beim „Wahrnehmen“ und „Spüren“ sollten Sie versuchen, möglichst ohne Worte auszukommen und die Dinge, Ereignisse und Empfindungen immer wieder neu auf sich wirken zu lassen. In der Regel werden Ihnen dabei immer wieder Worte einfallen. Lassen Sie sie wieder los und schauen, spüren Sie wieder hin.

Das konkrete „Beschreiben“ von Dingen oder Situationen bewirkt oft ganz nebenbei, eine größere Distanz zu den Dingen und Situationen zu bekommen. In vielen Lebenslagen kann das helfen. Eine weitere Nebenwirkung kann sein, dass Sie Dinge genauer wahrnehmen und Ihnen Aspekte auffallen, die vorher noch unsichtbar waren. Beim Beschreiben sollten Sie versuchen, die Dinge, Ereignisse, Ihre Empfindungen, Gefühle usw. möglichst genau in Worte zu fassen. Dazu kann auch die „Und“-Technik angewandt werden. Die „Und“-Technik kann zum einen dabei helfen, vom vorschnellen Bewerten in einen beschreibenden Modus zu kommen. Zum anderen kann Sie dabei behilflich sein, während der Übung den Fokus der Übung (z. B. Atem, Geräusche) wieder zu finden oder den Fokus zu erweitern.

„Und“-Techniken

Wenn Sie bemerken, dass Sie abschweifen, so nehmen Sie auch dies wahr und kehren mit einem freundlichen „und“ zu der Übung zurück, die Sie gerade durchführen. Wenn Sie *bemerken,* dass Sie abschweifen, sind Sie achtsam.

a) Sie können Ihre Achtsamkeitspraxis unterstützen, indem Sie beschreiben, was gerade in Ihrem Kopf und/oder Körper vor sich geht (durch welche Gedanken Sie z. B. von der Übung abgelenkt werden), und indem Sie mit einem „und“ zu dem ursprünglichen Fokus der Übung zurückkehren.
b) Alternativ können Sie das, was Sie ablenkt, annehmend in die Übung mit einbauen: Wenn Sie z. B. ein Bild achtsam wahrnehmen wollen und immer wieder durch den Gedanken an einen Arztbesuch abgelenkt werden, können Sie den ablenkenden Gedanken beispielsweise wie folgt einbauen: „Ich sehe auf dem Bild einen Strand und nehme meine Sorge über den bevorstehenden Arztbesuch wahr“. Erinnern Sie sich immer wieder daran, dass es völlig normal ist, dass Sie immer wieder abgelenkt werden.

Infoblatt 2 (Seite 1/2) Achtsamkeit

Was ist Akzeptanz und wie geht akzeptieren?

In einer Psychotherapie geht es oft um die Veränderung von Dingen. Ein weiterer wichtiger Ansatzpunkt besteht oft darin, Patienten zu unterstützen, schwierige oder schmerzhafte Dingen akzeptieren zu können. Die moderne Verhaltenstherapie umfasst beides. Es geht um

- die Akzeptanz der Dinge, die man nicht mehr verändern kann – oder zumindest im Moment nicht verändern kann – und
- die Veränderung der Dinge, die verändert werden sollten.

Was bedeutet Akzeptanz?

Akzeptanz bedeutet, Gefühle, Gedanken, Empfindungen und Verhaltensimpulse zuzulassen und anzunehmen. Sie so sein zu lassen, wie sie sind, ohne sich gegen sie zu wehren. Das heißt **nicht,** dass ich das gut finden muss oder mit diesen Gefühlen, Gedanken und Verhaltensimpulsen einverstanden sein muss.

Andere Begriffe, die zu Akzeptanz passen sind:

- Annehmen,
- Geschehen lassen,
- Erlebensbereitschaft,
- sich von erfolglosen Kontrollbemühungen lösen,
- „Es ist, wie es ist".

Die Art von Akzeptanz, die wir vorschlagen ist eine freiwillig und absichtlich eingenommene innere Haltung gegenüber Gedanken, Gefühlen, und Verhaltensimpulsen, die sich in einer Situation entwickeln.

Merke

Akzeptieren ist eine absichtlich eingenommene innere Einstellung oder Haltung.

Akzeptieren üben bedeutet, ruhig und annehmend in einer belastenden Situation zu bleiben, die ich gerade nicht verändern kann. Ich vermeide die belastenden Gefühle nicht, sondern stelle mich ihnen, nehme sie an und bleibe im Kontakt mit ihnen – auch wenn sie mir nicht gefallen. Wenn ich merke, dass ich in ein vorschnelles Verurteilen gleite, versuche ich, dies wahrzunehmen und es wieder loszulassen und bei der Situation und/oder meinen Gefühlen zu bleiben. Akzeptanz ist ein aktives Geschehen, und meist kein Ergebnis. Es kann also Zeiten geben, in denen Akzeptanz leichtfällt, aber auch Zeiten, in denen sie schwerfällt.

Infoblatt 2 (Seite 2/2) **Achtsamkeit**

Was ist Akzeptanz und wie geht akzeptieren?

Was ist Akzeptanz nicht?

Akzeptanz von dem, was ist und wie es ist, heißt *nicht,* dass ich passiv werde, mir Dinge egal werden oder ich Dinge „über mich ergehen lasse". Vor allem heißt es *nicht,* dass ich prinzipiell keine Veränderungen mehr anstrebe!

Etwas zu akzeptieren, heißt *nicht,* zu resignieren oder sich in eine quälende Situation oder ein quälendes Leben „zu fügen". Akzeptanz dessen, was ich nicht verändern kann, bedeutet auch *nicht,* dass ich versagt habe. Akzeptanz bedeutet zudem *nicht:* hinnehmen, aufgeben, zwangsläufig einverstanden sein und etwas zwangsläufig gut finden.

Gelassenheitsgebet

Gib mir die Gelassenheit, Dinge hinzunehmen, die ich nicht ändern kann,
den Mut, Dinge zu ändern, die ich ändern kann,
und die Weisheit, das eine vom anderen zu unterscheiden.

Reinhold Niebuhr (1892–1971)

Infoblatt 3 (Seite 1/2) Achtsamkeit

Umgang mit Hürden bei der Durchführung von Achtsamkeitsübungen

Die tägliche Praxis von Achtsamkeit fällt manchmal leichter und manchmal schwerer, dies ist menschlich und normal. Wenn es Ihnen noch nicht gelingt, regelmäßig Achtsamkeitsübungen in Ihren Alltag einzubauen, liegt dies vermutlich an folgenden Hürden:

- Sie haben keine Zeit.
- Sie haben keine Lust.
- Sie stoßen auf Gedanken, Gefühle und Ablenkungen, die Sie als störend wahrnehmen.
- Sie haben nicht daran gedacht.

Vorschläge zum Umgang mit den Hürden

Keine Zeit:

- Treffen Sie eine klare Entscheidung darüber, ob Sie 10 Minuten am Tag Zeit für Achtsamkeitsübungen einbauen wollen.
- Planen Sie entweder jeden Tag eine feste Uhrzeit oder eine bestimmte Situation (z. B. immer vor/nach dem Mittagessen) ein, wann Sie üben wollen, oder legen Sie jeden Morgen neu fest, wann Sie die Achtsamkeitsübungen machen.
- Wenn tatsächlich wenig Zeit vorhanden ist, führen Sie an diesem Tag informelle Achtsamkeitsübungen durch.

Keine Lust:

- Treffen Sie eine klare Entscheidung darüber, ob Sie 10 Minuten am Tag Zeit für Achtsamkeitsübungen einbauen wollen.
- Wenden Sie die „Und"-Techniken an (vgl. Infoblatt 1 im Modul Achtsamkeit).
- Machen Sie sich die kurzfristigen und langfristigen Konsequenzen für und gegen das Üben bewusst.
- Nutzen Sie hilfreiche Selbstinstruktionen, sprechen Sie sich innerlich selbst aufmunternd zu.
- Teilen Sie die Übungen auf, z. B. dreimal drei Minuten (Salami-Taktik).

Gedanken, Gefühle, Ablenkungen, die als störend wahrgenommen werden:

Gedanken, Gefühle und Ablenkungen sind normal. Wir haben oft eine automatische Tendenz, unsere Erfahrungen fortlaufend auch danach zu bewerten, ob sie unseren Zielen entsprechen, richtig oder falsch sind (z. B. „Das ist nicht das, was passieren sollte.", „Es ist nicht gut genug.", „Es ist nicht das, was ich erwartet oder mir gewünscht hatte."). Andere Hürden können Gedanken wie „Ich müsste mich eigentlich ständig konzentrieren können" oder Gefühle von Langeweile und damit verbundene Gedanken sein. Durch derartige Bewertungen kann die Vorstellung entstehen, eigentlich anders fühlen und denken zu müssen oder dass eigentlich „alles besser sein und mehr bringen sollte", etc. Das wiederum kann zu Gedankenketten führen, indem wir uns selbst die Verantwortung für „falsche" Gedanken oder Gefühle geben. Oder wir haben keine Lust, unangenehme Gedanken und Gefühle zu erleben, und steigen daher aus der Übung aus oder lenken uns ab. Hierdurch entfernen wir uns von der gegenwärtigen Erfahrung, wie sie in dem Augenblick ist. Langfristig sind wir dann wiederum unzufrieden.

Infoblatt 3 (Seite 2/2) — Achtsamkeit

Umgang mit Hürden bei der Durchführung von Achtsamkeitsübungen

Möglichkeiten, die dabei helfen, nach als störend wahrgenommenen Gedanken, Gefühlen und sonstigen Ablenkungen wieder in die Achtsamkeitsübung einzusteigen, sind:

- Wenden Sie „Und"-Techniken an (vgl. Infoblatt 1 im Modul Achtsamkeit).
- Machen Sie die Erfahrung, dass Gedanken und Gefühle von alleine wieder weggehen.
- Üben Sie, achtsam für das Gefühl und für den Gedanken zu sein.
- Wechseln Sie vom Bewerten zum Beschreiben.

Nicht daran gedacht:

- Treffen Sie eine klare Entscheidung darüber, ob Sie in der nächsten Woche üben wollen.
- Bauen Sie Rituale ein (siehe oben unter „Keine Zeit").
- Nutzen Sie zur Erinnerung visuelle Reize, wie z. B. ein Kärtchen an der Türe, ein Kärtchen oder ein kleines Steinchen in der Geldbörse, welche Sie daran erinnern, zu üben. Programmieren Sie sich einen wiederkehrenden Termin im Handy oder PC ein oder legen Sie einen bestimmten Schmuck an, damit Sie ans Üben erinnert werden.
- Legen Sie eine Struktur fest, nach der Sie regelmäßig üben: z. B. „Jedes Mal, wenn ich zu Hause durch eine Tür gehe, mache ich ..." (vgl. auch Rituale einbauen).
- Wenn tatsächlich wenig Zeit vorhanden ist, führen Sie an diesem Tag informelle Achtsamkeitsübungen durch.

Dies sind nur einige Vorschläge dazu, wie mit Hürden beim Praktizieren von Achtsamkeit umgangen werden kann. In den Gruppensitzungen werden Sie immer wieder Gelegenheit erhalten, über mögliche Hürden zu sprechen und passende Lösungen dafür zu finden.

Hier können Sie eigene Ideen zum Umgang mit Hürden bei der Praxis von Achtsamkeit notieren:

Übungsblatt 1 (Seite 1/2) Achtsamkeit

Anleitung zum Üben und Vorschläge für Übungen

Definition

Achtsamkeit ist eine bewusste, offene, experimentelle, teilnehmende und absichtslose Haltung zum gegenwärtigen Geschehen.

Anleitung zum Üben

Gegenwart: Bleiben Sie immer wieder bei dem, was im Hier und Jetzt gerade geschieht. Wenn Sie Gedanken oder Bilder aus der Vergangenheit oder der Zukunft beschäftigen, so nehmen Sie dies wahr, und kehren Sie freundlich zum Hier und Jetzt zurück. Bleiben Sie offen und flexibel für das, was geschieht und sich beständig verändert.

Bewusstheit, Offenheit und Akzeptanz (Loslassen, etwas geschehen lassen): Nehmen Sie Ihre Anspannungen, Bewertungen, Absichten und Gedanken bewusst wahr – halten Sie nichts fest. Strengen Sie sich nicht an, bearbeiten Sie nichts, stellen Sie keine Warum-Fragen. Geben Sie einfach keine Energie in die Wahrnehmung der äußeren und inneren Prozesse und des Beziehungsgeschehens, lassen Sie sie nur geschehen und bleiben Sie offen für das, was als nächstes passiert. Damit üben Sie eine akzeptierende Haltung. Andere Bezeichnungen sind Annehmen, etwas geschehen lassen, Erlebensbereitschaft, sich von erfolglosen Kontrollbemühungen lösen: „Es ist, wie es ist". Es ist also *nicht:* hinnehmen, aufgeben oder resignieren, es heißt nicht unbedingt einverstanden sein oder es gut finden müssen!

Absichtslosigkeit: Lassen Sie sich während der Übung auf das ein, was geschieht, ohne eine Absicht zu verfolgen oder etwas verändern oder erreichen zu wollen. Es geht nicht um Entspannung, Wohlfühlen oder Ähnliches – nur um die Wahrnehmung und die Offenheit für das, was als nächstes geschieht.

Achtsamkeitsübungen

Die „3-2-1- Übung": Nehmen Sie kurz (jeweils zwei bis drei Sekunden) drei Dinge wahr, die Sie sehen, drei Geräusche, die Sie hören (ggf. auch Stille), drei Tastempfindungen, die Sie spüren. Dann zwei Dinge, die Sie sehen, zwei Geräusche, die Sie hören usw. Dann ein Ding, das Sie sehen, ein Geräusch, das Sie hören usw. Strengen Sie sich dabei nicht an, nutzen Sie ruhig auch immer wieder die gleichen Wahrnehmungen.

Atmen und Gedanken beobachten und loslassen: Nehmen Sie Ihre Gedanken wahr, ohne sie festzuhalten oder zu bearbeiten. Achten Sie dann nur auf Ihren Atem. Schauen Sie nun beim Einatmen nach, ob ein Gedanke (ein Wort, ein inneres Bild) da ist. Wenn ja, lassen Sie den Gedanken, das Wort oder das innere Bild beim Ausatmen wieder los, indem Sie auf das Ausatmen achten. Wenn nicht, atmen Sie einfach weiter.

Beschreiben: Wählen Sie irgendein alltägliches Objekt aus, ein Bild oder den Raum, in dem Sie sich befinden, und beschreiben Sie das Objekt etc. – mindestens zwei Minuten lang. Achten Sie auch auf Einzelheiten, die Ihnen ganz einfach und selbstverständlich erscheinen.

Gehen: Gehen Sie bewusst auf verschiedene Weise, einmal langsam, einmal schnell. Sie können auch andere Varianten ausprobieren: schlendernd, müde, energisch gehen usw. Nehmen Sie dabei Ihre Körperhaltung, die einzelnen Bewegungen und Ihre Stimmung achtsam wahr.

Übungsblatt 1 (Seite 2/2) Achtsamkeit

Anleitung zum Üben und Vorschläge für Übungen

Flieger: Stellen Sie sich locker hin und führen Sie folgende Bewegung sehr langsam (insgesamt ca. drei Minuten oder mehr) aus: Arme seitwärts anheben, Handflächen nach unten. Auf Schulterhöhe Handflächen nach oben drehen und Arme weiterführen bis sie über dem Kopf zusammenfinden. Sich kurz strecken und innehalten und die gleiche Bewegung rückwärts ausführen. Spüren Sie dabei, wie Sie sich fühlen. Die Übung ist weder eine Gymnastikübung noch soll sie eine bestimmte Empfindung auslösen oder Ihnen „guttun". Sie verfolgt auch keine andere Absicht. Es geht um eine achtsame Wahrnehmung dessen, was geschieht.

Musik hören: Hören Sie Musik (mindestens drei Minuten lang), ohne etwas anderes dabei zu tun. Achten Sie dabei auch auf Ihre Reaktion. Versuchen Sie, auch bei Bewertungen offen zu bleiben und immer wieder neu hinzuhören.

Sitzen: Nehmen Sie wahr, wie Sie im Moment sitzen. Sie müssen nichts verändern, sondern können nur wahrnehmen, wie es *jetzt* im Augenblick ist. Wenn Sie Bewegungs- bzw. Änderungsimpulse verspüren, folgen Sie ihnen nicht immer sofort, sondern nehmen sie die Impulse als Übungsmöglichkeit. Experimentieren Sie mit Ihrer Haltung, schauen Sie, wie es Ihnen in verschiedenen Sitzhaltungen (sich anlehnen, frei sitzen etc.) geht.

Schütteln: Schütteln Sie (mit oder ohne Musik) Ihren Körper drei Minuten oder länger aus.

Lücken: Achten Sie einmal nur auf die Lücken/Zwischenräume in Ihrer Umgebung.

Selbstmassage: Massieren Sie einmal die Hände, einmal das Gesicht, die Kopfhaut, die Füße usw. – je nach Zeit und Gelegenheit. Sie können auch den Körper „abstreifen", also gleitende Bewegungen entlang Ihres Körpers machen, so als wollten Sie Wasser vom Körper abstreifen.

Verbundenheit: Machen Sie sich bewusst, auf welche Weise Sie mit der Umgebung verbunden sind, z.B.: optische Eindrücke, Geräusche, Schwerkraft, durch ertasten, Räume, andere Menschen (anwesend oder nicht), Gruppen (Gewohnheiten, Sprache, Interessen, Werte). Mit wem oder was noch (gerade jetzt!)?

Forcierte Achtsamkeit: Nehmen Sie eine achtsame Körperhaltung ein und sagen Sie einmal still zu sich: „Ich lasse Gedanken an die Vergangenheit oder die Zukunft los, ich bleibe in der Gegenwart." Dann tun Sie genau dies eine Minute lang. Sagen Sie dann dreimal still zu sich: „Ich achte auf mein Ein- und Ausatmen." Dann tun Sie genau dies eine Minute lang. Sagen Sie schließlich dreimal still zu sich: „Ich achte auf jeden Moment meiner Atmung, auch auf die Pausen." Dann tun Sie genau dies eine Minute lang.

Merke

Üben Sie jeden Tag mindestens 10 Minuten. Sie können bei einer Übung bleiben oder die Übungen kombinieren und Sie können sie auch über den Tag hinweg verteilen. Denken Sie am Ende kurz über Ihre Erfahrungen nach und machen Sie sich einige Notizen in Ihrem „Achtsamkeitstagebuch".

Literatur

Huppertz, M. (2015). *Achtsamkeitsübungen* (2. Auflage). Paderborn: Junfermann. Huppertz, M. & Schatanek, V. (2021). *Achtsamkeit in der Natur*. Paderborn: Junfermann.

Übungsblatt 2 — Achtsamkeit

Unterscheidung von Dingen, die veränderbar sind, und Dingen, die unter Umständen akzeptiert werden sollten

Nehmen Sie sich einen Augenblick Zeit, um darüber nachzudenken, was veränderbar ist und was nicht. Das A steht für akzeptieren, das V für verändern.

	A	V
1. Reale Fakten: Objektive Geschehnisse; Schicksalsschläge	☐	☐
2. Spontane Gedanken	☐	☐
3. Spontan auftauchende Erinnerungen	☐	☐
4. Eigene Körperempfindungen	☐	☐
5. Wenn mir zu Hause kalt ist	☐	☐
6. Das Verhalten anderer Menschen	☐	☐
7. Wenn ich zu Hause Durst habe	☐	☐
8. Aufschieben von Aufgaben	☐	☐
9. Ungünstige Gewohnheiten	☐	☐
10. Das eigene Verhalten	☐	☐
11. Ereignisse die in der Vergangenheit liegen	☐	☐
12. Meine persönliche Geschichte	☐	☐
13. Spontan auftauchende Verhaltensimpulse	☐	☐
14. Das Wetter	☐	☐
15. Vergänglichkeit	☐	☐
Weitere eigene Idee		
______________________	☐	☐
______________________	☐	☐
______________________	☐	☐

Auflösung: Akzeptieren: 1, 2, 3, 4, 6, 11, 12, 13, 14, 15; Verändern (Kontrolle): 5, 7, 8, 9, 10.

9 Schwierige Therapiesituationen

In diesem Kapitel tragen wir mögliche schwierige Situationen in Gruppen sowie Lösungsmöglichkeiten zusammen. Generell bietet sich eine dialektische und gelassene Haltung in solchen Situationen an: Man kann immer eine Chance darin sehen, aus schwierigen Situationen etwas zu lernen – sowohl als Teilnehmerin als auch als Therapeutin.

9.1 Patientinnen möchten keine Rollenspiele machen

Wir machen gute Erfahrungen damit, von Anfang an zu betonen, dass wir mit Rollenspielen arbeiten werden. Es ist hilfreich, darum möglichst wenig Aufhebens zu machen, sondern im Gegenteil Rollenspiele als gute Lernmöglichkeit zu präsentieren. Psychoedukation über die Effekte von Rollenspielen und motivierende Gesprächsführung unterstützen die Arbeit am Commitment, wie es in der Dialektisch-Behavioralen Therapie (DBT) genannt wird. Bei sehr ängstlichen Patientinnen kann in der Einzeltherapie die sehr frühe Ankündigung, dass die Patientin irgendwann auch an einer Gruppentherapie teilnehmen könnte/sollte, gepaart mit der Strategie „Steter Tropfen höhlt den Stein", auch zu einer Habituation führen. Das Validieren und Normalisieren von Ängsten hilft, Patientinnen Ängste zu nehmen: Sind doch eben aus genau diesen Gründen viele Patientinnen bei uns in Behandlung.

9.2 Probleme zwischen den Teilnehmerinnen

Wir empfehlen, Schwierigkeiten zwischen Teilnehmerinnen (z. B. können sich gegenseitig nicht leiden, rollen mit den Augen, wenn die andere Person spricht) und therapiebehinderndes Verhalten Einzelner nicht in der Gruppe, sondern in einer Einzeltherapiesitzung zu besprechen und dort auch Lösungen zu erarbeiten. Unter therapiebehinderndem Verhalten im Gruppenkontext verstehen wir, wenn Patientinnen auf Dauer nicht aktiv an den Gruppenaktivitäten teilnehmen, keine Rückmeldungen geben oder nicht an den Rollenspielen teilnehmen möchten.

9.3 Austragen persönlicher Konflikte in Rollenspielen (speziell bei Familiengruppen)

Zu Beginn einer Gruppentherapie eignen sich eher „kleinere“ alltägliche Ereignisse zum Üben. Bei aktuellen, eventuell zu emotionsgeladenen Themen oder Konflikten zwischen Gruppenmitgliedern kann sich der Fokus der Übung leicht von den Fertigkeiten hin auf den (brisanten) Inhalt verschieben. Es kann dabei für die Leiterin oftmals mühsam sein, die Beteiligten zurück zur Übung zu bringen und zum Einhalten der Kommunikationsregeln zu bewegen.

Handlungsmöglichkeiten:

- *Auf die bereits besprochenen Kommunikationsregeln verweisen:* Die Gruppenleiterin stellt die Kommunikationsregeln nochmals vor und achtet darauf, dass die Äußerungen nach den gelernten Regeln umformuliert werden. Gegebenenfalls gibt sie während der Übung gezielte Hilfestellung (Coaching) in Form direkter Instruktionen (z. B. „Fragen Sie nach, was er konkret meint.“) oder kurzer Hinweise (z. B. „Lauter sprechen.“) oder sie flüstert vor, was die Person im Rollenspiel sagen soll (Soufflieren) oder sie gibt Anstöße mit Fragen wie „Wie geht es Ihnen dabei?“ (Prompting). Positive Veränderungen sollten unmittelbar verstärkt werden (z. B. „Gut!“, Kopfnicken).
- *Übung abbrechen (Schnitt):* Dieses Vorgehen ist besonders dann sinnvoll, wenn die Teilnehmerinnen im Verlauf des Rollenspiels immer wieder in alte Muster zurückfallen. Die Gruppenleiterin kann zusätzlich die Regel aufstellen, dass jede Person zunächst kurz zusammenfassen muss, was die andere Person gesagt hat, bevor die eigene Sichtweise dargelegt wird. Bei eskalierenden Auseinandersetzungen kann auch eine sternförmige Kommunikation initiiert werden, d. h. die Therapeutin fordert die Beteiligten auf, ausschließlich über sie miteinander zu sprechen. Dabei hört sie stellvertretend aktiv zu und formuliert alle Äußerungen entsprechend den Kommunikationsregeln um.
- *Anregen eines Rollentauschs zwischen den Kontrahentinnen:* Indem jeweils die Position der anderen Person eingenommen wird, können sich die Teilnehmerinnen leichter in die jeweils andere Lage einfühlen und ihre Bedürfnisse verstehen.
- *Die Therapeutin übernimmt selbst eine Rolle:* Sie kann somit die anvisierten Verhaltensaspekte selbst demonstrieren.

9.4 Verweigerung der aktiven Teilnahme am Rollenspiel

Bei der Initiierung einer Verhaltensübung sollten die Gruppenleiterinnen generell darauf achten, optimale Voraussetzungen für die Problemsimulationen zu schaffen. Dies betrifft zum einen die Auswahl der Übungsthemen, die möglichst den Interessen der Teilnehmerinnen entsprechen, gleichzeitig jedoch auch zum Üben von „neuen“ Verhaltensaspekten geeignet sein sollten. Zum anderem ist es wichtig, die Instruktionen konkret zu formulieren. Weiterhin sollten die Therapeutinnen darauf achten, dass Wiederholungen von Übungen in angemessenem Ausmaß stattfinden und die aktive Teilnahme innerhalb der Gruppe ausgewogen ist. Sollten jedoch trotz der Einhaltung aller Vorsichtsmaßnahmen die Teilnehmerinnen nur schwer zur aktiven Teilnahme an einem Rollenspiel zu bewegen sein, helfen vielleicht folgende Handlungsmöglichkeiten:

- *Probleminhalt nochmal neu formulieren.*
- *Direkte Aufforderung einzelner Teilnehmerinnen:* Die Gruppenleiterin spricht eine Person in der Gruppe offen an „Versuchen Sie bitte, Herrn X. aktiv zuzuhören“. Hier sollte betont werden, dass nicht herausragende Beispiele gesucht werden sollen – gerade kleine, alltägliche Ereignisse eignen sich besonders gut zum Üben. Häufig ist es auch sinnvoll, Beispiele vorzugeben.
- *Instruktionen Wort für Wort am Flipchart notieren:* Die Scheu, an einem Rollenspiel mitzuwirken, kann reduziert werden, wenn die Instruktionen Wort für Wort am Flipchart notiert werden. Dies wirkt zwar der freien Gestaltung und Kreativität entgegen, kann aber gerade am Anfang des Trainings dazu beitragen, bei Teilnehmerinnen die Hemmungen zu reduzieren, und zu weiteren Rollenspielen motivieren.
- *Die Therapeutin selbst übernimmt eine Rolle:* So kann sie als Modell für bestimmte Verhaltensaspekte dienen und Unsicherheiten seitens der Teilnehmerinnen abbauen. Vor allem sozial weniger kompetente Teilnehmerinnen werden sich eher zutrauen, ein Problem zu spielen, wenn eine geschulte Rollenspielpartnerin bereit steht, die die Übung lenkt.
- *Gezielte Hilfestellungen vor, während und nach der Übung:* Beispielsweise können Prompting (Vorschläge und Hilfestellungen, die einen Anstoß geben), Coaching oder Soufflieren eingesetzt werden.
- *Direktes positives Feedback geben:* Darauf sollte neben einer differenzierten Rückmeldung nach jedem ausgeführten Lernschritt unbedingt geachtet werden, denn es fördert auch das Vertrauen, was eine Voraussetzung dafür ist, an weiteren Rollenspielen teilzunehmen.
- *Demonstrationsrollenspiele.* Zwei Gruppenleiterinnen können zunächst modellhaft ein Rollenspiel demonstrieren.

9.5 Umgang mit sehr aktiven und passiven Teilnehmerinnen

Sehr aktive Teilnehmerinnen. Nehmen einzelne Teilnehmerinnen „zu viel Raum“ im Gruppengeschehen ein, kann es zur Senkung der Gruppendynamik und Ablenkung vom ursprünglichen Stoff kommen. Um die anderen Teilnehmerinnen nicht zu vernachlässigen, sollten „Vielrednerinnen“ auf ihre Dominanz hingewiesen werden. In diesem Fall ist selbstverständlich darauf zu achten, dass die betreffende Person nicht bloßgestellt, frustriert oder abgeschreckt wird.

Handlungsmöglichkeiten:

- *Andere um eine Stellungnahme oder Meinung zum gerade diskutierten Thema bitten:* In der Regel ergibt sich damit oftmals die Gelegenheit, die anderen Gruppenmitglieder wieder in die Diskussion mit einzubeziehen. Die Therapeutin kann „in die Runde fragen“ (z.B. „Frau O. hat ja soeben ihre Position klar dargelegt. Was sagen denn die anderen dazu?“). Dies erfüllt in zweierlei Hinsicht seinen Zweck: Erstens sind dadurch die anderen Teilnehmerinnen aufgefordert, sich wieder aktiv am Geschehen zu beteiligen und zweitens wird auf diese Art und Weise das Wort automatisch an die anderen weitergeben.
- *Direkte Rückmeldung erfragen:* Erzählt eine Person über eine andere oder greift diese verbal an, so bietet sich in dieser Situation die Möglichkeit, die Meinung der Betroffenen direkt einzuholen und sie um Rückmeldung zu bitten (z.B. „Wie sehen Sie die Position von ...?“). Auch bei dieser Vorgehensweise wird wiederum die Aufmerksamkeit von der „Vielrednerin“ gelöst und die Betroffene fühlt sich nicht übergangen.
- *Verweis auf andere Sitzungsinhalte:* Bei persönlichen Angriffen kann auf Inhalte des Kommunikationstrainings „Bitten äußern“ oder „Umgang mit Gefühlen“ verwiesen werden.
- *Auf Einzelsitzungen verweisen:* Gelegentlich kann es vorkommen, dass Teilnehmerinnen sehr intime oder komplexe Probleme in den Sitzungen ansprechen, die den Rahmen einer Gruppentherapie sprengen. Die Therapeutinnen sollten dies kurz thematisieren und ggf. auf die Einzeltherapie hinweisen.

Passive Teilnehmerinnen. Dass sich Teilnehmerinnen eher passiv in der Gruppe verhalten, kann auf verschiedenste Gründe zurückgeführt werden. Die Teilnehmerinnen können Angst haben, sich zu blamieren oder Fehler zu machen, oder sie möchten sich „nicht in den Vordergrund spielen“. Andere Gründe sind schlicht habituelle Passivität, Schüchternheit oder aber die Tendenz, lieber andere arbeiten zu lassen, bzw. mangelnde Anstrengungsbereitschaft. Zeichnet sich ein derartiges Verhalten schon in den ersten Sitzungen ab, ist es aus zweierlei Gründen sinnvoll, dies frühzeitig zu thematisieren. Zum einem kann dadurch evtl. Missmut in der Gruppe, Unterforderung bzw. Überforderung vorgebeugt werden und zum anderen ist es vor allem für den praktischen Teil des Programms notwendig, dass in der Gruppe eine vertrauensvolle und offene Atmosphäre herrscht, in die auch möglichst alle Teilnehmerinnen einbezogen sind.

Handlungsmöglichkeiten:

- Direkte Aufforderung zum Mitmachen,
- thematisieren, warum eine Person nicht mitmacht (mehrere Antwortmöglichkeiten anbieten, wie z.B. „Konzentrationsschwierigkeiten“ oder „Kein Interesse am Inhalt der Sitzung“),

- Sitzungspausen nutzen, um die Person positiv zu verstärken und ihr Mut zur Mitarbeit zuzusprechen,
- das Verhalten in der Einzeltherapie ansprechen.

Passive Gruppe. Wenn Gruppen temporär oder dauernd eher passiv sind, kann das verschiedene Gründe haben. Es kann sein, dass die Sitzungen zu einem ungünstigen Zeitpunkt stattfinden, z. B. unmittelbar nach dem Essen oder in den Abendstunden, oder sehr viele Teilnehmerinnen der Gruppe sehr gehemmt sind. Im ersten Fall empfiehlt es sich, die Sitzungen zeitlich zu verlegen, im zweiten Fall kann es nützlich sein, die Sitzungen mit Smalltalk zu beginnen und/oder aktivierende Übungen (z. B. Spontanvorträge oder aktivierende Achtsamkeitsübungen) zu machen.

Handlungsmöglichkeiten:
- Direkte Aufforderung zum Mitmachen,
- Verlegen der Sitzungen auf einen günstigeren Zeitpunkt,
- aktivierende Übungen anbieten,
- das Verhalten in der Einzeltherapie ansprechen.

9.6 Patientinnen machen keine Hausaufgaben oder vergessen die Unterlagen

Wenn Patientinnen keine Hausaufgaben machen oder ihre Unterlagen häufig vergessen, kann das mehrere Gründe haben. Zum einen kann sich hinter diesem Verhalten ein Commitment-Problem dahingehend verbergen, dass die Teilnehmerinnen nicht sehr motiviert sind, an der Gruppentherapie teilzunehmen. In diesem Fall sollte die Motivation unbedingt in der Einzeltherapie, falls eine solche parallel stattfindet, besprochen werden. Falls es keine begleitende Einzeltherapie gibt, sollte dieses Problem unter vier Augen mit einer der Trainerinnen außerhalb der Gruppe besprochen werden. Das regelmäßige Vergessen von Unterlagen kann auch als Commitment-Problem im Sinne von Anstrengungsvermeidung verstanden werden und muss auch dann dringend besprochen werden. Es kann aber auch vorkommen, dass sich hinter dieser Problematik eine Lese-Rechtschreib-Schwäche verbirgt und die Teilnehmerinnen sich schämen, diese in der Gruppe zu offenbaren. Auch dieses Problem sollte unter vier Augen mit den Betroffenen besprochen werden. Manchmal besteht eine Lösung darin, dass den Teilnehmerinnen die Möglichkeit gegeben wird, Hausaufgaben auch in Form von Tondokumenten zu machen. Sollte das regelhafte Vergessen von Unterlagen dagegen bei mehreren Teilnehmerinnen in der Gruppe vorkommen, sollte eine Lösung in der Gruppe besprochen werden.

9.7 Einzelne Teilnehmerinnen fehlen häufig

Wenn Teilnehmerinnen oft fehlen, kann auch das mehrere Gründe haben. Zum einen kann sich auch hinter diesem Verhalten ein Commitment-Problem dahingehend verbergen, dass die Teilnehmerinnen nicht sehr motiviert sind, an der Gruppentherapie teilzunehmen. In diesem Fall sollte die Motivation unbedingt in der Einzeltherapie, falls es eine solche parallel zur Gruppe gibt, besprochen werden. Falls es keine begleitende Einzeltherapie gibt, sollte dieses Problem unter vier Augen mit einer der Trainerinnen außerhalb der Gruppe besprochen werden. Es kann aber auch sein, dass Teilnehmerinnen aus finanziellen Gründen, weil sie z. B. kein Geld für Benzin oder ein Straßenbahnticket haben, selten zur Gruppentherapie kommen. Auch dieses Problem sollte unter vier Augen mit den Betroffenen besprochen werden. Mögliche Lösungen sind, dass die Patientin eine Therapiepause einlegt, eine Schuldnerberatung in Anspruch nimmt oder bei der Krankenkasse die Erstattung der Fahrtkosten beantragt.

Generell empfehlen wir, Probleme, die in der Gruppe entstehen, in den Einzelsitzungen anzusprechen (soweit parallel zur Gruppentherapie Einzelsitzungen stattfinden).

Literatur

Alberti, R. & Emmons, M. (1970). *Your perfect right: A guide to assertive behavior*. San Luis Obispo, CA: Impact Press.

Arias, V.S. & Carter, N.M.P. (2018). Online Dating/Dating Apps. In M. Khosrow-Pour (Ed.), *Encyclopedia of information science and technology* (4th edition). Hershey, PA: IGI Global.

Aschen, S.R. (1997). Assertion training therapy in psychiatric milieus. *Archives of Psychiatric Nursing, 11*(1), 46–51. https://doi.org/10.1016/S0883-9417(97)80049-0

Barth, J., Munder, T., Gerger, H., Nüesch, E., Trelle, S., Znoj, H. et al. (2013). Comparative efficacy of seven psychotherapeutic interventions for patients with depression: A network meta-analysis. *PLoS Medicine, 10*(5), e1001454. https://doi.org/10.1371/journal.pmed.1001454

Benton, M.K. & Schroeder, H.E. (1990). Social skills training with schizophrenics: A meta-analytic evaluation. *Journal of Consulting and Clinical Psychology, 58,* 741–747. https://doi.org/10.1037/0022-006X.58.6.741

Berger, H. & Gunia, H. (2019). *Psychoedukative Familienintervention* (2. Auflage). Stuttgart: Schattauer.

Berkman L.F. & Syme, S.L. (1979). Social networks, host resistance, and mortality: A nine-year follow-up study of Alameda County residents. *American Journal of Epidemiology, 109,* 186–204. https://doi.org/10.1093/oxfordjournals.aje.a112674

Binetti, N., Harrison, C., Coutrot, A., Johnston, A. & Mareschal, I. (2016). Pupil dilation as an index of preferred mutual gaze duration. *Royal Society open science, 3*(7), 160086. https://doi.org/10.1098/rsos.160086

Bishop, S.R., Lau, M., Shapiro, S.L., Carlson, L., Anderson, N.D., Carmody, J. et al. (2004). Mindfulness: A proposed operational definition. *Clinical Psychology: Science and Practice, 11,* 230–241. https://doi.org/10.1093/clipsy.bph077

Böge, K. & Hahn, E. (2021). *Achtsamkeit bei psychotischen Störungen. Gruppentherapiemanual für die stationäre und ambulante Behandlung SENSE.* Weinheim: Beltz.

Bohus, M. & Wolf-Arehult, M. (2013). *Interaktives Skillstraining für Borderline-Patienten: Das Therapiemanual* (2. Auflage). Stuttgart: Schattauer.

Bowen, S., Chawla, N. & Marlatt, G.A. (2012). *Achtsamkeitsbasierte Rückfallprävention bei Substanzabhängigkeit: Das MBRP-Programm*. Weinheim: Beltz.

Brokuslaus, I., Welke, T. & Edel, A. (2021). *Bewegen statt erstarren! Das Praxisbuch für DBT-Körperskills*. Schattauer: Stuttgart.

Brown, K.W., Ryan, R.M. & Creswell, J.D. (2007). Mindfulness: Theoretical foundations and evidence for its salutary effects. *Psychological Inquiry, 18*(4), 211–237. https://doi.org/10.1080/10478400701598298

Buchheld, N. & Walach, H. (2004). Die historischen Wurzeln der Achtsamkeitsmeditation. In T. Heidenreich & J. Michalak (Hrsg.), *Achtsamkeit und Akzeptanz in der Psychotherapie* (S. 28–46). Tübingen: DGVT.

Cacioppo, J.T., Cacioppo, S., Gonzaga, G.C., Ogburn, E.L. & Van der Weele, T.J. (2013). Marital satisfaction and break-ups differ across on-line and off-line meeting venues. *Proceedings of the National Academy of Sciences of the United States of America, 110*(25), 10135–10140. https://doi.org/10.1073/pnas.1222447110

Cahn, B. & Polich, J. (2006). Meditation states and traits: EEG, ERP, and neuroimaging studies. *Psychological bulletin, 132,* 180–211. https://doi.org/10.1037/0033-2909.132.2.180

Chambers, R., Lo, B. & Allen, N. (2008). The impact of intensive mindfulness training on attentional control, cognitive style, and affect. *Cognitive Therapy and Research, 32,* 303–322. https://doi.org/10.1007/s10608-007-9119-0

Clark, D. & Ehlers, A. (2002). Soziale Phobie: Eine kognitive Perspektive. In U. Stangier & T. Fydrich (Hrsg.), *Soziale Phobie und Soziale Angststörung. Psychologische Grundlagen, Diagnostik und Therapie* (S. 157–180). Göttingen: Hogrefe.

Davidson, R.J. (2000). Affective styles, psychopathology, and resilience: Brain mechanisms and plasticity. *American Psychologist, 55,* 1196–1214. https://doi.org/10.1037/0003-066X.55.11.1196

Davidson, R.J., Jackson, D.C. & Kalin, N.H. (2000). Emotion, plasticity, context, and regulation: Perspectives from affective neuroscience. *Psychological Bulletin, 126*(6), 890–909. https://doi.org/10.1037/0033-2909.126.6.890

Davidson, R.J., Kabat-Zinn, J., Schumacher, J., Rosenkranz, M., Muller, D., Santorelli, S.F. et al. (2003). Alterations in brain and immune function produced by mindfulness meditation. *Psychosomatic Medicine, 65*(4), 564–570. https://doi.org/10.1097/01.PSY.0000077505.67574.E3

Davison, G.C. & Neale, J.M. (1979). *Klinische Psychologie.* München: Urban & Schwarzenberg.

Deutsche Gesellschaft für Psychiatrie, Psychotherapie und Nervenheilkunde (DGPPN), Bundesärztekammer (BÄK), Kassenärztliche Bundesvereinigung (KBV), Arbeitsgemeinschaft der Wissenschaftlichen Medizinischen Fachgesellschaften (AWMF). (Hrsg.). (2023). *S3-Leitlinie/Nationale VersorgungsLeitlinie Unipolare Depression – Langfassung* (Version 3.1). Verfügbar unter: https://register.awmf.org/assets/guidelines/nvl-005l_S3_Unipolare-Depression_2023-01.pdf

Denissen, J.J.A., Penke, L., Schmitt, D.P. & van Aken, M.A.G. (2008). Self-esteem reactions to social interactions: Evidence for sociometer mechanisms across days, people, and nations. *Journal of Personality and Social Psychology, 95*(1), 181–196. https://doi.org/10.1037/0022-3514.95.1.181

Dumpert, H.-J. & Schaller, R. (2017). *Rollenspiel. Techniken der Verhaltenstherapie.* Weinheim: Beltz.

Eifert, G.H. (2022). *Akzeptanz- und Commitment-Therapie (ACT).* Göttingen: Hogrefe. https://doi.org/10.1026/03045-000

Eifert, G.H. & Forsyth, J.P. (2009). *Akzeptanz- und Commitment-Therapie für Angststörungen. Ein praktischer Leitfaden zur Anwendung von Achtsamkeit, Akzeptanz und wertgeleiteten Verhaltensänderungsstrategien.* Tübingen: DGVT.

Farb, N.A., Anderson, A.K., Mayberg, H., Bean, J., McKeon, D. & Segal, Z.V. (2010). Minding one's emotions: Mindfulness training alters the neural expression of sadness. *Emotion, 10*(1), 25–33. https://doi.org/10.1037/a0017151

Fiedler, P. & Marwitz, M. (2016). Selbstunsichere und ängstlich-vermeidende Persönlichkeitsstörungen. *PSYCH up2date, 10*(03), 215–234. https://doi.org/10.1055/s-0042-103824

Fliegel, S., Groeger, W.M., Künzel, R., Schulze, D. & Sorgatz, H. (1998). *Verhaltenstherapeutische Standardmethoden. Ein Übungsbuch.* München: Urban & Schwarzenberg.

Forbes, D. (2019). *Mindfulness and its discontents: Education, self, and social transformation.* Halifax: Fernwood Publishing.

Forsyth, J.P. & Eifert, G.H. (2010). *Mit Ängsten und Sorgen erfolgreich umgehen.* Göttingen: Hogrefe.

Fruzzetti, A. E. (2006). *The high-conflict couple: A dialectical behavior therapy guide to finding peace, intimacy, and validation.* Oakland: New Harbinger Publications.

Fruzzetti, A. E. (2019). *Konfliktreiche Paarbeziehungen.* München: CIP.

Fruzzetti, A. E. & Hoffman, P. D. (2012). *Family connections.* Unpublished manual. S. 13, 14.

Fruzzetti, A. E. & Iverson, K. M. (2004). Achtsamkeit, Wertschätzung und „individuelle" Psychopathologie bei Paaren. In S. C. Hayes, V. M. Follette & M. M. Linehan (Hrsg.), *Achtsamkeit und Akzeptanz in der Psychotherapie. Ein Handbuch* (S. 233–263). Tübingen: DGVT.

Fruzzetti, A. E. & Shenk, C. (2008). Fostering validating responses in families. *Social Work in Mental Health, 6*(1), 215–227. https://doi.org/10.1300/J200v06n01_17

Goldstein, A. P. (1973). *Structured learning therapy.* New York: Academic Press.

Gordon, S. & Waldo, M. (1984). The effects of assertiveness training on couples' relationships. *American Journal of Family Therapy, 12*(1), 73–77. https://doi.org/10.1080/01926188408250160

Gordon, T. (2012). *Familienkonferenz: Die Lösung von Konflikten zwischen Eltern und Kind* (2. Auflage). München: Heyne.

Grawe, K., Donati, R. & Bernauer, F. (1995). *Psychotherapie im Wandel. Von der Konfession zur Profession* (4. Auflage). Göttingen: Hogrefe.

Guhn, A., Köhler, S. & Brakemeier, E. L. (2019). *Kiesler-Kreis-Training. Manual zur Behandlung interpersoneller Probleme.* Weinheim: Beltz.

Gunia, H. (2010). Ängstliche Persönlichkeitsstörung. In S. Amberger & S. C. Roll (Hrsg.), *Psychiatriepflege und Psychotherapie* (S. 397–398). Stuttgart: Thieme.

Gunia, H. & Quiroga Murcia, C. (2017). *Tango in der Psychotherapie.* München: Reinhardt-Verlag.

Hautzinger, M. (2000). Depressionen. In M. Hautzinger (Hrsg.), *Kognitive Verhaltenstherapie bei psychischen Störungen* (S. 49–82). Weinheim: Beltz.

Hayes, A. M. & Feldman, G. (2004). Clarifying the construct of mindfulness in the context of emotion regulation and the process of change in therapy. *Clinical Psychology: Science and Practice, 11*(3), 255–262. https://doi.org/10.1093/clipsy.bph080

Hayes, S. C., Strosahl, K. D. & Wilson, K. G. (2014). *Achtsamkeitsbasierte Veränderungen in Theorie und Praxis.* Paderborn: Junfermann.

Heidenreich, T., Grober, C. & Michalak, J. (2014). Achtsamkeitsbasierte kognitive Therapie. *Zeitschrift für Klinische Psychologie und Psychotherapie, 43,* 233–240. https://doi.org/10.1026/1616-3443/a000280

Heidenreich, T. & Michalak, J. (2003). Achtsamkeit („Mindfulness") als Therapieprinzip in Verhaltenstherapie und Verhaltensmedizin. *Verhaltenstherapie, 13*(4), 264–274. https://doi.org/10.1159/000075842

Heidenreich, T. & Michalak, J. (Hrsg.). (2009). *Achtsamkeit und Akzeptanz in der Psychotherapie. Ein Handbuch* (3., überarbeitete und erweiterte Auflage). Tübingen: DGVT.

Heidenreich, T. & Michalak, J. (2018). Achtsamkeit. In J. Margraf & S. Schneider (Hrsg.), *Lehrbuch der Verhaltenstherapie. Grundlagen, Diagnostik, Verfahren und Rahmenbedingungen psychologischer Therapie* (Band 1, S. 455–464). Berlin: Springer.

Henderson, M. & Hollin, C. R. (1986). Social skills training and delinquency. In C. R. Hollin & P. Trower (Eds.), *Handbook of social skills training* (Volume 1, pp. 79–101). Oxford: Pergamon Press.

Hinsch, R. & Pfingsten, U. (2015). *Gruppentraining sozialer Kompetenzen GSK: Grundlagen, Durchführung, Anwendungsbeispiele.* Weinheim: Beltz.

Höfling, V. (2011). *Methodologische und empirische Studien zur Validierung von Achtsamkeitsskalen* (unveröffentlichte Dissertation, urn:nbn:de:hebis:30-89890). Goethe-Universität Frankfurt am Main.

Hofmann, S.G., Sawyer, A.T., Witt, A.A. & Oh, D. (2010). The effect of mindfulness-based therapy on anxiety and depression: A meta-analytic review. *Journal of consulting and clinical psychology, 78*(2), 169–183. https://doi.org/10.1037/a0018555

Holt-Lunstad, J., Smith, T.B. & Layton, J.B. (2010). Social relationships and mortality risk: A meta-analytic review. *PLoS Medicine, 7,* e1000316. https://doi.org/10.1371/journal.pmed.1000316

House, J.S., Landis, K.R. & Umberson, D. (1988). Social relationships and health. *Science, 241*(4865), 540–545.

Huppertz, M. (2009). *Achtsamkeit. Befreiung zur Gegenwart: Achtsamkeit, Spiritualität und Vernunft in Psychotherapie und Lebenskunst.* Paderborn: Junfermann.

Huppertz, M. (2015). *Achtsamkeitsübungen: Experimente mit einem anderen Lebensgefühl. 99 Anleitungen für die Praxis.* Paderborn: Junfermann.

Huppertz, M. (Hrsg.). (2021). *Achtsamkeitsorientierte Therapie und Beratung. Zur Anwendung von Achtsamkeit in verschiedenen psychosozialen Kontexten.* Frankfurt am Main: Mabuse.

Huppertz, M. (2022). *Die Kunst da zu sein. Häufig, selten und nie gestellte Fragen zur Achtsamkeit.* Frankfurt am Main: Mabuse.

Huppertz, M., Saurgnani, S. & Schneider, S. (2013). Ein pluralistisches Achtsamkeitskonzept für die therapeutische Praxis. *Verhaltenstherapie und Psychosoziale Praxis, 45*(2), 381–397.

Jha, A. P., Stanley, E. A., Kiyonaga, A., Wong, L. & Gelfand, L. (2010). Examining the protective effects of mindfulness training on working memory capacity and affective experience. *Emotion, 10*(1), Feb. 2010, 54–64. https://doi.org/10.1037/a0018438

Kabat-Zinn, J. (2006). *Gesund durch Meditation.* Frankfurt am Main: Fischer.

Kabat-Zinn, J. (2013). *Full catastrophe living. How to cope with stress, pain and illness using mindfulness meditation* (revisited edition). New York: Bantam Books.

Kassenärztliche Bundesvereinigung (KBV). (2022). *Psychotherapie. Häufige Fragen zur Psychotherapie. Gutachterverfahren – Ablauf.* Verfügbar unter: https://www.kbv.de/html/28551.php

Kassenärztliche Bundesvereinigung (KBV) & Spitzenverband Bund der Krankenkassen (GKV-Spitzenverband). (2017). Vereinbarung über die Anwendung von Psychotherapie in der vertragsärztlichen Versorgung (Psychotherapie-Vereinbarung). *Deutsches Ärzteblatt, 3,* 141–151. Verfügbar unter: https://www.aerzteblatt.de/int/article.asp?id=186704

Khoury, B., Lecomte, T., Fortin, G., Masse, M., Therien, P., Bouchard, V. et al. (2013). Mindfulness-based therapy: A comprehensive meta-analysis. *Clinical Psychology Review, 33,* 763–771. https://doi.org/10.1016/j.cpr.2013.05.005

König, J., Resick, P.A., Karl, R. & Rosner, R. (2012). *Posttraumatische Belastungsstörung. Ein Manual zur Cognitive Processing Therapy* (dort Arbeitsblatt 7.3). Göttingen: Hogrefe.

Kraemer, S. & Möller, H.J. (2000). Schizophrene Störungen. In M. Hautzinger (Hrsg.), *Kognitive Verhaltenstherapie bei psychischen Störungen* (S. 378–415). Weinheim: Beltz.

Lazarus, A.A. (1963). The results of behavior therapy in 126 cases of severe neurosis. *Behavior Research and Therapy, 1,* 69–79. https://doi.org/10.1016/0005-7967(63)90010-X

Liberman, R.P., King, L.W., DeRisi, W.J. & McCann, M. (1975). *Personal effectiveness. Guiding people to assert themselves and improve their social skills.* Champaign, Ill.: Research Press.

Liberman, R.P. & Wallace, C. (1990). Neuere Entwicklungen des Trainings sozialer Fertigkeiten für chronisch psychisch Kranke. In R. Olbrich (Hrsg.), *Therapie der Schizophrenie* (S. 83–99). Stuttgart: Kohlhammer.

Linehan, M.M. (1996). *Dialektisch-Behaviorale Therapie der Borderline-Persönlichkeitsstörung.* München: CIP-Medien.

Linehan, M.M. (2015a). *DBT skills training handouts and worksheets* (2nd edition). New York: Guilford.

Linehan, M.M. (2015b). *DBT skills training manual.* New York: Guilford.

Linehan, M. M. (2016). *Handbuch der dialektisch-behavioralen Therapie (DBT)*. Bd. 1: Skills Training Manual: Zur Behandlung psychischer Störungen. Gießen: CIP-Medien.

Linehan, M.M., Goldfried, M.R. & Goldfried, A.P. (1979). Assertion training: Skill acquisition or cognitive restructuring. *Behavior Therapy, 10,* 372–388. https://doi.org/10.1016/S0005-7894(79)80026-X

Luft, J. & Ingham, H. (1955). The Johari window. A graphic model of interpersonal awareness. In *Proceedings of the western training laboratory in group development*. Los Angeles: UCLA.

Luoma, J.B., Hayes, S.C. & Walser, R.D. (2009). *ACT-Training: Acceptance & Commitment Therapie. Ein Handbuch*. Paderborn: Junfermann.

Lynch, T. (2018). *Radically open dialectical behavior therapy. Theory and practice for treating disorders of overcontrol*. Oakland: New Harbinger.

McFarlane, W.R. (2002). *Multifamily groups in the treatment of severe psychiatric disorders*. New York: Guilford.

Michalak, J., Heidenreich, T. & Williams, J.M.G. (2022). *Achtsamkeit*. Göttingen: Hogrefe. https://doi.org/10.1026/03040-000

Monti, P.M., Abrams, D.B., Binkoff, J.A. & Zwick, W.R. (1986). Social skills training and substance abuse. In C.R. Hollin & P. Trower (Eds.), *Handbook of social skills training* (Volume 2, pp. 111–142). Oxford: Pergamon Press.

Moore, A. & Malinowski, P. (2009). Meditation, mindfulness and cognitive flexibility. *Consciousness and Cognition, 18,* 176–186. https://doi.org/10.1016/j.concog.2008.12.008

Ortner, C., Kilner, S. & Zelazo, P. (2007). Mindfulness meditation and reduced emotional interference on a cognitive task. *Motivation and Emotion, 31,* 271–283. https://doi.org/10.1007/s11031-007-9076-7

Paul, A. (2014). Is online better than offline for meeting partners? Depends: are you looking to marry or to date? *Cyberpsychology, Behavior and Social Networking, 17*(10), 664–667. https://doi.org/10.1089/cyber.2014.0302

Petry, J. (2015). Alkoholismus. In M. Linden & M. Hautzinger (Hrsg.), *Verhaltenstherapiemanual* (8. Auflage, S. 467–474). Berlin: Springer.

Pfingsten, U. (2000). Soziale Ängste, Unsicherheiten und Defizite. In M. Hautzinger (Hrsg.), *Kognitive Verhaltenstherapie bei psychischen Störungen* (S. 115–146). Weinheim: Beltz.

Pfingsten, U. (2018). Training sozialer Kompetenz. In L. Margraf & S. Schneider (Hrsg.), *Lehrbuch der Verhaltenstherapie* (Band 1, 4. Auflage, S. 477–485). Berlin: Springer.

Potreck-Rose, F. & Jacob, G. (2021). *Selbstzuwendung, Selbstakzeptanz, Selbstvertrauen. Psychotherapeutische Interventionen zum Aufbau von Selbstwertgefühl*. Stuttgart: Klett-Cotta.

Purser, R. E. (2019). *McMindfulness: How mindfulness became the new capitalist spirituality*. London: Repeater.

Roder, V., Brenner, H.D. & Müller, D.R. (2019). Integriertes Psychologisches Trainingsprogramm bei schizophren Erkrankten IPT (7. Auflage). Weinheim: Beltz.

Rogers, C.R. (1985). *Die nicht-direktive Beratung. Counseling and psychotherapy*. Frankfurt am Main: Fischer.

Salter, A. (1949). *Conditioned Reflex Therapy*. New York: Creative Age Press.

Schaller, R. (2006). *Das große Rollenspiel-Buch. Grundtechniken, Anwendungsformen, Praxisbeispiele* (2. Auflage). Weinheim: Beltz.

Schramm, E. (2019). *Interpersonelle Psychotherapie* (4., überarbeitete und erweiterte Auflage). Stuttgart: Schattauer.

Schulz von Thun, F. (2010). *Miteinander reden 1: Störungen und Klärungen: Allgemeine Psychologie der Kommunikation*. Reinbek bei Hamburg: Rowohlt.

Segal, Z.V., Williams, J.M.G. & Teasdale, J.D. (2015). *Die Achtsamkeitsbasierte Kognitive Therapie der Depression* (2., überarbeitete und erweiterte Auflage). Tübingen: DGVT.

Shannon, C. E. & Weaver, W. (1998). *Mathematical theory of communication*. Urbana-Champaign: University of Illinois Press.

Shepherd, G. (1986). Social skills training and schizophrenia. In C. R. Hollin & P. Trower (Eds.), *Handbook of social skills training* (Volume 2, pp. 9–38). Oxford: Pergamon Press.

Siegel, D. J. (2007). Mindfulness training and neural integration: Differentiation of distinct streams of awareness and the cultivation of well-being. *Social cognitive and affective neuroscience, 2*(4), 259–263. https://doi.org/10.1093/scan/nsm034

Sipos, V. & Schweiger, U. (2022). *Therapie der Essstörung durch Emotionsregulation* (3., erweiterte und überarbeitete Auflage). Stuttgart: Kohlhammer.

Speed, C. B., Goldstein, B. L. & Goldfried, M. R. (2018). Assertiveness training: A forgotten evidence-based treatment. *Clinical Psychology Science and Practice, 25*(1), 1–20. https://doi.org/10.1111/cpsp.12216

Staebler, K., Helbing, E., Rosenbach, C. & Renneberg, B. (2011). Rejection sensitivity and borderline personality disorder. *Clinical Psychology & Psychotherapy, 18*(4), 275–283. https://doi.org/10.1002/cpp.705

Stangier, U., Heidenreich, T., Peitz, M., Lauterbach, W. & Clark, D. M. (2003). Cognitive therapy for social phobia: Individual versus group treatment. *Behaviour Research and Therapy, 41*(9), 991–1007. https://doi.org/10.1016/S0005-7967(02)00176-6

Statista. (2020). *Umfrage Online-Dating*. Verfügbar unter: https://de.statista.com/statistik/daten/studie/804638/umfrage/online-dating-nutzer-in-deutschland/ (Zugriff am 09.08.2020).

Taylor, K. & Abba, N. (2013). Achtsamkeitsorientierung bei Psychosen. In A. Knuf & M. Hammer (Hrsg.), *Die Entdeckung der Achtsamkeit* (S. 134–159). Köln: Psychiatrie-Verlag.

Taylor, S. (1996). Meta-analysis of cognitive-behavioral treatments for social phobia. *Journal of Behavior Therapy and Experimental Psychiatry, 27,* 1–9. https://doi.org/10.1016/0005-7916(95)00058-5

Trasselli, C., von Auer, A. K. & Gunia, H. (2022). *DBT-Familienskills. Ein Praxisleitfaden*. Göttingen: Hogrefe. https://doi.org/10.1026/03181-000

Trower, P. (1986). Social skills training and socail anxiety. In C. R. Hollin & P. Trower (Hrsg.), *Handbook of social skills training* (Volume 2, pp. 39–66). Oxford: Pergamon Press.

Ullrich de Muynck, R. & Ullrich, R. (1976). *Das Assertive-Trainingsprogramm ATP: Einübung von Selbstvertrauen und sozialer Kompetenz*. München: Pfeiffer.

Ullrich de Muynck, R. & Ullrich, R. (2015). Aufbau sozialer Kompetenz. In M. Linden & M. Hautzinger (Hrsg.), *Verhaltenstherapiemanual* (8. Auflage, S. 313–318). Berlin: Springer.

van Dam, N. T., van Vugt, M. K., Vago, D. R., Schmalzl, L., Saron, C. D., Olendzki, A. et al. (2018). Mind the hype: A critical evaluation and prescriptive agenda for research on mindfulness and meditation. *Perspectives on Psychological Science, 13*(1), 36–61. https://doi.org/10.1177/1745691617709589

van der Horst, M. & Coffé, H. (2012). How friendship network characteristics influence subjective well-being. *Social Indicators Research, 107*(3), 509–529. https://doi.org/10.1007/s11205-011-9861-2

Walsh, R. & Shapiro, S. L. (2006). The meeting of meditative disciplines and western psychology: A mutually enriching dialogue. *American Psychologist, 61*(3), 227–239. https://doi.org/10.1037/0003-066X.61.3.227

Wiedemann, G. & Arissen, G. (2009). Soziales Kompetenztraining. In A. Batra, R. Wassmann & G. Buchkremer (Hrsg.), *Verhaltenstherapie. Grundlagen – Methoden – Anwendungsgebiete* (3. Auflage, S. 134–145). Stuttgart: Thieme.

Williams, J. M. G. (1986). Social skills and depression. In C. R. Hollin & P. Trower (Eds.), *Handbook of social skills training* (Volume 2, pp. 91–110). Oxford: Pergamon Press.

Williams, J. M. G. (2010). Mindfulness and psychological process. *Emotion, 10*(1), 1–7. https://doi.org/10.1037/a0018360

Williams, J. M. G. & J. Kabat-Zinn (Hrsg.). (2018). *Achtsamkeit. Ihre Wurzeln, ihre Früchte*. Freiburg im Breisgau: Arbor Verlag.

Wolpe, J. (1958). *Psychotherapy by reciprocal inhibition*. Stanford: Stanford University Press.

Wolpe, J. (1972). *Praxis der Verhaltenstherapie*. Bern: Huber.

Zimmermann, P., Förster, J. & Reiske, S. (2021). *DBT-Sucht. Dialektisch-Behaviorale Therapie bei Borderline- und Substanzgebrauchsstörungen (DBT-S)*. Göttingen: Hogrefe. https://doi.org/10.1026/03021-000

Anhang

Abrechnungsmöglichkeiten von Gruppentherapien im Rahmen der Richtlinientherapie

Die Regeln und Möglichkeiten der Abrechnung von Psychotherapie im Rahmen der Richtlinientherapie in der Abrechnung über die gesetzlichen und privaten Krankenkassen sind einem ständigen Wandel unterworfen. Deswegen stellen wir an dieser Stelle nur kurz die aktuellen Möglichkeiten (Stand März 2022) dar, und verweisen auf die jeweiligen Berufsverbände, Kammern und Kassenärztlichen Vereinigungen.

Im Rahmen der Psychotherapiereform wurden die Durchführung und Honorierung von Gruppentherapien in mehreren Schritten flexibilisiert und verbessert. Für eine ausschließliche Gruppentherapie ist seit November 2019 kein Gutachterverfahren mehr notwendig. Das *Antragsverfahren* bleibt allerdings bestehen. Es entfällt lediglich das Gutachterverfahren. Dies gilt auch für Umwandlungsanträge. Der Bericht an den Gutachter muss dem Antrag seither nicht mehr beigefügt werden.

Diese Regelung gilt in jedem Fall für die ausschließliche Gruppenpsychotherapie. Wie die Krankenkassen mit Langzeittherapieanträgen für eine Kombinationsbehandlung aus Gruppentherapie und Einzeltherapie umgehen, bei denen überwiegend Gruppentherapie durchgeführt wird, ist noch nicht klar. Dies kann auch von Krankenkassen zu Krankenkasse variieren. Daher kann es sinnvoll sein, sich vor Antragstellung bei der Krankenkasse mit Verweis auf die neue gesetzliche Regelung zu erkundigen, ob bei einer Langzeittherapie als Kombinationsbehandlung weiterhin einen Bericht an den Gutachter erforderlich ist.

Bei Antrag auf eine ausschließliche Gruppentherapie gelten weiter die Regelungen der Psychotherapie-Vereinbarung (§ 11 Absatz 7 PTV). Einzelsitzungen können demnach im Verhältnis von 1:10 zu den Gruppensitzungen durchgeführt werden und werden dem genehmigten Behandlungskontingent hinzugerechnet.

Da die neue gesetzliche Regelung bei vielen Krankenkassenmitarbeitern noch nicht bekannt ist, kann es sinnvoll sein, dem Therapieantrag einen Verweis auf die aktuelle gesetzliche Regelung in § 92 Absatz 6a SGB V beizufügen (KBV, 2022):

- Bei überwiegend Gruppentherapie muss derzeit kein Bericht mehr geschrieben werden (die Krankenkassen sind berechtigt, in Ausnahmefällen weiterhin Berichte zu verlangen).
- Die Einzel- und Gruppentherapie kann durch zwei verschiedene Therapeuten (allerdings nur im gleichen Richtlinienverfahren) durchgeführt werden. Das Kontingent erhöht sich dadurch allerdings nicht, sondern wird geteilt.
- Am einfachsten ist es, wenn die beiden Therapeuten bei der Beantragung jeweils ein festes – zuvor gemeinsam bestimmtes – Kontingent beantragen (z.B. Einzeltherapeut 29 Sitzungen, Gruppentherapeut 31 Sitzungen).
- Der G-BA hat eine niederschwellige Kurzgruppe eingeführt: „Gruppenpsychotherapeutische Grundversorgung". In bis zu vier Sitzungen à 100 Minuten (alternativ: acht Sitzungen à 50 Minuten) sollen Patienten sich künftig über diese Form von Psychotherapie informieren und praktische Erfahrungen sammeln können. Damit können Versicherte vor einer Richtlinien-Psychotherapie für sich selbst prüfen, ob eine Gruppentherapie für sie infrage kommt. Außerdem können hier Hemmschwellen abgebaut, Gruppenfähigkeiten aufgebaut und an einer ersten Symptomlinderung gearbeitet werden. Hierzu nutzen die Therapeuten psychotherapeutische Interventionen aus den anerkannten Psychotherapieverfahren und -methoden. Diese antragsfreie Gruppe kann auch als problem- oder krankheitsspezifische Kurzgruppe gestaltet werden. Die Nutzung und die Auswirkungen der Kurzgruppe sollen innerhalb von fünf Jahren nach Inkrafttreten der Regelung (2021) evaluiert werden. Um den niedrigschwelligen Zugang abzusichern, hat der G-BA kein Anzeige- oder Antragsverfahren bei der Krankenkasse vorgesehen.
- Eine weitere Neuerung ist, dass probatorische Sitzungen auch in der Gruppe erfolgen können. Bisher sind probatorische Sitzungen ausschließlich im Einzelsetting möglich.
- Der G-BA hat außerdem beschlossen, dass Richtlinien-Gruppentherapie ab sechs Patienten auch zu zweit geleitet werden kann. Einer der beiden Gruppenleiter ist dabei für jedes Gruppenmitglied „hauptverantwortlich". Die gemeinsame Durchführung kann laut G-BA praxisübergreifend organisiert werden.
- Zu den weiteren Neuerungen gehört, dass Gruppensitzungen nicht mehr standardmäßig 100 Minuten umfassen müssen, sondern auch in 50-Minuten-Schritten durchgeführt werden können. Die wichtigsten Neuerungen hat die KBV in einer Übersicht zusammengefasst (siehe Homepage der KBV).

In Bezug auf die Qualifikation für die Abrechnung von Gruppentherapie (aus der Psychotherapie-Vereinbarung, KBV und GKV, 2017) gilt für Gruppenleiter Folgendes:

- Man muss ärztlicher oder psychologischer Psychotherapeut sein,
- mindestens 40 Doppelstunden Selbsterfahrung in der Gruppe haben,
- mindestens 24 Doppelstunden Theorie Gruppen-Psychotherapie vorweisen,
- mindestens 60 Doppelstunden kontinuierliche Gruppenbehandlung – auch in mehreren Gruppen vorweisen,

- mindestens 40 Stunden der Gruppen müssen dabei supervidiert sein, in der Ausbildung also ca. 1 zu 4 (10 Stunden Supervision),
- der Supervisor muss eine Gruppenzulassung haben oder Gruppen- Supervisor sein,
- entsprechende Zusatzqualifikationen müssen an oder über anerkannte Ausbildungsstätten gemäß § 6 Psychotherapeutengesetz erworben worden sein.

Rechenbeispiele für das Honorar, Stand 2021
- Gruppe, drei Patienten: 305,70 EUR pro 100 Minuten.
- Gruppe, fünf Patienten: 381,55 EUR pro 100 Minuten.
- Gruppe, neun Patienten: 532,62 EUR pro 100 Minuten.

Hinweise zu den Online-Materialien

Sie können die in diesem Buch erwähnten und im Anhang abgedruckten Arbeitsmaterialien sowie die Audiodateien über unsere Internetseite abrufen und ausdrucken. Nutzen Sie dazu bitte den Link hgf.io/download und melden Sie sich nach den dort beschriebenen Schritten an. Wenn Sie nach der Registrierung den Code **B-H69EJX** unter „Mein Konto → Zusatzmaterialien" im Eingabefeld einfügen, werden Sie automatisch in den Downloadbereich weitergeleitet und können die Online-Materialien zum Buch ausdrucken bzw. herunterladen. Um die Materialien dauerhaft im direkten Zugriff zu haben, empfehlen wir Ihnen, sich die gesamten Materialien herunterzuladen und auf dem eigenen Rechner zu speichern.

Folgende Materialien stehen zum Download bereit:

Übersicht über die Online-Materialien	
Kapitel 3 (Einstieg)	• Infoblatt 1: Absageregeln • Infoblatt 2: Gruppenregeln • Infoblatt 3: Grundlagen – Soziale Kompetenz, Selbstsicherheit, Durchsetzungsfähigkeit und Selbstbewusstsein • Infoblatt 4: Das Selbstwerthaus • Infoblatt 5: Das Säulenmodell für eine stabile Stimmung • Übung 1: Namen lernen • Übung 2: Ein Interview führen • Übung 3: Wind down – Dehnen und Selbstmassage • Übung 4: Wind down – Sich abklopfen/ausstreichen/schütteln • Hausaufgabe 1: Therapieziele
Kapitel 4 (Rollenspiele)	• Infoblatt 1: Flashcard zur Durchführung von Rollenspielen
Kapitel 5 (Kommunikation)	• Infoblatt 1: Das Kommunikationsmodell nach Schulz von Thun (2010) • Infoblatt 2: Das Kommunikationsmodell nach Schulz von Thun (2010) – Fortführung • Infoblatt 3: Die richtigen Bedingungen für ein Gespräch schaffen • Infoblatt 4: Blickkontakt • Infoblatt 5: Gestik, Mimik und Körperhaltung

Übersicht über die Online-Materialien	
	• Infoblatt 6: Wofür sind Gefühle gut und welche verschiedenen Gefühle gibt es? • Infoblatt 7: Eskalation von Konflikten durch inadäquates Ausdrücken von Gefühlen • Infoblatt 8: Primäre und sekundäre Gefühle • Infoblatt 9: Grundannahmen oder Glaubenssätze • Infoblatt 10: Strategien im Umgang mit nicht hilfreichen Grundannahmen oder Glaubenssätzen • Infoblatt 11: Sechs Schritte im Erkennen und Äußern von Gefühlen • Infoblatt 12: Entscheidungsbaum Gefühle • Infoblatt 13: Ich-Botschaften • Infoblatt 14: Möglichkeiten des Einsatzes von Ich-Botschaften • Infoblatt 15: Was sollte bei der Anwendung von Ich-Botschaften beachtet werden? • Infoblatt 16: Verkleidete Ich-Botschaften (Du-Botschaften) • Infoblatt 17: Durch Ich-Botschaften positive Gefühle ausdrücken • Infoblatt 18: Kommunikationskiller • Infoblatt 19: Wie kann man validieren? • Infoblatt 20: Was kann man validieren? • Infoblatt 21: Aktives Zuhören • Infoblatt 22: Das Johari-Fenster • Infoblatt 23: Das Johari-Fenster – Fortführung • Infoblatt 24: Freie Kommunikation • Infoblatt 25: Freie Kommunikation – Checkliste • Infoblatt 26: Pflege von Beziehungen (Achtsamkeit in der Beziehung) • Infoblatt 27: Aktive und passive Aktivitäten zur Pflege von Beziehungen • Infoblatt 28: Ausstieg aus Konflikten • Infoblatt 29: Warum trennen sich manche Menschen immer zu bestimmten Zeitpunkten im Verlauf der Beziehung? • Übung 1: Gefühlspantomime • Übung 2: Blätter im Fluss • Übung 3: Ich-Botschaften bei Kritik • Übung 4: Ich-Botschaften bei Komplimenten • Übung 5: Gefühle bei anderen wahrnehmen • Übung 6: Gefühle bei anderen wahrnehmen – Fortgeschrittene • Übung 7: Validieren üben • Übung 8: Umgang mit Kritik • Übung 9: Freie Kommunikation • Übung 10: Verbundenheit durch ein Bild spüren • Übung 11: Achtsamkeit in der Beziehung durch Tango • Hausaufgabe 1: Gespräche nach den vier Ebenen der Kommunikation analysieren

Übersicht über die Online-Materialien	
	• Hausaufgabe 2. Analyse der vier Ebenen der Kommunikation und Überprüfung der Interpretation • Hausaufgabe 3: Vorbereitung eines Gesprächs anhand einer Checkliste • Hausaufgabe 4: Blickkontakt aufnehmen • Hausaufgabe 5: Auf die eigene Gestik, Mimik und Körperhaltung achten • Hausaufgabe 6: Gefühle wahrnehmen und benennen • Hausaufgabe 7: Einen Konflikt analysieren • Hausaufgabe 8: Primäre und sekundäre Gefühle anhand eines Konflikts unterscheiden • Hausaufgabe 9: Glaubenssätze untersuchen • Hausaufgabe 10: Anhand einer Checkliste das Ausdrücken von Gefühlen üben • Hausaufgabe 11: Gefühle ausdrücken • Hausaufgabe 12: Ich-Botschaften senden • Hausaufgabe 13: Durch eine Ich-Botschaft ein positives Gefühl ausdrücken • Hausaufgabe 14: Auf Gestik, Mimik, Körperhaltung und Atmung einer anderen Person achten • Hausaufgabe 15: Validieren • Hausaufgabe 16: Aktives Zuhören • Hausaufgabe 17: Kritik mit Validierungsstrategien und aktivem Zuhören begegnen • Hausaufgabe 18: Eigene blinde Flecke erkennen • Hausaufgabe 19: Freie Kommunikation • Hausaufgabe 20: Achtsamkeit in der Beziehung • Hausaufgabe 21: Pflege von Beziehungen • Hausaufgabe 22: Pflege von Beziehungen – Sich in die andere Person hineinversetzen • Hausaufgabe 23: Pflege von Beziehungen – Gedanken, Gefühle und Bedürfnisse wahrnehmen • Hausaufgabe 24: Pflege von Beziehungen – Beschreiben, wie es Familienangehörigen geht
Kapitel 6 (Kennen-lernen)	• Infoblatt 1: Wie viele Bekannte, Freunde und Beziehungen braucht es denn? • Infoblatt 2: Verteilung von Bekannten und guten Freunden • Infoblatt 3: Wo kann man Menschen kennenlernen? • Infoblatt 4: Strategien zum Kennenlernen • Infoblatt 5: Voraussetzungen für eine Kontaktaufnahme • Infoblatt 6: Hilfreiche Verhaltenstechniken, um Menschen kennenzulernen • Infoblatt 7: Smalltalk

Übersicht über die Online-Materialien	
	• Infoblatt 8: Kennenlernen in sozialen Medien am Beispiel Facebook • Infoblatt 9: Tipps für das Anfreunden in sozialen Medien (z.B. Facebook) • Infoblatt 10: Kennenlernen in sozialen Medien am Beispiel Instagram • Infoblatt 11: Kennenlernen in sozialen Medien am Beispiel Tinder • Infoblatt 12: Tipps für einen gelungenen Social Media-Auftritt • Übung 1: Blickkontakt – Zum Tanz auffordern • Übung 2: Blickkontakt halten und vermeiden • Übung 3: Blickkontakt – Lächeln signalisiert Bereitschaft für Kontaktaufnahme • Übung 4: Blickkontakt – Sich auf das Oberteil und die Socken von Passanten konzentrieren • Übung 5: Blickkontakt – Sich auf die Augenfarbe von Passanten konzentrieren • Übung 6: Blickkontakt – Passanten anlächeln • Übung 7: Blickkontakt – Passanten beobachten • Übung 8: Blickkontakt – Gespräch beginnen • Übung 9: Spontanvortrag • Übung 10: Gespräche beginnen und am Laufen halten • Übung 11: Sich spontan über ein Thema austauschen • Übung 12: Körpersignale zum Kennenlernen einsetzen • Übung 13: Sich gegenseitig interviewen • Übung 14: Kennenlernen in der Gruppe • Hausaufgabe 1: Mit der Person an der Kasse Kontakt aufnehmen • Hausaufgabe 2: Mit fremden Personen einen freundlichen Blickkontakt aufnehmen • Hausaufgabe 3: Personen zeigen, dass man sie wiedererkannt hat • Hausaufgabe 4: Passanten anlächeln • Hausaufgabe 5: Wartende Personen beobachten • Hausaufgabe 6: Eine Person um einen kleinen Gefallen bitten • Hausaufgabe 7: Möglichkeiten sammeln, sich digital auszutauschen • Hausaufgabe 8: Eine Person zu einer gemeinsamen Unternehmung einladen • Hausaufgabe 9: Smalltalk im Alltag üben • Hausaufgabe 10: Andere Personen zu sich nach Hause einladen
Kapitel 7 (Bitten äußern/ Nein sagen)	• Infoblatt 1: Drei Orientierungen in zwischenmenschlichen Situationen • Infoblatt 2: Fertigkeiten für das Umsetzen der drei Orientierungen • Infoblatt 3: Bitten äußern – Nachdrücklichkeit überprüfen

Übersicht über die Online-Materialien	
	• Infoblatt 4: Ein Ziel bei einer anderen Person verfolgen – Checkliste • Infoblatt 5: Strategien zum Äußern von Bitten • Infoblatt 6: Was sind berechtigte Interessen oder Forderungen? • Infoblatt 7: Bitten ablehnen – Nein sagen • Infoblatt 8: Eine Bitte ablehnen oder Nein sagen – Checkliste • Infoblatt 9: Strategien zur Ablehnung einer Bitte und zum Neinsagen • Infoblatt 10: Verhandeln • Übung 1: Parkautomat • Übung 2: Beim Umzug helfen • Übung 3: Pizzeria • Übung 4: Über Parteiprogramm diskutieren • Übung 5: Unterstützung bei der Organisation eines Gartenfestes ablehnen • Übung 6: Versicherungsvertreterin • Übung 7: Debattieren üben • Übung 8: Urlaub verschieben • Hausaufgabe 1: Eine Person um eine Kleinigkeit bitten • Hausaufgabe 2: Eine Person um einen größeren Gefallen bitten • Hausaufgabe 3: Um einen Rechnungsbeleg bitten • Hausaufgabe 4: Die kleine Bitte einer anderen Person ablehnen • Hausaufgabe 5: Eine Bitte ablehnen • Hausaufgabe 6: Eine unberechtigte Forderung ablehnen
Kapitel 8 (Achtsamkeit)	• Infoblatt 1: Wissenswertes zu Achtsamkeit • Infoblatt 2: Was ist Akzeptanz und wie geht akzeptieren? • Infoblatt 3: Umgang mit Hürden bei der Durchführung von Achtsamkeitsübungen • Übungsblatt 1: Anleitung zum Üben und Vorschläge für Übungen • Übungsblatt 2: Unterscheidung von Dingen, die veränderbar sind, und Dingen, die unter Umständen akzeptiert werden sollten